Larsen · Zbuzkova · Caligari

Medical Golfing

Liebe Leserin, lieber Leser,

Sie halten ein Buch mit der Kennzeichnung »Das Original von TRIAS« in den Händen – und fragen sich vielleicht, was das bedeutet?
Der TRIAS Verlag legt großen Wert darauf, gemeinsam mit seinen Autorinnen und Autoren »Original-Methoden« zu entwickeln, die einzigartig sind und die von uns erstmals publiziert werden. Unsere Autorinnen und Autoren arbeiten kontinuierlich an diesen speziell für unseren Verlag entwickelten Inhalten und der Erweiterung dieser »Original-Methode«.
Mit unseren »Original-Methoden«-Büchern liegen Sie immer richtig – es sind allesamt Erfolgstitel im TRIAS Programm. Für das Vertrauen, das Sie uns schenken, bedanken wir uns bei dieser Gelegenheit sehr herzlich.

Ihr TRIAS Verlag

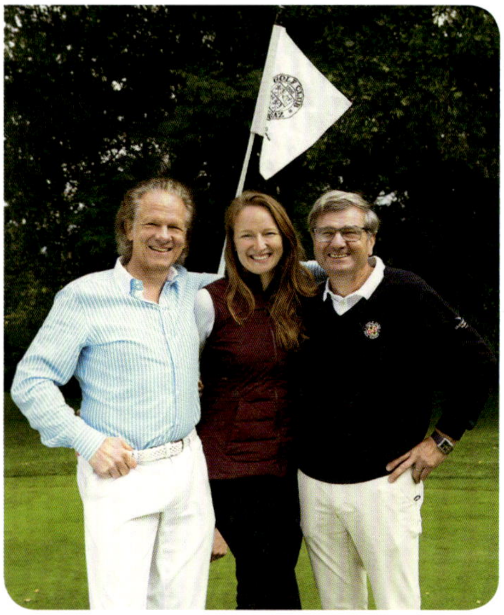

Christian Larsen ist Arzt, Forscher, Bestsellerautor und Mitbegründer der Spiraldynamik®. Seit seiner Jugend faszinieren ihn »Bewegung, Bewusstsein und Medizin«. Er praktizierte Yoga in Indien, Aikido in Japan, Survivaltrainings in Alaska. Heute joggt er in der freien Natur und lässt sich für den Golfsport begeistern. Als Arzt setzt er sich seit dreißig Jahren für »gesunde Bewegung« ein – oft mit verblüffenden Ansätzen und überraschenden Ergebnissen.

Petra Zbuzkova war Leistungs-Golferin und arbeitet heute als Physiotherapeutin und Pilates-Lehrerin am Spiraldynamik Med Center in Zürich. Fasziniert von spezifischen Bewegungsabläufen entdeckt sie immer wieder neue Zusammenhänge zwischen »Golf« und »Medical«. Jeder Golfer und jeder Patient ist in seiner Individualität einzigartig. Genauso stellt sie passende Übungen zusammen, um Haltungs- und Bewegungsmuster für Golferinnen und Golfer nachhaltig positiv zu verändern.

Mario Caligari sagt: »Golfen kann jeder lernen. Dafür braucht es allerdings einen Lehrer, der bereit und fähig ist, auf die individuellen Bedürfnisse jedes Schülers einzugehen.« Er ist Swiss PGA Pro und Head Pro im Golf Club von Bad Ragaz. Vom US-amerikanischen Magazin »Golf Digest« wurde er als einer der weltweit besten Golflehrer ausgezeichnet. Seit 2013 ist er der Nationalcoach des Golfverbands Liechtenstein.

Dr. Christian Larsen · Petra Zbuzkova · Mario Caligari

Medical Golfing
Anatomisch richtig golfen

Körperhaltung analysieren, Schwungtechnik optimieren, Beschwerden wegtrainieren

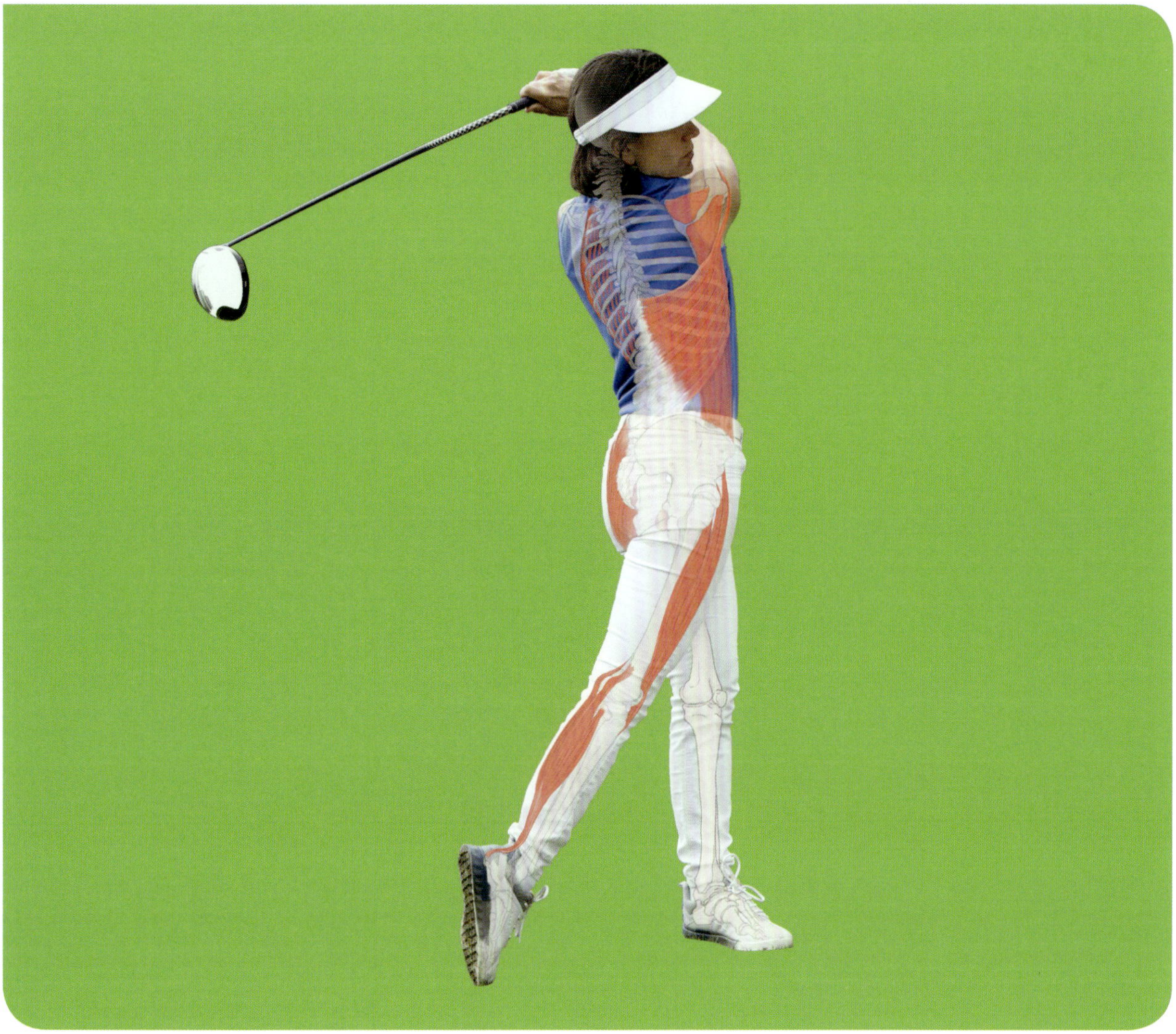

TRIAS

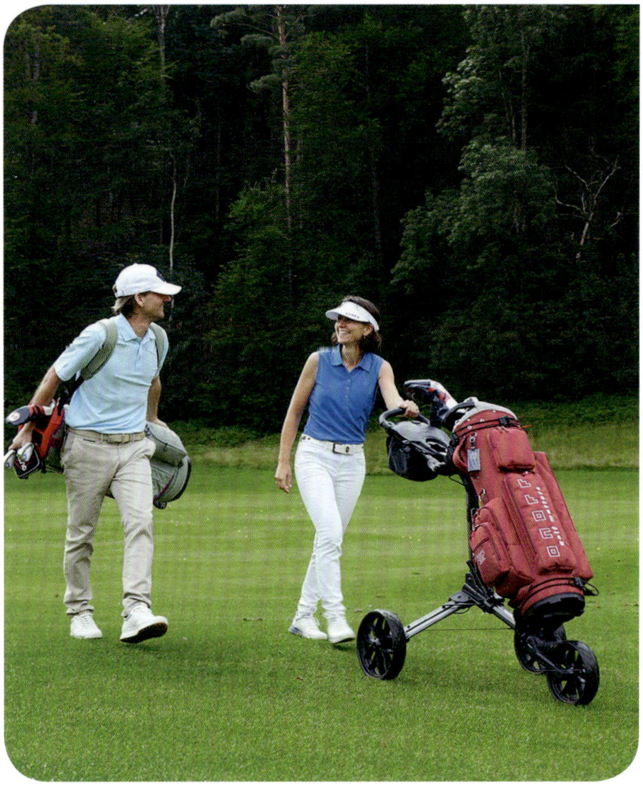

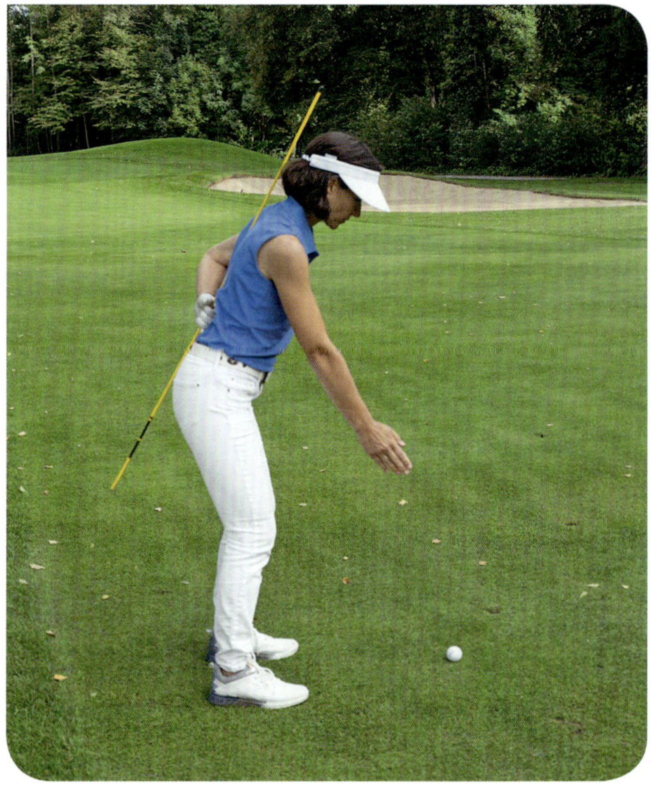

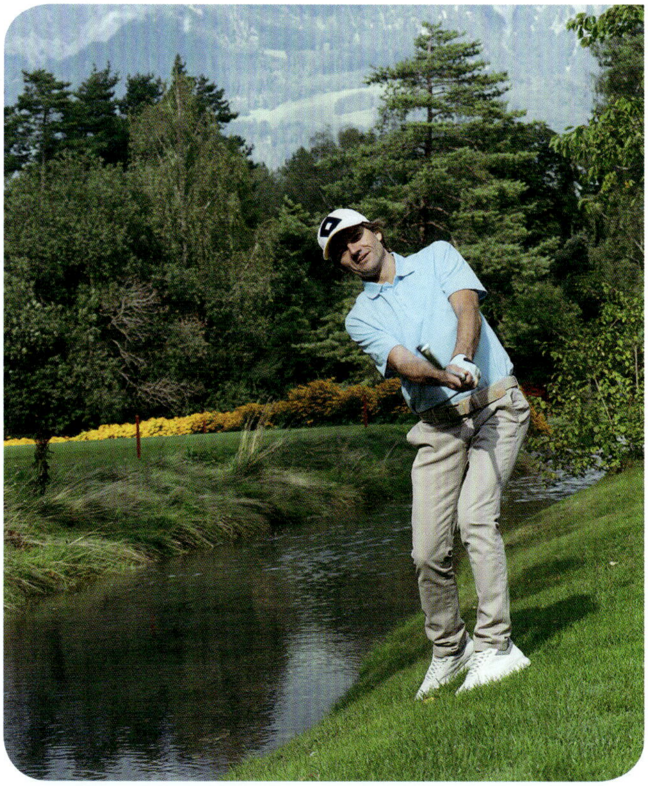

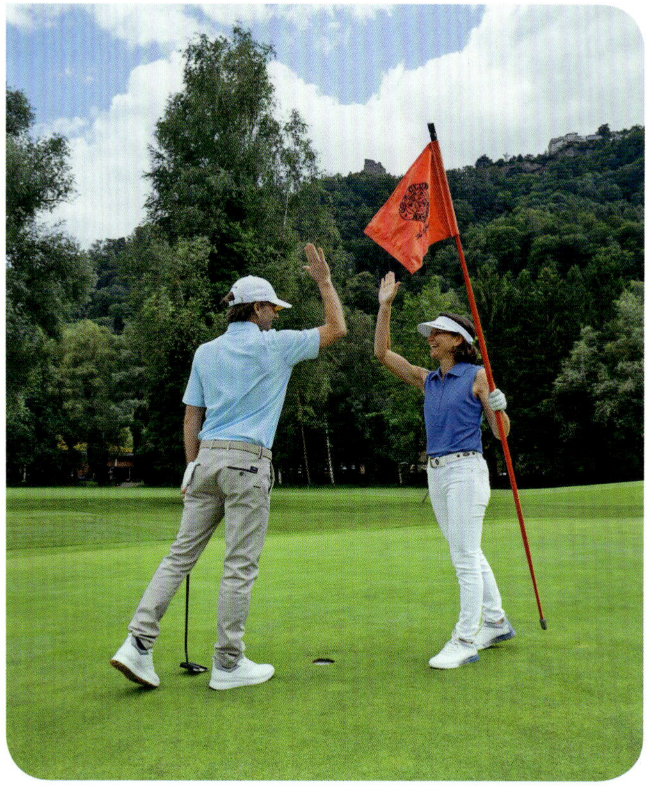

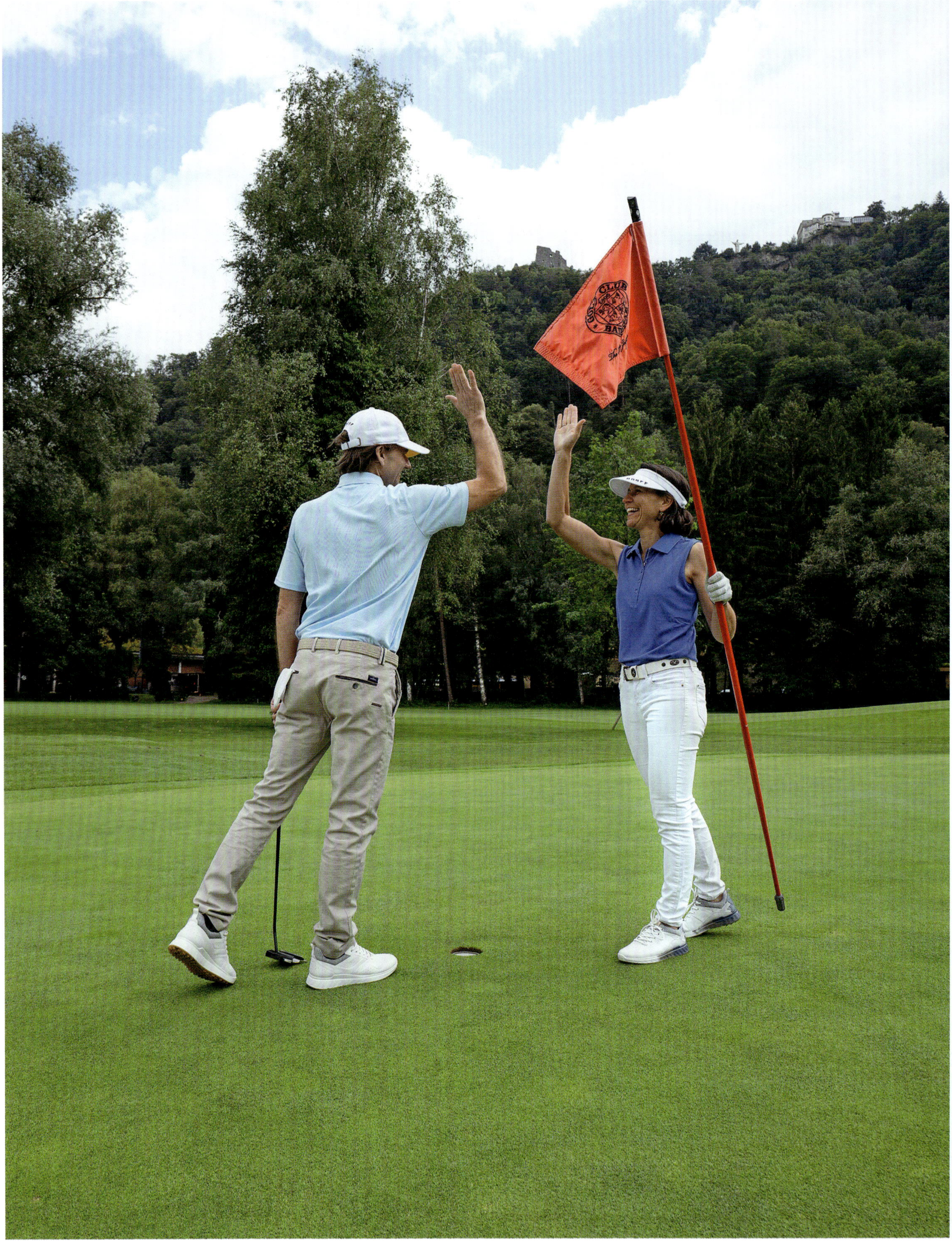

VORWORT

»Wenn du Zuschauer bist, ist es ein Spaß,
wenn du spielst, ist es Entspannung,
wenn du daran arbeitest, ist es Golf.«

Bob Hope

ZUM THEMA GOLF gibt es bereits genug Bücher, wäre da nicht die von Bob Hope zitierte *»Arbeit an sich selbst«*. Die Verbesserung der Spieltechnik und das Feintuning des eigenen Körpers greifen wie Zahnräder ineinander – das eine bedingt das andere und umgekehrt. Dieses Buch schließt die Lücken zwischen Golf, Anatomie und Prävention. Das Feintuning des Körpers ist der Schlüssel zur Verbesserung der Leistung, gleichzeitig schützt es vor chronischen Überlastungsschäden.

DER MENSCHLICHE KÖRPER wurde im Verlaufe der Jahrmillionen zum aufrechten Kreuzgänger perfektioniert: linkes Bein und rechter Arm, dann umgekehrt. Dabei verschraubt sich die Wirbelsäule abwechslend nach links und nach rechts. Ein Forscherteam von Ärzten, Therapeuten und Bewegungsspezialisten hat genau hingeschaut und den evolutionsgeschichtlichen Bauplan des menschlichen Körpers entschlüsselt. Das Konzept heißt »Spiraldynamik« und bringt natürliche Bewegungsqualität, sportartspezifische Präzision und medizinische Prävention auf einen gemeinsamen Nenner. Proofs of Concept wurden im Laufsport, im Yoga und in der Therapie erbracht – mit über 1 Million verkaufter Buchexemplare und Hunderttausend erfolgreichen Anwendern.

»SPIRALDYNAMIK« BIETET DEM GOLFSPIELER NEUES:

- eine präzise Körperwahrnehmung der einzelnen Körperteile von Kopf bis Fuß
- die Entdeckung der »plastischen Beweglichkeit« des Brustkorbs im Golfschwung
- die fundamental asymmetrischen Bewegungen der Schulterblätter
- die Entdeckung der 3-D-Hüftgelenkmobilität als Dreh- und Angelpunkt des Golfschwungs
- das »stabile Standbein« beim Warten und den »dynamischen Kreuzgang« beim Gehen

DIE ALLEINSTELLUNGSMERKMALE DIESES BUCHES:

- 216 ausgewählte golfspezifische Übungen, die Ihnen helfen, Ihre Golf-Leistung zu verbessern und Überlastungsschmerzen zu vermeiden
- eine klare Kapitelstruktur: 1. Ansprechposition; 2. Golfschwung; 3. Nebenwichtigkeiten wie Warten, Bücken, Gehen und Schleppen sowie 4. Medical Solutions für golfspezifische Probleme

Das Buch eignet sich für systematisches Lesen, punktuelles Nachschlagen sowie für die Zusammenstellung individueller Trainings- und Übungssequenzen. Wichtig: Machen Sie alle Übungen immer mit beiden Körperseiten.

Das Autoren-Team wünscht Ihnen Freude und Erfolg beim Lesen, Üben und Golfen.

Christian Larsen
Arzt, Bewegungsforscher

Petra Zbuzkova
Golferin, Therapeutin

Mario Caligari
Swiss PGA Head Pro

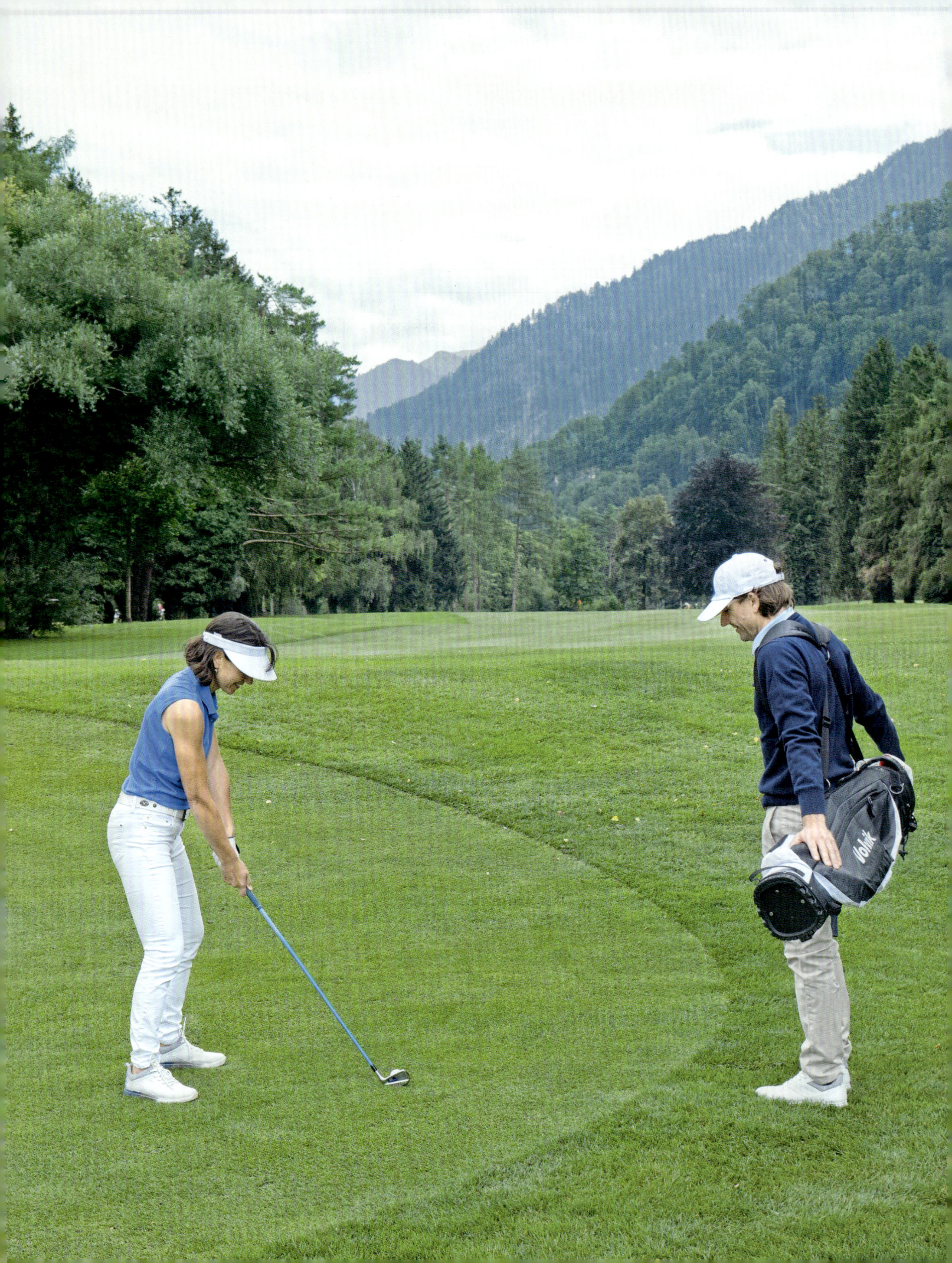

DIE ANSPRECH-POSITION

LOS GEHT'S – ABER RICHTIG!

Eine gute Ansprechposition öffnet das Tor zu einem tollen Golfschwung. Dazu braucht es einen klaren Fokus: den Körper und die Ballposition zum Ziel hin orientieren. Die vorgeneigte Haltung muss präzise von Kopf bis Fuß ausbalanciert werden. Idealerweise ist die Ansprechposition ein müheloses, geerdetes und ruhiges Stehen.

JEDER ANSPRECHPOSITION WOHNT EIN ZAUBER INNE …

Das Set-up umfasst verschiedenste Aspekte der Ansprechposition vor dem Schwung. Im Detail: Die Ballposition, die Stellung der Schlagfläche, die Länge des Schlägers, der Griff der Hände, die Standbreite der Füße, die Haltung des Körpers und die Ausrichtung des Körpers zum Ziel – all dies muss zusammenspielen. Eine gute Ansprechposition öffnet das Tor zu einem tollen Golfschwung. Deshalb ist es wichtig, die Hauptfaktoren der Ansprechposition genau zu kennen und präzise zu üben.

Für viele Golfspieler und manchmal auch Golftrainer ist die Ansprechposition eine rein statische Angelegenheit, bei der vermeintlich keine Bewegung stattfindet. Diese Aussage stimmt biomechanisch gesehen nicht! Die Ansprechposition hat eine unsichtbare »Dynamik« – genauso wie der aufrechte Stand des Menschen, bei welchem sich der Körper permanent gegen die Schwerkraft aufrichtet und ausbalanciert. Um im Gleichgewicht zu bleiben, verlagert der Mensch unsichtbar ständig sein Gewicht auf den Füßen. Was biomechanische Geräte exakt messen können, erlebt der Golfer idealerweise als ein müheloses und fest geerdetes, ruhiges Stehen. In der Ansprechposition ist der Schwerpunkt des Körpers – dank der Vorneigung des Rumpfes und der Beugung der Beine – deutlich tiefer als im aufrechten Stand. Diese vorgeneigte Haltung stellt noch einmal eine besondere Anforderung an den Körper dar, sie muss präzise ausbalanciert werden.

Oft vergessen wird die Bewegung, durch die sich der Golfspieler aus dem aufrechten Stand in die Ansprechposition begibt: die Vorneigung des Rumpfes und die synchrone Beugung der Beine. Jede dieser beiden Hauptbewegungen wird bewusst und kontrolliert ausgeführt, idealerweise entsteht eine flüssige und harmonische Gesamtbewegung. So bleiben die Schultern vom Stand bis hin zur definitiven Ansprechposition automatisch breit, die Arme bleiben vor dem Körper locker hängen. Die Füße werden gleichmäßig belastet, das Körpergewicht verteilt sich optimal, der Golfspieler steht stabil und fest.

Ziel jeder Ansprechposition ist, den Körper und den Ball zum Ziel hin zu orientieren. Dies bei jedem einzelnen Schlag, mit verschiedenen Golfschlägern und auf jedem Terrain. Aus diesen Gründen ist es wichtig, die Ansprechposition als anpassungsfähige Startposition zu verstehen. Als konkretes Beispiel nehmen wir den Zusammenhang zwischen der Ballposition, der Schaftlänge und der Körperhaltung unter die Lupe: Verschiedene Schlägerlängen bedeuten unterschiedliche Entfernungen des Balles zum Körper. Ein längerer Schläger bedeutet, der Ball »wandert« von den Füßen weg. Dadurch ändert sich die gesamte Körperhaltung von Kopf bis Fuß. Zudem vergrößert sich die Standbreite – mit einem Driver stehen Sie in der Ansprechposition breiter als mit dem Eisen Nummer 9.

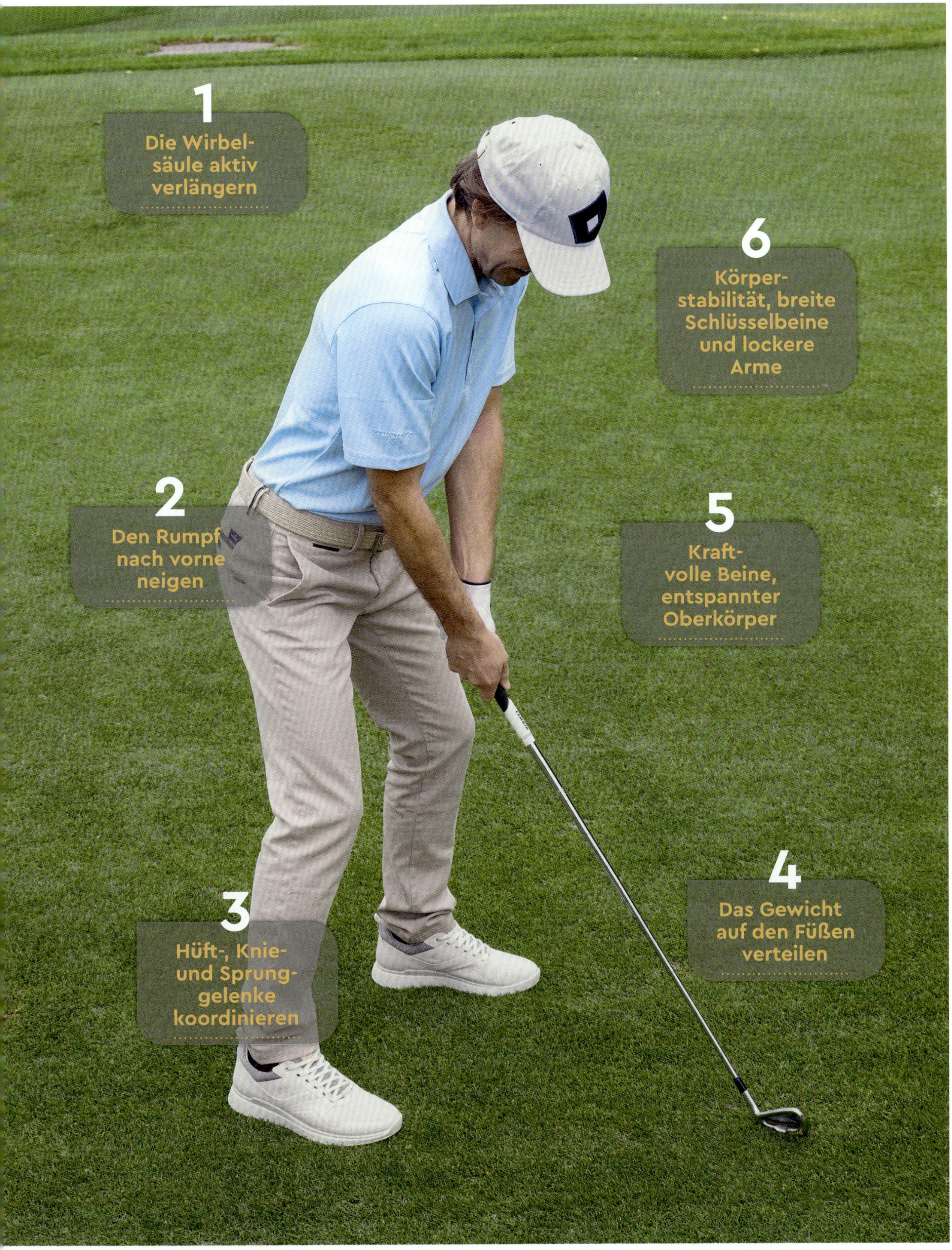
1
Die Wirbelsäule aktiv verlängern
2
Den Rumpf nach vorne neigen
3
Hüft-, Knie- und Sprunggelenke koordinieren
4
Das Gewicht auf den Füßen verteilen
5
Kraftvolle Beine, entspannter Oberkörper
6
Körperstabilität, breite Schlüsselbeine und lockere Arme

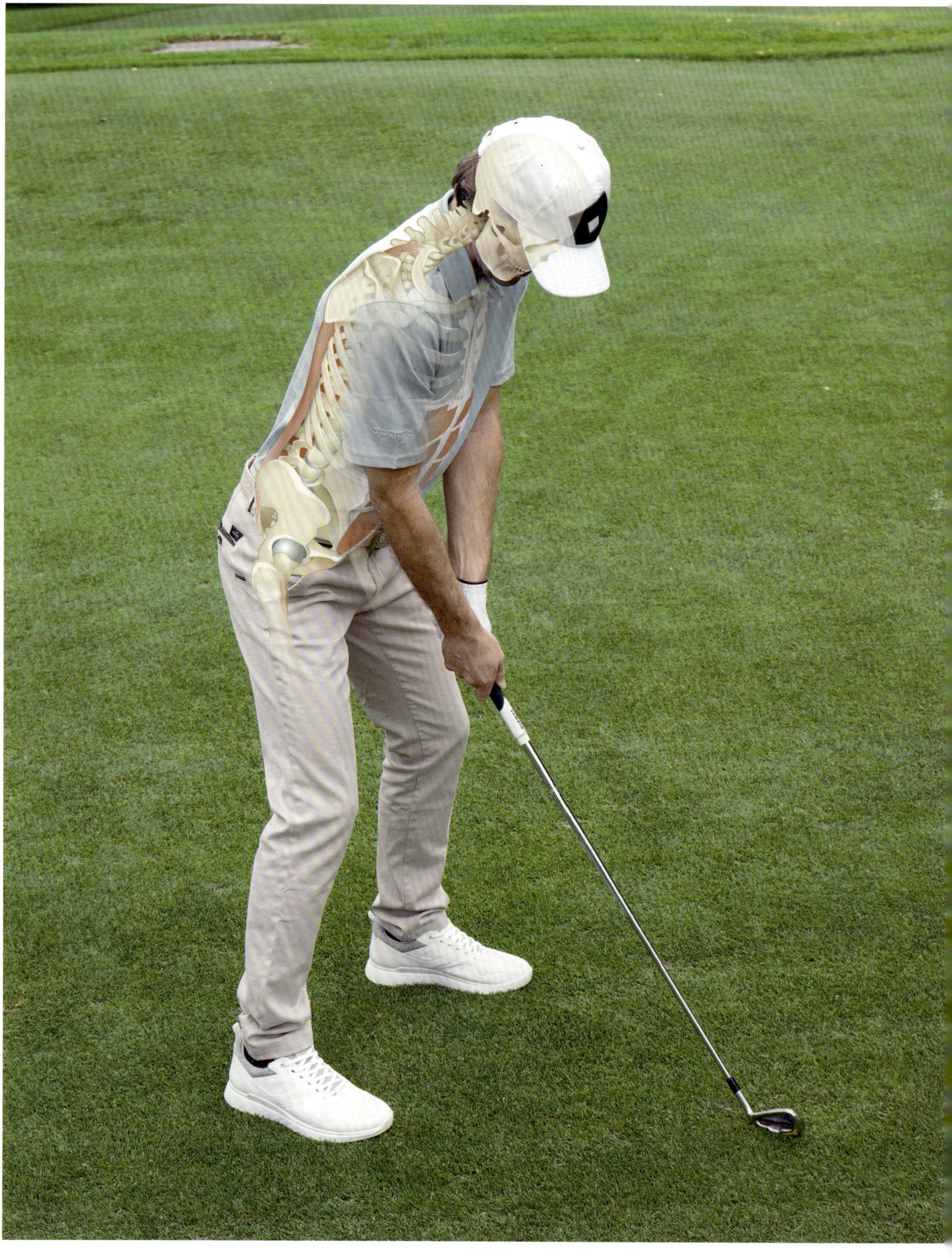

1

Die Wirbelsäule aktiv verlängern

Die Haltung der Wirbelsäule in der Ansprechposition beeinflusst maßgeblich, wie der Spieler seinen Rumpf und seine Schultern während der Schwungbewegung dreht. Sie ist entscheidend dafür, ob der Spieler viele Jahre lang schmerzfrei spielt.

Der Aufbau der Wirbelsäule

Die menschliche Wirbelsäule bildet die knöcherne Achse des Rumpfes. Sie ist über die Kopfgelenke mit dem Kopf und über die Iliosakralgelenke mit dem Becken verbunden. Sie besteht aus insgesamt 33 oder 34 Wirbeln, die sich in vier Abschnitte gliedern. Betrachtet man die Wirbelsäule von der Seite, fallen die vier typischen Krümmungen auf. Man spricht auch von der Doppel-S-Form der Wirbelsäule. Diese Biegungen sind die Folge des aufrechten Ganges der Menschen.

Die Längsspannung der Wirbelsäule

Der Mensch richtet sich im Idealfall mit der Schwerkraft auf, ohne dagegen ankämpfen zu müssen. Beim modernen Menschen ist diese Fähigkeit jedoch häufig durch zu langes Sitzen und Bewegungsmangel verkümmert. Voraussetzung für eine optimale Aufrichtung der Wirbelsäule ist die anatomisch korrekte Ausrichtung von Kopf und Becken. Diese wird durch ein feines Einrollen der beiden Endpunkte der Wirbelsäule erreicht: Hinterkopf und Steißbein streben auseinander, der Nacken verlängert sich nach oben, der untere Rücken nach unten. So entsteht ein verlängernder unsichtbarer »Zug« auf die Wirbelsäule, die sogenannte Längsspannung. Diese subtile Aufrichtbewegung verhilft der Wirbelsäule zu einer gestreckten und freien Haltung ohne vermehrtes Anspannen der Streckmuskeln. In der Aufrichtung werden die tiefen Stützmuskeln von Kopf und Hals zusammen mit den tiefen Bauch- und Beckenmuskeln aktiviert.

Die Einrollbewegungen der beiden Pole Kopf und Becken verlängern die Wirbelsäule, wobei sich ihre Krümmungen gleichzeitig verringern. Bei der entgegengesetzten Ausrollbewegung verliert die Wirbelsäule an Längsspannung und die Krümmungen vergrößern sich.

In der Golfpraxis

Das Wort Wirbelsäule weist auf die Kombination von Bewegung und Stabilität hin. Golf gehört zu den Sportarten, in denen beides gefordert ist. Der Rumpf und die Schultern des Golfspielers drehen sich während des Golfschwungs enorm. Die Wirbelsäule als Achsenorgan des Rumpfes initiiert, führt und stabilisiert die Bewegung. Dabei wird ihr koordinativ wie mechanisch viel abverlangt.

Eine aktiv verlängerte Wirbelsäule ist die beste Grundvoraussetzung für eine so komplexe Bewegung. Sie kann die Kräfte der Rotationsbewegungen gleichmäßig auf alle ihre Abschnitte verteilen – ohne Knick, Stauchung oder Überdehnung. Alle Gelenke, Bänder und Muskeln werden mobilisiert. Mit einer langen Wirbelsäule kann der Körper effizient um die eigene Längsachse drehen, die konstante Haltung während des Golfschwungs aufrechterhalten und den Golfschläger schwingen lassen. Deshalb lohnt es sich, spezifische Übungen in das Golftraining einzubauen.

Wichtig: Beim Golfschwung ist die aufrechte Wirbelsäule leicht nach rechts gebeugt (bei Rechtshändern), weil die rechte Hand den Schaft des Golfschlägers tiefer greift als die linke. Auch die rechte Schulter sinkt tiefer als die linke. Diese leichte »Schiefe« ist also kein Fehler und kein Grund zur Besorgnis.

Sitzriese

ZIEL: Aktive Verlängerung der Wirbelsäule im Sitzen

AKTION: Sie sitzen aufrecht auf einem harten Stuhl. Erspüren Sie durch Vor- und Zurückwiegen den Punkt, an dem Sie genau auf den Sitzbeinhöckern sitzen. Richten Sie den Blick geradeaus. Sie arbeiten nun mit Kopf und Becken synchron: Rollen Sie das Becken nach vorne aus, sodass ein leichtes Hohlkreuz entsteht, gleichzeitig geht der Blick zur Decke, der Kopf wird leicht in den Nacken gelegt (Hohlnacken). Rollen Sie dann Ihr Becken wieder ein und gehen Sie zurück in die Ausgangsposition, der Blick geht erneut geradeaus. Diese Rückwärtsbewegung verlängert aktiv die Wirbelsäule.

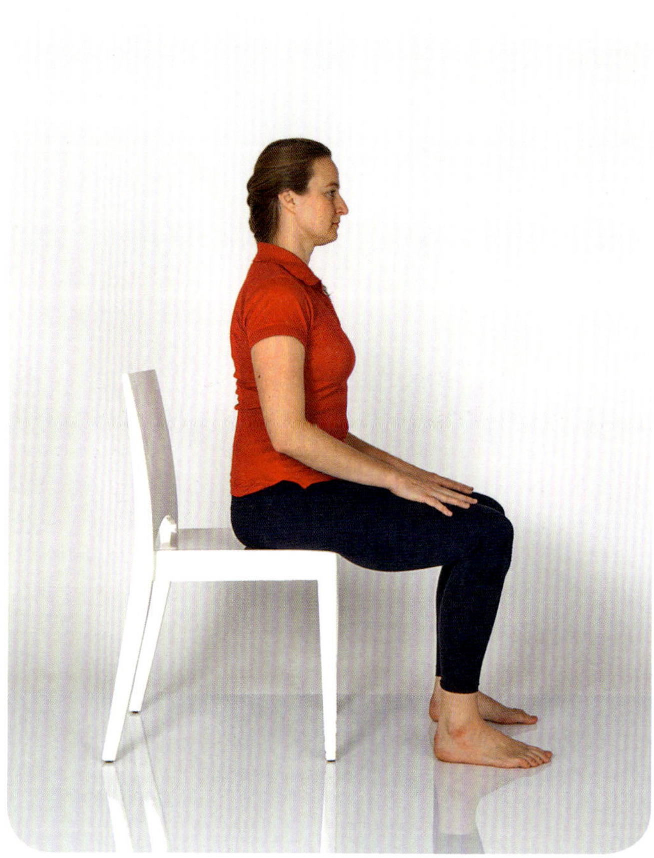

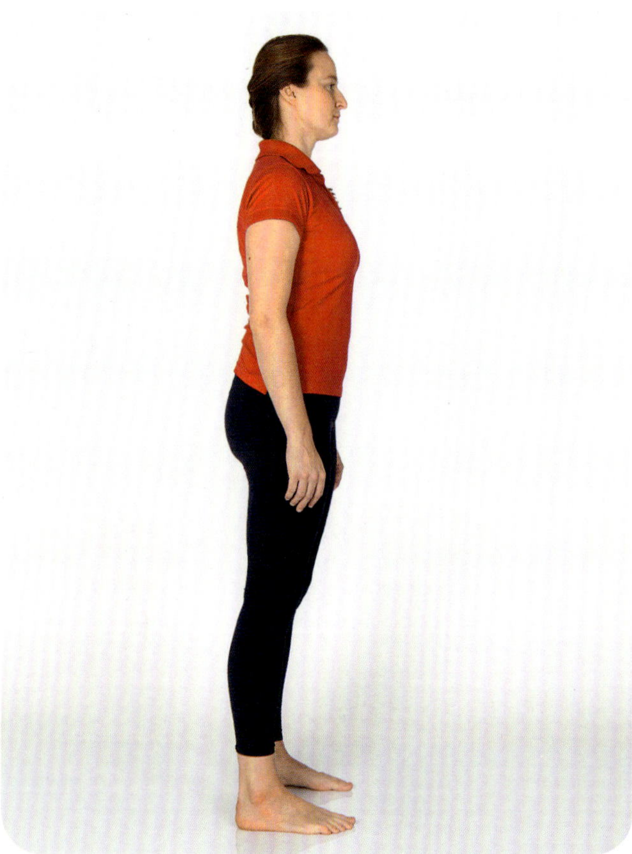

Langer Kerl

ZIEL: Aktive Verlängerung der Wirbelsäule im Stand, Wahrnehmung der Bewegung des Hinterkopfes und Kreuzbeines

AKTION: Sie stehen im breiten Stand, der Kopf ist gerade, der Blick nach vorn gerichtet. Legen Sie eine Hand an Ihren Hinterkopf, die andere auf Ihr Kreuzbein. Rollen Sie aus dieser Haltung Ihr Becken nach vorn aus, der Blick ist nach oben gerichtet. So verliert die Wirbelsäule an Längsspannung. Bringen Sie Becken und Kopf in die Ausgangsposition zurück, so baut die Wirbelsäule Längsspannung auf; Hinterkopf und Kreuzbein streben wie an unsichtbaren Fäden gezogen auseinander.

Tisch

ZIEL: Aktive Verlängerung der Wirbelsäule im Vierfüßlerstand

AKTION: Begeben Sie sich in den Vierfüßlerstand, mit den Händen unter den Schultern und den Knien unter dem Becken. Verteilen Sie Ihr Gewicht gleichmäßig. Rollen Sie nun das Becken ins Hohlkreuz aus und ziehen Sie den Kopf leicht in den Nacken. Sie bewegen dabei Kinn und Schambein in entgegengesetzte Richtungen, die Wirbelsäule wird verkürzt. Rollen Sie dann Becken und Kopf ein, bewegen Sie Kinn und Schambein aufeinander zu. Dies verlängert die Wirbelsäule.

AUFGEPASST: Den Kopf nicht hängen lassen – er bildet die Verlängerung der Wirbelsäule.

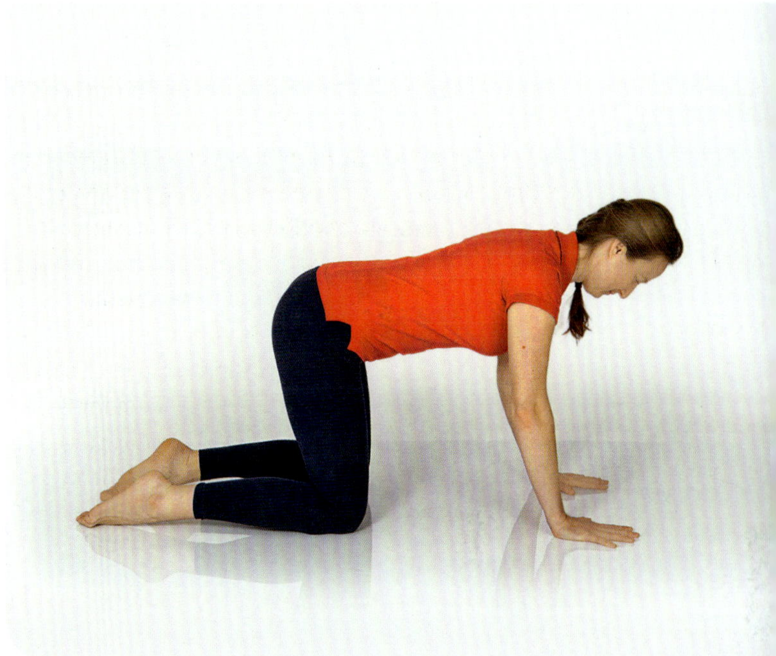

Prinzensitz

ZIEL: Aktive Verlängerung der Wirbelsäule, Öffnung der Leiste

AKTION: Begeben Sie sich in den Kniestand und stellen Sie ein Bein im 90-Grad-Winkel auf. Die eine Hand ruht auf dem aufgestellten Knie, die andere auf Ihrem Becken. Rollen Sie das Becken nach vorn aus und blicken Sie nach oben, der Kopf geht leicht in den Nacken; die Wirbelsäule verliert an Längsspannung. Kommen Sie dann zurück in die Ausgangsstellung; dabei wird die Wirbelsäule aktiv verlängert. Zudem spüren Sie ein leichtes Dehnungsgefühl in der Leiste des knienden Beins.

AUFGEPASST: Legen Sie eine weiche Unterlage unter das Knie, falls der Boden zu hart ist.

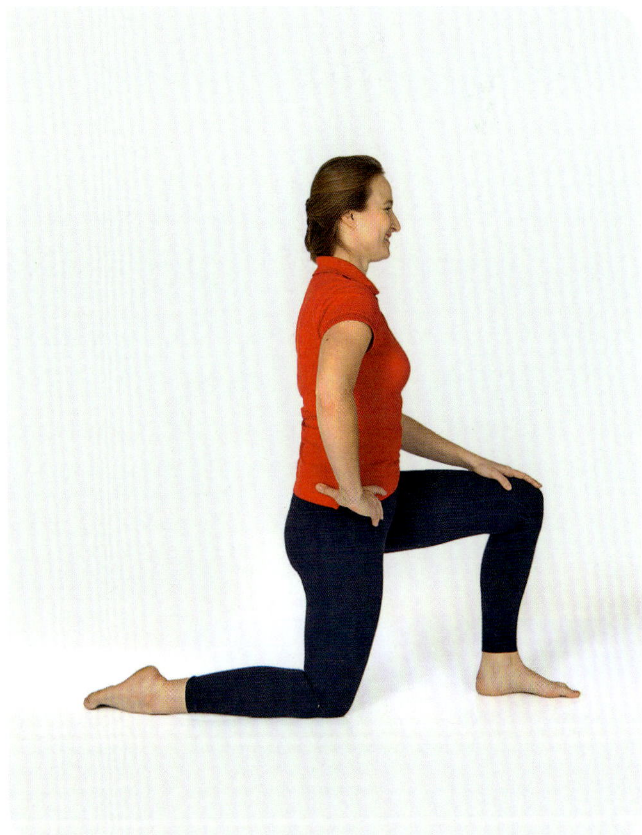

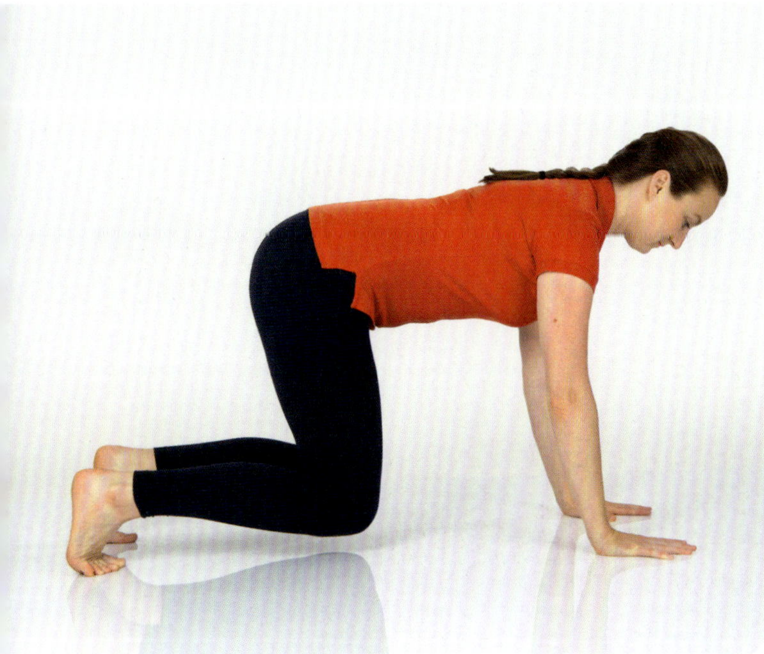

Frosch

ZIEL: Aktive Verlängerung der Wirbelsäule, Stärkung der Bauchmuskeln

AKTION: Begeben Sie sich in den Vierfüßlerstand, mit den Händen unter den Schultern und den Knien unter dem Becken. Bauen Sie Längsspannung in Ihrer Wirbelsäule auf: Stellen Sie sich vor, Kopf und Becken würden in entgegengesetzte Richtungen gezogen. Stellen Sie die Zehen auf und heben Sie unter Nutzung der Spannung der Wirbelsäule Ihre Knie vom Boden ab. Halten Sie die Stellung für wenige Sekunden und senken Sie die Knie dann wieder ab. Diese Übung ermöglicht Längsspannung in der Wirbelsäule beim Golfschwung und sorgt für starke Rumpf- und Bauchmuskeln.

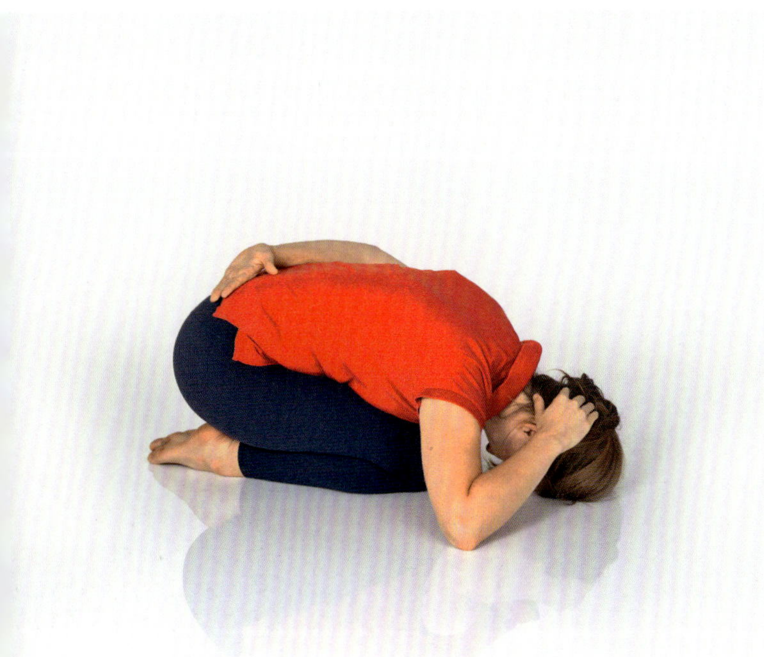

Päckchen

ZIEL: Aktive Verlängerung und Entspannung der Wirbelsäule

AKTION: Setzen Sie sich auf Ihre Fersen, bringen Sie den Oberkörper nach vorn und legen Sie die Stirn auf dem Boden ab. Kopf und Becken werden aktiv auseinandergezogen. Legen Sie eine Hand auf den Hinterkopf und die andere auf Ihr Kreuzbein. Rollen Sie in dieser Haltung wieder das Becken nach vorn aus, bewegen Sie den Kopf leicht nach hinten und kommen Sie dann wieder in die verlängernde Position zurück, in der sich die Wirbelsäule entspannt. Im nächsten Schritt bringen Sie die Arme nach vorn, legen wieder die Stirn auf dem Boden ab und genießen für drei Atemzüge die Streckung der Wirbelsäule.

Anwendung: Auf die Länge kommt es an

ZIEL: Bestimmung der korrekten Schlägerlänge

AKTION: Die richtige Schlägerlänge ist entscheidend für die korrekten Körperwinkel. Nehmen Sie sich Zeit, sie zu finden. Begeben Sie sich in die Ansprechposition und greifen Sie den Golfschläger. Sie werden spüren, ob der Schläger die richtige Länge hat. Wie? Die Knie sind leicht gebeugt, der Oberkörper neigt sich ca. 30° nach vorne und die Wirbelsäule bleibt lang. Können Sie Ihre korrekte Haltung nicht beibehalten, muss die Länge des Schlägers angepasst werden. Ansonsten müssen Sie mit Oberkörper und Knien kompensieren – dies zum Schaden des Spielers und des Schwungs.

AUFGEPASST: Als Feintuning kann man zusätzlich den Schlägerkopfwinkel anpassen (Lie-Winkel).

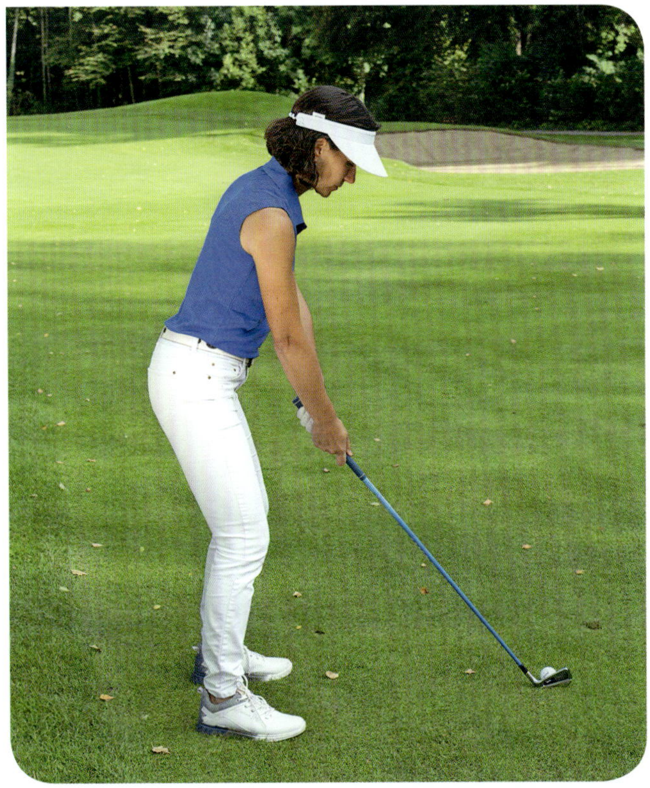

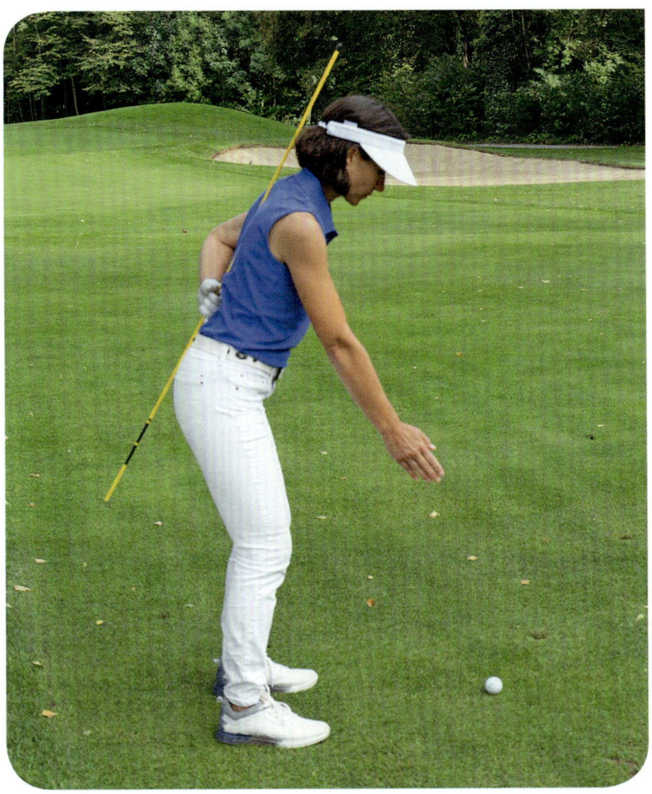

Anwendung: Machen Sie sich lang

ZIEL: Beibehaltung der Verlängerung der Wirbelsäule

AKTION: Kontrollieren Sie die Längsspannung Ihrer Wirbelsäule auf dem Platz. Lassen Sie sich dabei von einem Mitspieler unterstützen: Begeben Sie sich in die Ansprechposition mit breiten Schultern und bauen Sie Längsspannung in der Wirbelsäule auf. Achten Sie darauf, den Rücken und die Schultern nicht zu runden. Der Kopf bleibt in Verlängerung der Wirbelsäule. Ihr Mitspieler beobachtet Sie dabei und gibt Ihnen Feedback. Mit einem Stab oder Schläger, den Ihr Helfer an Ihrem Rücken anlegt, lässt sich die Haltung visuell kontrollieren.

AUFGEPASST: Ein leichtes Hohlkreuz ist besser als ein Rundrücken.

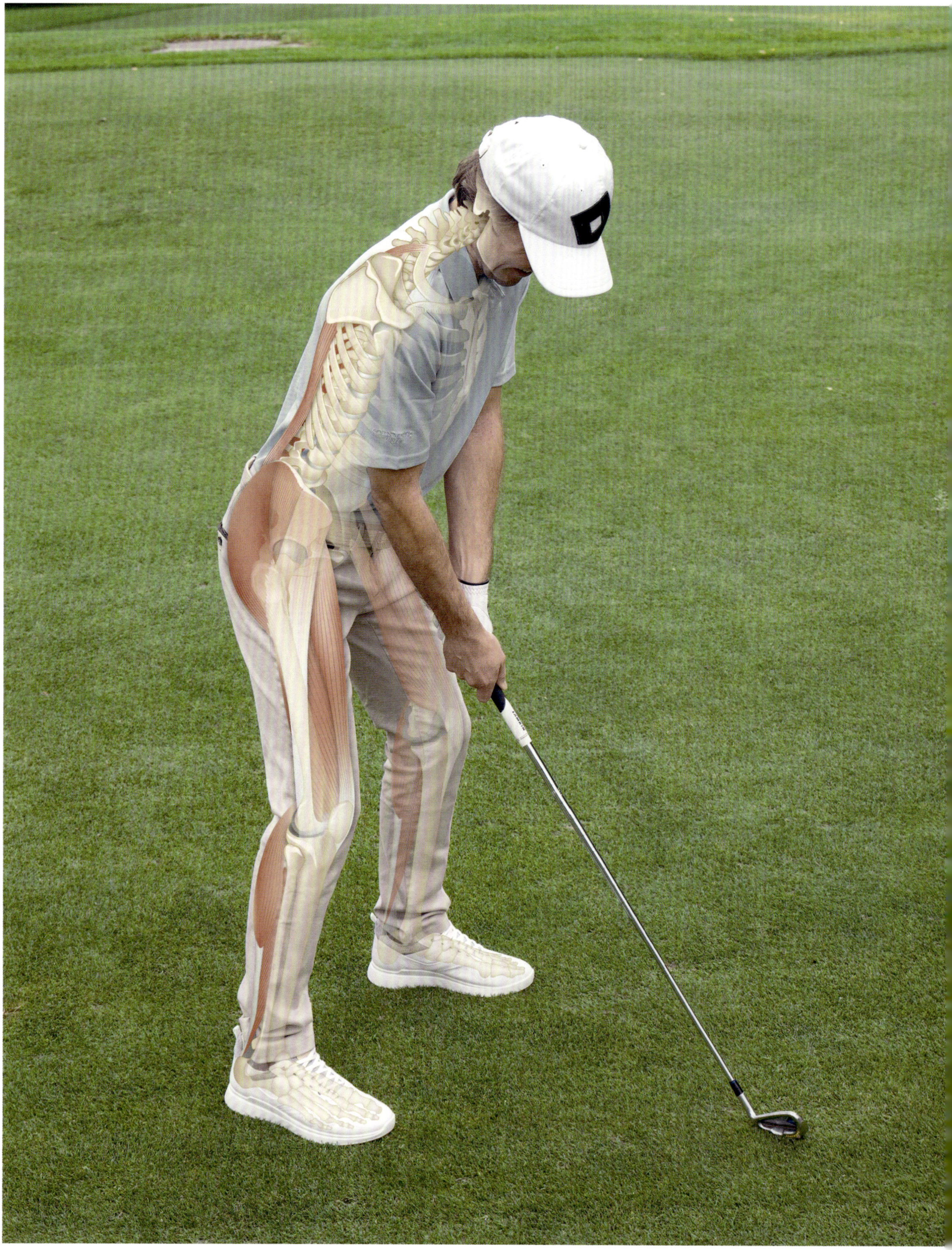

2 Den Rumpf nach vorne neigen

Die Position des Rumpfes in der Ansprechposition unterscheidet sich vom aufrechten Stand durch die Vorneigung des Rumpfes. Diese Bewegung sieht bei professionellen Spielern sehr leicht und natürlich aus. Tatsächlich ist sie einstudiert und bewusst ausgeführt. Der Sportler soll in der Bewegung drei grundlegende Aspekte koordinieren können: die Ausrichtung von Kopf, Becken und Brustkorb, die Stabilisierung des Rumpfes während der Bewegung und die Initiierung der Bewegung aus den Hüftgelenken.

Längsspannung und Stabilität als Schlüssel

Die Vorneigung des Rumpfes ist eine Bewegung, welche die Wirbelsäule bei falscher Ausführung stark belastet. Die beste Prävention ist, schon vor der Beugung Längsspannung in der Wirbelsäule aufzubauen.

Die Wirbelsäule, die Verbindung zwischen Kopf und Becken, bildet mit dem Brustkorb das Rumpfskelett. Befindet sie sich in aufrechter Position und in Längsspannung, so wird automatisch auch der Brustkorb leicht gestreckt. Die einzelnen Körperteile stehen dann zentriert übereinander und die Wirbelsäule behält ihre doppelte s-förmige Krümmung. So trägt sich der Rumpf praktisch selbst, mit einem Minimum an muskulärer Haltearbeit.

Während der Vorneigung muss der gesamte Rumpf unverändert stabil bleiben. Diese Stabilität wird durch die Rumpfmuskelsysteme erzielt. Der Rumpf ist mit einem Längs-, einem Quer- und zwei schrägen Muskelsystemen ausgestattet. Die Anspannung dieser Systeme sorgt für ein Spannungsgleichgewicht, das den gesamten Rumpf während der dynamischen Neigebewegung stabilisiert.

Die Beugung kommt aus der Hüfte

Die Hüftgelenke bilden den Dreh- und Angelpunkt für die Vorneigung des Rumpfes – keinesfalls die Wirbelsäule, eine Beuge aus dem Rücken heraus wäre Gift für sie. Im Hüftgelenk verbinden die Hüftpfanne des Beckens und der Femurkopf des Oberschenkels den Rumpf mit dem Bein. Im normalen Leben und auch in der Vorneigung des Körpers in der Ansprechposition bewegen sich beide Teile des Gelenkes gegeneinander. Vielen Golfspielern unterlaufen hierbei Koordinationsfehler. Daher üben wir in diesem Kapitel die Vorneigung isoliert, d. h. der Rumpf arbeitet allein, die Beine stehen stabil fixiert. Ist die Koordination dieser isolierten Beugung im Hüftgelenk gut verankert, klappt die komplexere Bewegung in der Ansprechposition besser.

In der Golfpraxis

In der Ansprechposition empfiehlt sich aus biomechanischer Sicht eine Rumpfvorneigung von 24–30°. Aus dieser Position kann eine Becken- und Rumpfdrehung im Aufschwung geführt werden, ohne die Vorneigung zu verändern. Fast 65 % der Golfspieler verlieren beim Golfschwung die Stabilität der Haltung aus drei Gründen: erstens wenig bewegliche Hüftgelenke, zweitens die unzureichende Fähigkeit, Oberkörper und Beine isoliert zu bewegen, und drittens ein instabiler Oberkörper während des Golfschwungs. Als Folge ändert sich die Golfschwungebene und es entstehen Schwungfehler. Eine richtig ausgeführte Vorneigung des Oberkörpers in der Ansprechposition ist die beste Fehlerprävention. Die nachfolgenden Übungen legen hierfür das Fundament.

Buddha

ZIEL: Isolierte Vorneigung des Rumpfes im Hüftgelenk im Sitzen, Körperwahrnehmung

AKTION: Sie sitzen auf einem Stuhl, den Blick nach vorne gerichtet, das Gewicht auf den Sitzbeinhöckern. Stemmen Sie die Hände in die Hüften und bauen Sie Längsspannung in Ihrer Wirbelsäule auf. Beugen Sie sich nach vorn, ohne diese Längsspannung aufzugeben, dies hält den Rumpf – in Kombination mit der Rumpfmuskulatur – stabil. Stellen Sie sich vor, wie Becken und Kopf in entgegengesetzte Richtungen streben. Kommen Sie dann in die Ausgangsposition zurück.

AUFGEPASST: Achten Sie darauf, Ihr Gewicht bei der Vorbeuge auf den vorderen Teil der Sitzbeinhöcker zu verlagern, der hintere Teil hebt leicht ab.

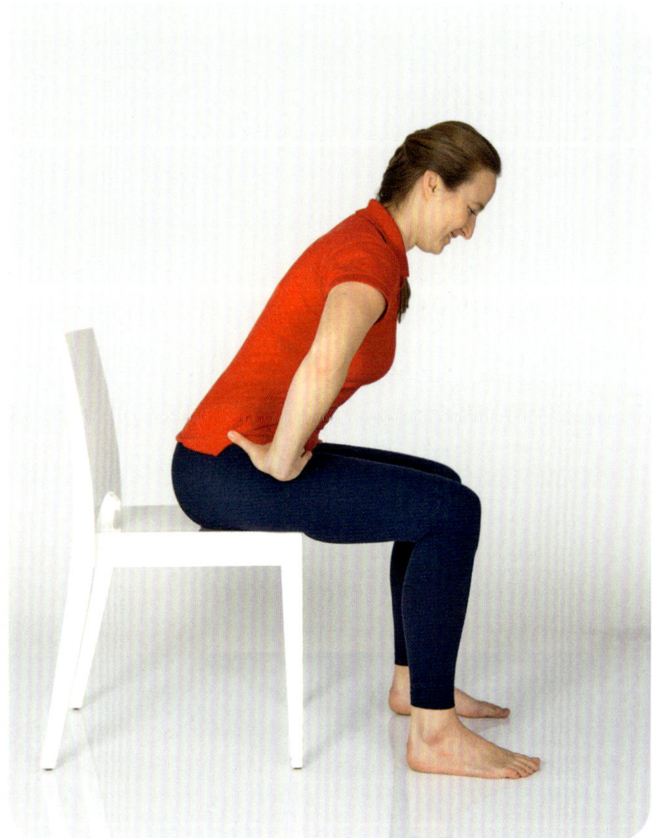

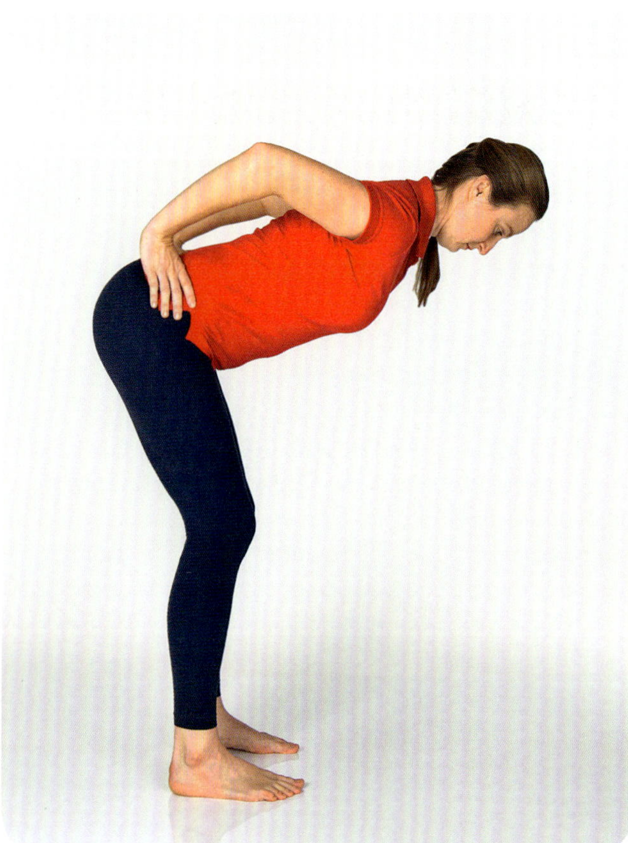

Diener

ZIEL: Vorneigung des Rumpfes im Hüftgelenk im Stand, Körperwahrnehmung

AKTION: Sie stehen im breiten Stand mit den Händen in den Hüften, der Blick ist nach vorn gerichtet. Bauen Sie Längsspannung in der Wirbelsäule auf, gehen Sie leicht in die Knie und beugen Sie sich mit geradem Rücken nach vorn. Die Beugung erfolgt ausschließlich im Hüftgelenk. Kommen Sie dann in die Ausgangsstellung zurück.

AUFGEPASST: Achten Sie darauf, die Längsspannung während der Übung ständig aufrechtzuerhalten und den Rücken nicht aufzuwölben oder ins Hohlkreuz zu fallen. Beugen Sie sich nicht weiter als 90° nach vorn.

Hund

ZIEL: Vorbeuge des Rumpfes im Hüftgelenk aus dem Vierfüßlerstand heraus, Kraftaufbau

AKTION: Sie beginnen im Vierfüßlerstand, die Zehen sind aufgestellt. Bauen Sie Längsspannung in der Wirbelsäule auf. Nutzen Sie die Kraft der Längsspannung, um Ihre Knie abzuheben. Verlagern Sie Ihr Gewicht nach hinten und bringen Sie Ihr Gesäß nach oben, bis der Rücken gerade ist. Die Knie bleiben dabei leicht gebeugt, die Arme gestreckt, der Rücken gerade, der Rumpf stabil, die Wirbelsäule behält ihre Längsspannung.

AUFGEPASST: Achten Sie auf die Beugung aus der Hüfte heraus; so werden Ihre Handgelenke weniger belastet.

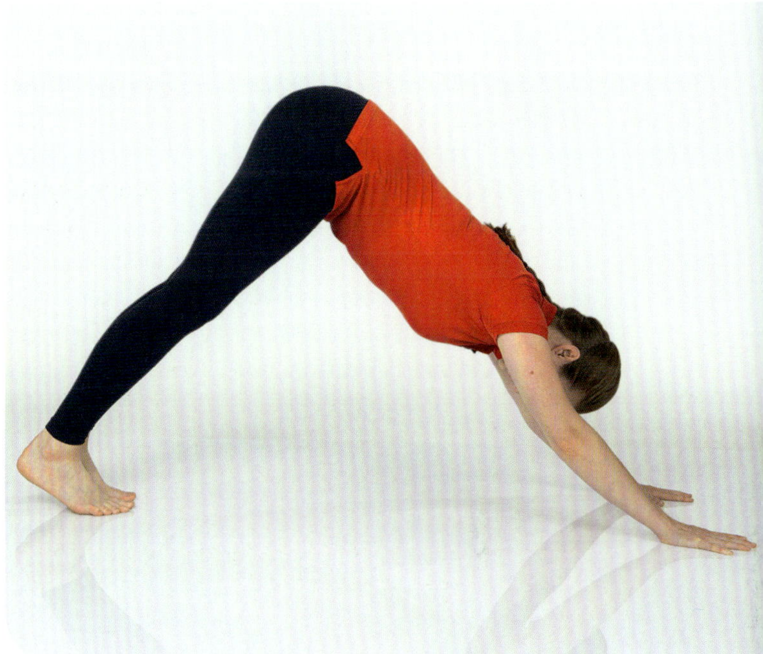

Sumo

ZIEL: Vorbeuge des Rumpfes im Hüftgelenk aus dem breiten Stand, Kraftaufbau

AKTION: Sie beginnen die Übung im gegrätschten Stand mit leicht nach außen gedrehten Füßen. Bauen Sie Längsspannung in der Wirbelsäule auf. Legen Sie die Hände auf die Hüften, mit den Zeigefingern auf den Leisten. Beugen Sie die Knie und gehen Sie in die Vorbeuge. Behalten Sie die Längsspannung im Rücken bei. Die Zeigefinger auf den Leisten helfen Ihnen, die Beugung sauber aus der Hüfte heraus auszuführen.

AUFGEPASST: Bei dieser Übung gehen Sie etwas tiefer in die Knie – Sie können bis zur 90°-Grenze gehen.

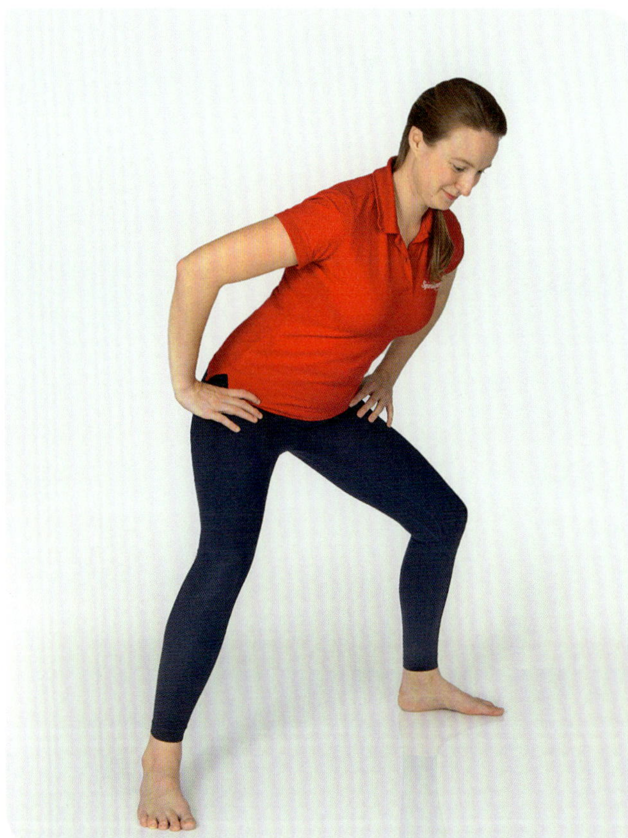

Standwaage

ZIEL: Vorbeuge des Rumpfes im Hüftgelenk, Gleichgewicht

AKTION: Für diese Übung benötigen Sie ein kleines Gewicht. Sie verlagern Ihr Körpergewicht auf ein Bein; auf dieser Seite halten Sie mit gestrecktem Arm das Freigewicht. Der andere Fuß ist auf den Ballen aufgestellt mit leicht gebeugtem Knie. Auf dieser Seite legen Sie die Hand aufs Kreuzbein. Bauen Sie Längsspannung in der Wirbelsäule auf. Gehen Sie aus der Hüfte heraus in die Vorbeuge; das Gewicht wird mit dem gestreckten Arm gehalten. Kommen Sie wieder in die Senkrechte mit stabilem Rücken.

VARIANTE: Fortgeschrittene heben das Spielbein vom Boden ab und strecken es nach hinten.

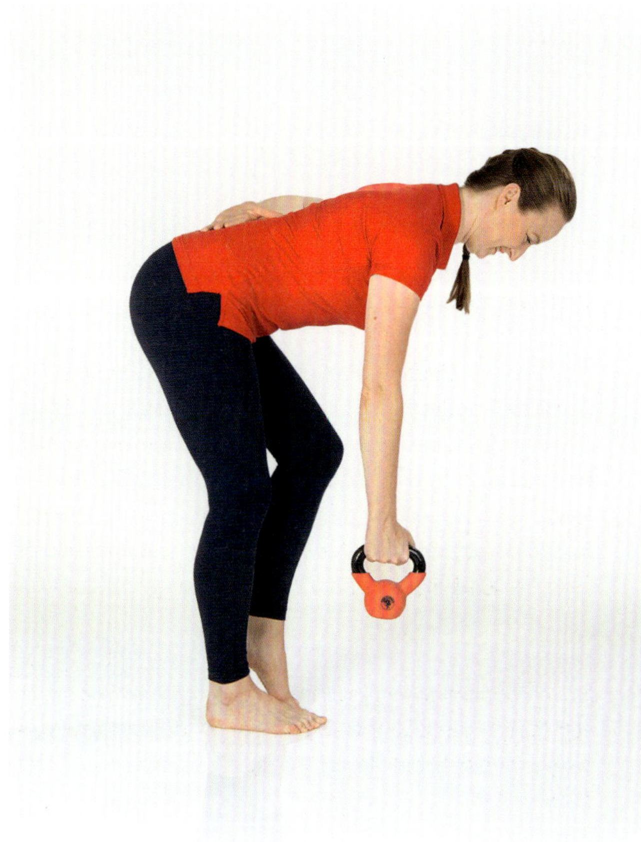

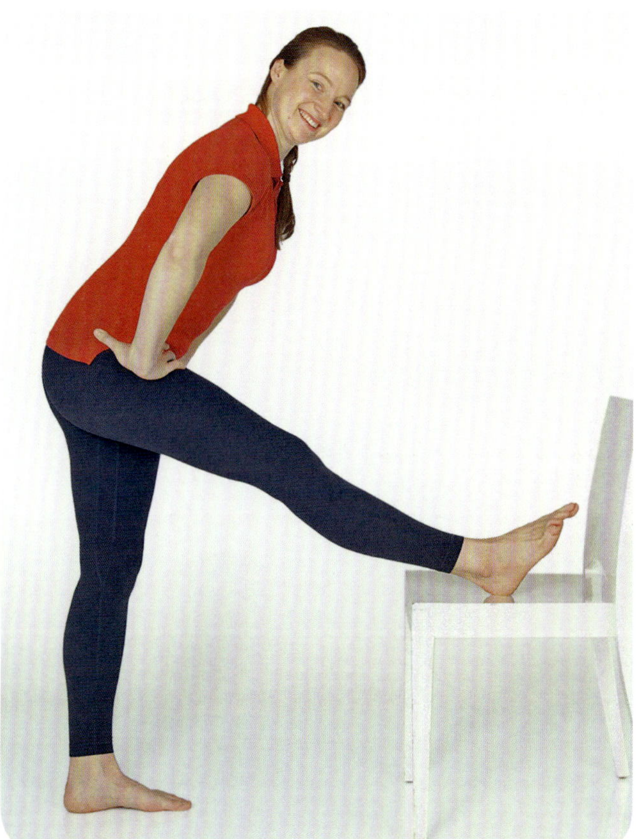

Klappmesser

ZIEL: Vorbeuge des Rumpfes im Hüftgelenk, Dehnung der Beinrückseite

AKTION: Sie stehen vor einem Stuhl, ein Fuß ist auf der Sitzfläche abgelegt, beide Beine sind gestreckt. Bauen Sie Längsspannung in der Wirbelsäule auf. Beugen Sie sich dann aus der Hüfte heraus nach vorne. Dabei zieht Ihr Sitzbeinhöcker nach oben, die Beinrückseite wird gedehnt. Kommen Sie wieder zurück in die Ausgangsposition.

AUFGEPASST: Sie können die Dehnung gerne ein Weilchen halten. Viele Menschen haben verkürzte Beinrückseiten und eine sanfte Dehnung kann sehr angenehm wirken.

Anwendung: Vorneigung am Hang

ZIEL: Anpassung der Körperneigung beim Golfspiel am Hang

AKTION: Liegt der Ball aufgrund von unebenem Gelände tiefer oder höher als Ihre Standposition, gleichen Sie dies bitte über die Neigung des Oberkörpers aus, die Position der Knie bleibt stabil. Liegt der Ball tiefer, so neigen Sie den Oberkörper stärker nach vorn. Liegt der Ball höher, so wird der Neigungswinkel kleiner und Sie müssen den Schläger etwas kürzer fassen.

AUFGEPASST: Vermeiden Sie den verbreiteten Fehler, bei einem tiefliegenden Ball mehr in die Knie zu gehen, um die Distanz so auszugleichen. Dadurch bewegen Sie sich mit dem Oberkörper meist unbewusst nach hinten.

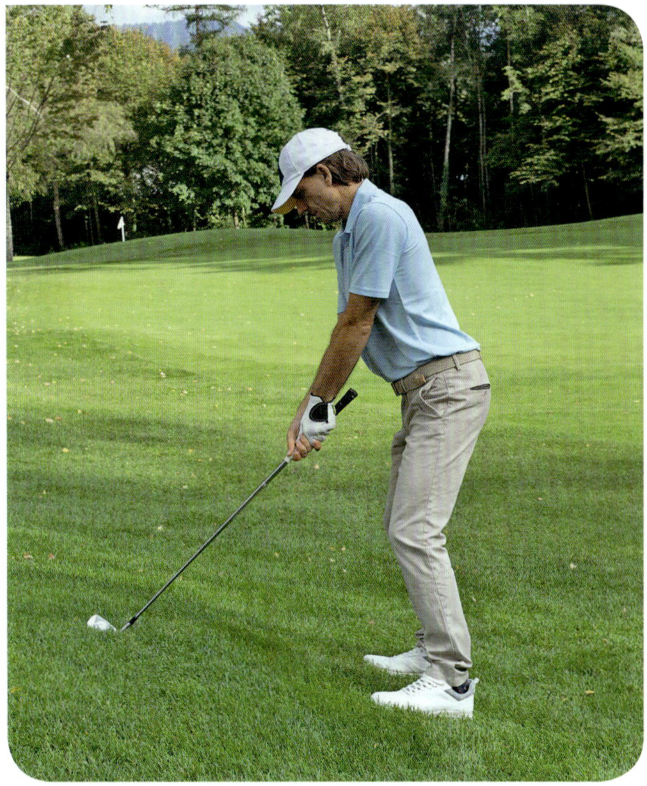

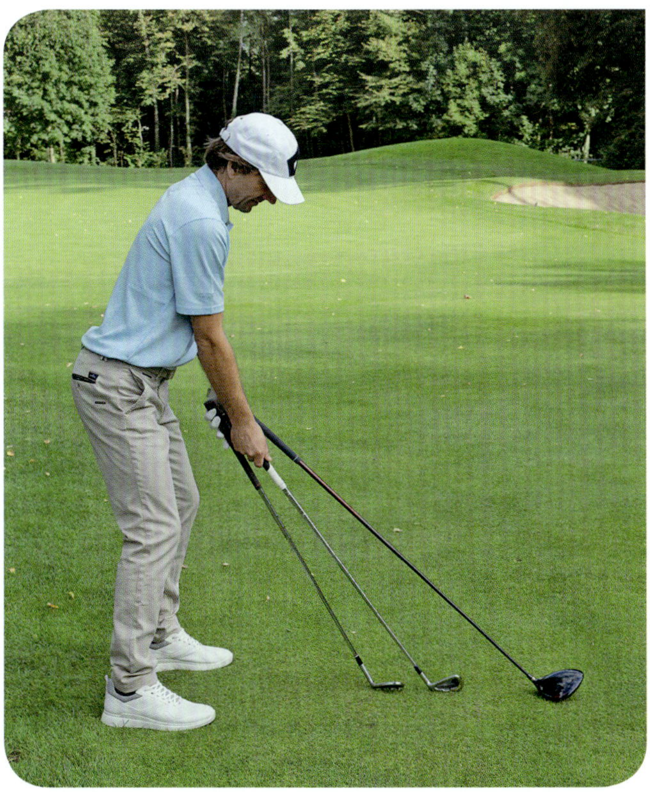

Anwendung: Vorneigung und Schlägerlänge

ZIEL: Anpassung der Vorneigung an die Schlägerlänge

AKTION: In unterschiedlichen Situationen kommen unterschiedliche Schläger zum Einsatz. Der mittellange Schläger führt in der Ansprechposition zu einer Vorneigung des Oberkörpers von ca. 30°. Bei einem kürzeren Schläger vergrößert sich die Neigung, die Knie behalten jedoch ihre Beugung bei. Sehr lange Schläger, die für weite Schläge mit hoher Geschwindigkeit zum Einsatz kommen, verringern die Oberkörperneigung analog umgekehrt.

AUFGEPASST: Achten Sie darauf, im Aufschwung die Vorneigung des Oberkörpers konstant zu halten.

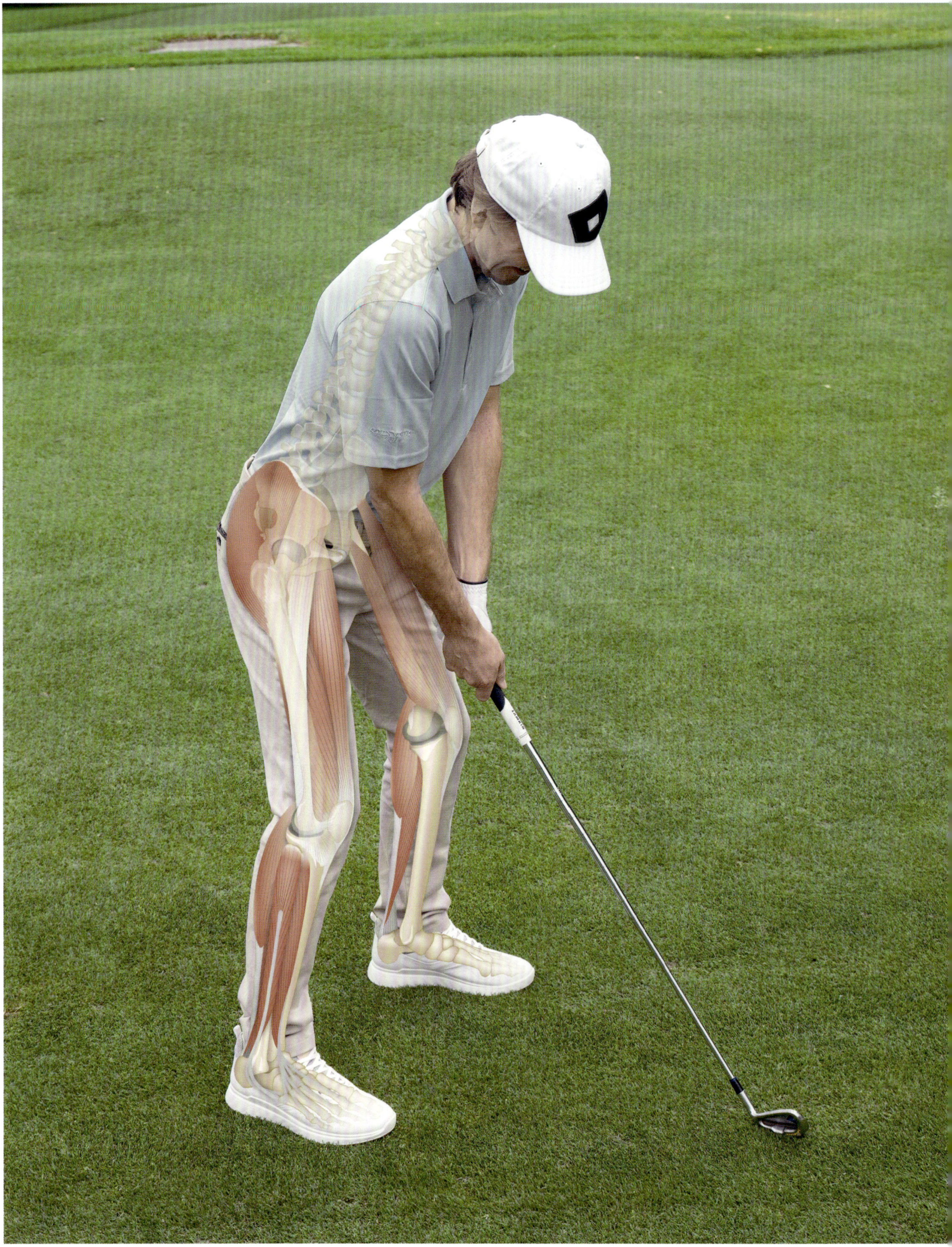

Hüft-, Knie- und Sprunggelenk koordinieren

In der Ansprechposition sind die Beine des Golfspielers in den Hüft-, Knie- und Sprunggelenken gebeugt. Der Schwerpunkt des Körpers ist so näher am Boden als im aufrechten Stand. Dank der synchronen Beugung in allen drei Gelenken und der anatomisch vorgegebenen Drehrichtungen von Ober- und Unterschenkel sind die Beine in dieser Stellung gerade ausgerichtet und stabil. So können sie das Gewicht des Rumpfes sicher tragen und helfen dem Rumpf, im Golfschwung beweglich zu sein, ohne Stabilität zu verlieren.

Triple-Flexion und Triple-Extension

Die Triple-Flexion bezeichnet die synchrone Beugung von Hüft-, Knie- und Sprunggelenk. Die entgegengesetzte Streckbewegung der drei Gelenke nennt man Triple-Extension. In der Beugung wird die gesamte Streckmuskulatur der Beine vorgespannt und aktiv gedehnt. In der Streckung ist es umgekehrt, die Streckmuskulatur verkürzt sich wieder. Rhythmische Übergänge zwischen Triple-Flexion und Triple-Extension, wie sie in den Übungen dieses Kapitels vorgesehen sind, machen das Bein fit und stabil und sind die beste Grundlage für die Beinarbeit jedes Golfspielers.

Stabilität im Bein durch Verschraubung

Das Bein muss während der Bewegungen unter Belastung Stabilität behalten. Das Knie schaut nach vorne und die Beinachse bleibt gerade ausgerichtet, das Kniegelenk darf weder nach innen noch nach außen wegkippen, die Gelenke befinden sich »im Lot« übereinander. Die anatomisch vorgegebenen Drehrichtungen der Knochen, Bandstrukturen und Muskeln sind Grundlage für die Achsenstabilität. Der Oberschenkel dreht relativ nach außen, der Unterschenkel nach innen. Diese spiralige Verschraubung im Knie wird durch die mehrgelenkigen Leitmuskeln des Beines unterstützt. Diese funktionellen Drehrichtungen sorgen für Rotationsstabilität im gebeugten Knie, was entscheidend für das Wohlergehen des Gelenks ist. Die Kreuzbänder im Inneren des Knies werden gestrafft, der Druck auf Menisken und Knorpel gleichmäßig verteilt. Das Kniegelenk – auf das große Kräfte einwirken – bleibt dank der funktionellen Verschraubung des gebeugten Beines stabil. Je stärker die Beugung, desto stärker die spiralige Verschraubung. In der Streckung vermindert sie sich, ohne ganz zu verschwinden und ohne ins Gegenteil zu kippen.

In der Golfpraxis

Die großen Gelenke des Beines arbeiten in der Beugung in der Ansprechposition synchron. Die Motoren der Bewegung sind das Hüft- und Sprunggelenk. Das Kniegelenk als Zwischengelenk ist den Drehrichtungen des Oberschenkels und Unterschenkels unterworfen. Bei optimaler Koordination und gleichmäßiger Beugung aller Gelenke verteilt sich die Last und das Bein wird durch die Verschraubung der Knochen stabil.

Bei vielen Spielern allerdings ist die Beugung der Gelenke ungleichmäßig. Die Beweglichkeit der Hüft- und Sprunggelenke ist reduziert, dieses Defizit muss dann in den Knien durch verstärkte Beugung kompensiert werden. Die Fehlstellung der Beine pflanzt sich in den Rücken fort: Sind die Knie zu stark gebeugt, rundet er sich. Folgefehler dieser Fehlhaltung zeigen sich direkt im Golfschwung. Es wird schwer, die Haltung im Aufschwung zu stabilisieren und den Körper beim Durchschwung schwingen zu lassen, weil die Arme zu stark angespannt werden, um die Instabilität des Rumpfes auszugleichen.

Zickzack

ZIEL: Synchrone Beugung von Hüfte, Knie und Sprunggelenk (Triple-Flexion) im Stand

AKTION: Sie beginnen im breiten Stand mit den Händen in den Hüften. Bauen Sie Längsspannung in der Wirbelsäule auf. Beugen Sie zeitgleich Sprung-, Knie- und Hüftgelenk, dabei bewegen Sie das Gesäß nach hinten, während sich der Oberkörper nach vorn neigt und die Knie sich leicht nach vorn schieben. Der Körper bildet eine Zickzacklinie. Kommen Sie dann zurück in die Ausgangsposition. Achten Sie darauf, während der Übung die Beugung in allen drei Gelenken bewusst wahrzunehmen.

AUFGEPASST: Schieben Sie die Knie nicht über die Zehenspitzen hinaus nach vorn.

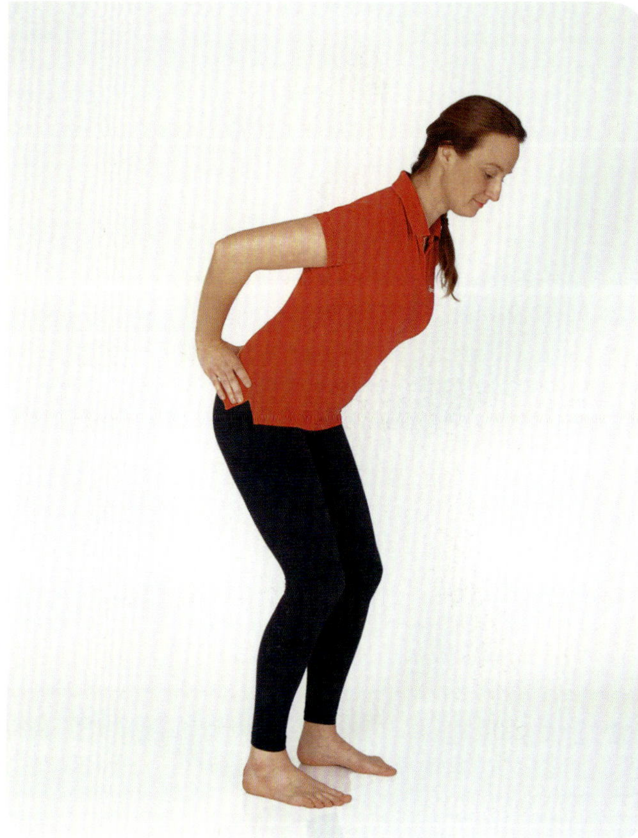

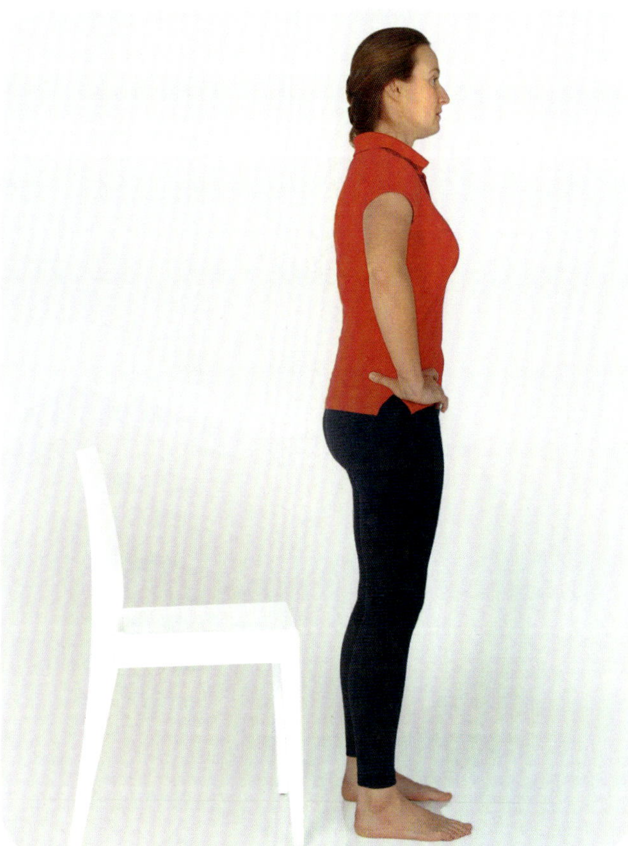

Get up!

ZIEL: Synchrone Streckung von Hüfte, Knie und Sprunggelenk (Triple-Extension) in der Aufstehbewegung

AKTION: Sie sitzen auf einem Stuhl, die Hände in die Hüfte gestemmt. Bauen Sie Längsspannung in der Wirbelsäule auf. Gehen Sie in die Vorbeuge, stehen Sie dynamisch vom Stuhl auf und strecken Sie im Aufstehen bewusst alle drei Gelenke synchron, bis Sie im aufrechten Stand angekommen sind. Setzen Sie sich wieder für eine erneute Ausführung.

AUFGEPASST: Stoppen Sie gleich zu Beginn der Aufstehbewegung in der Zickzackhaltung aus der vorangegangenen Übung, um bewusst die synchrone Streckung der Gelenke einzuleiten. Später gehen Sie zu einer flüssigen Ausführung vom Sitzen ins Stehen über.

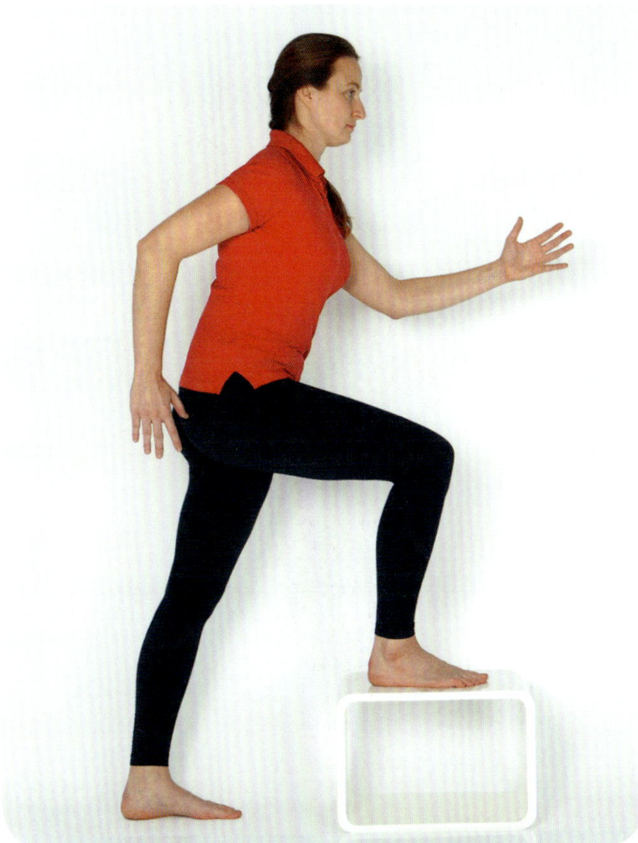

Treppensteiger

ZIEL: Synchrone Beugung und Streckung von Hüfte, Knie und Sprunggelenk, Stabilität, Gleichgewicht

AKTION: Sie stellen ein Bein vor sich auf einen niedrigen, aber stabilen Hocker o. ä. Das hintere Bein ist gestreckt. Drücken Sie sich mit dem hinteren Fuß vom Boden ab und heben Sie das Bein nach vorne, bis Sie aufrecht auf dem Hocker stehen mit dem gebeugten freien Bein vor dem Körper. Das Standbein wechselt in dieser Übung dynamisch zwischen Beugung und Streckung. Kehren Sie dann zurück in die Ausgangsstellung.

AUFGEPASST: Die Arme bewegen Sie bei der Übung gegengleich: Ist das Bein vorn, ist der Arm hinten und umgekehrt.

Sumo-Swing

ZIEL: Dynamischer Wechsel zwischen Triple-Flexion und Triple-Extension

AKTION: Sie stehen in der Grätsche, die Hände sind in die Hüfte gestemmt. Bauen Sie Längsspannung in der Wirbelsäule auf, um Ihren Rumpf stabil zu halten, und gehen Sie in eine leichte Vorbeuge. Verlagern Sie jetzt das Gewicht zu einer Seite, dabei wird auf dieser Seite das Bein gebeugt, Ihre andere Körperseite wird gestreckt. Wechseln Sie in einer fließenden Bewegung dynamisch hin und her.

AUFGEPASST: Strecken Sie die Knie niemals bis zum »Anschlag« durch bei dieser Übung.

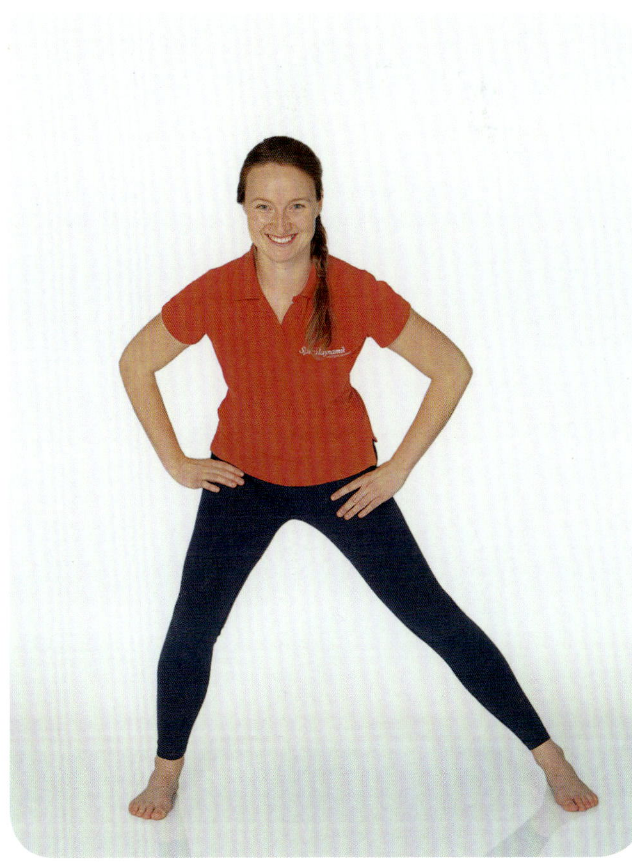

Jump!

ZIEL: Einsatz von Triple-Flexion und Triple-Extension in der Sprungbewegung

AKTION: Sie beginnen im breiten Stand. Bauen Sie Längsspannung in der Wirbelsäule auf, um Ihren Rumpf zu stabilisieren. Legen Sie die Hände über Kreuz auf Ihre Schultern und gehen Sie in eine Kniebeuge mit vorgebeugtem Oberkörper; dabei beugen Sie alle drei Gelenke beider Beine in der Triple-Flexion. Schnellen Sie aus der Kniebeuge in einen gestreckten vertikalen Sprung und landen Sie wieder in der Kniebeuge mit vorgebeugtem Oberkörper.

AUFGEPASST: Triple-Flexion und -Extension helfen bei der Kraftentfaltung und sind deshalb für dynamische Bewegungen aus dem Bein heraus sehr wichtig.

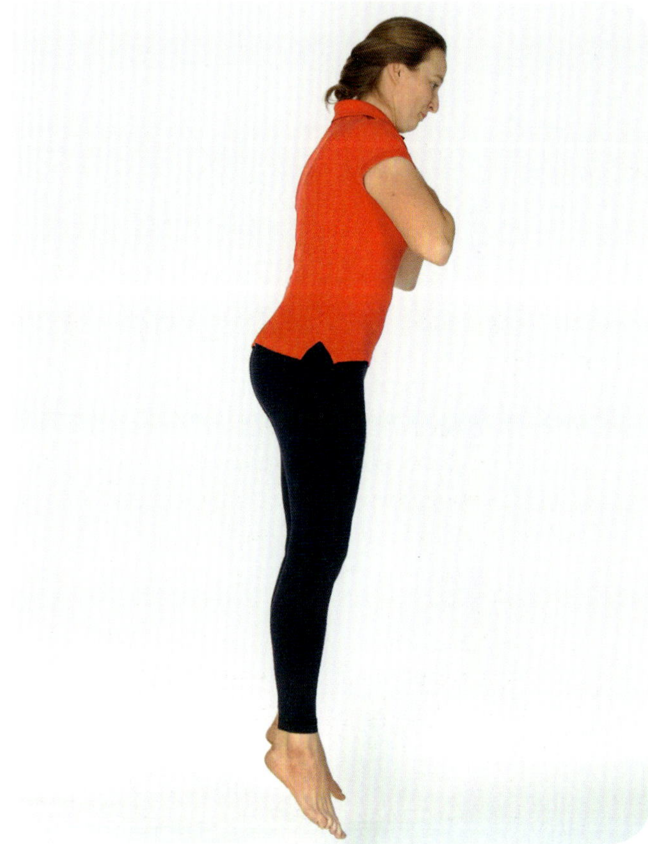

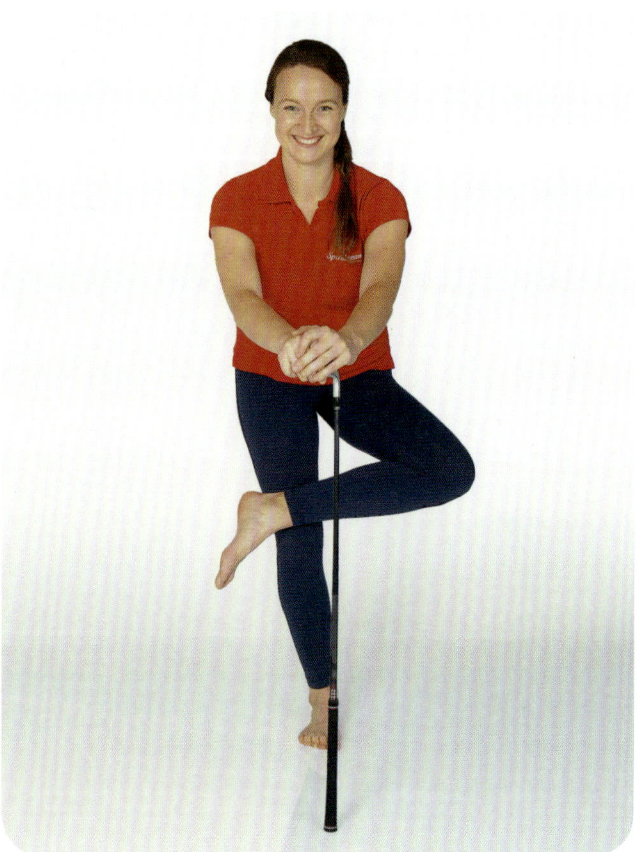

Flamingo

ZIEL: Triple-Flexion in Kombination mit Dehnung der Gesäßmuskulatur

AKTION: Bauen Sie im Stand Spannung in der Wirbelsäule auf und beugen Sie sich aus der Hüfte leicht nach vorn. Verlagern Sie Ihr Gewicht auf ein Bein, beugen Sie das Knie und platzieren Sie das Sprunggelenk des anderen Beins auf dem Oberschenkel. Dabei werden wieder alle drei Gelenke in der Triple-Flexion gebeugt. Genießen Sie die angenehme Dehnung im Gesäßmuskel des hochgelegten Beines für drei Atemzüge und wechseln Sie dann die Seiten.

AUFGEPASST: Wenn Sie Probleme mit dem Gleichgewicht haben, können Sie sich gerne auf Ihrem Golfschläger abstützen.

Anwendung: Triple-Flexion auf dem Platz

ZIEL: Anwendung der Triple-Flexion in der Ansprechposition

AKTION: Stehen Sie auf dem Platz im hüftbreiten Stand und überstrecken Sie zunächst die Knie. Führen Sie den Golfschläger wie ein Schwert mit gestreckten Armen vor Ihrem Körper nach oben. Jetzt senken Sie den Golfschläger unter gleichzeitiger Vorneigung des Oberkörpers, bis der Schlägerkopf den Boden direkt hinter dem Ball berührt. Beugen Sie dabei Hüft-, Knie- und Sprunggelenke in die locker-stabile Triple-Flexion. Das Gewicht bleibt zentriert über den Füßen.

AUFGEPASST: Senken Sie das Becken nicht zu stark in eine »Stuhlsitzposition« ab.

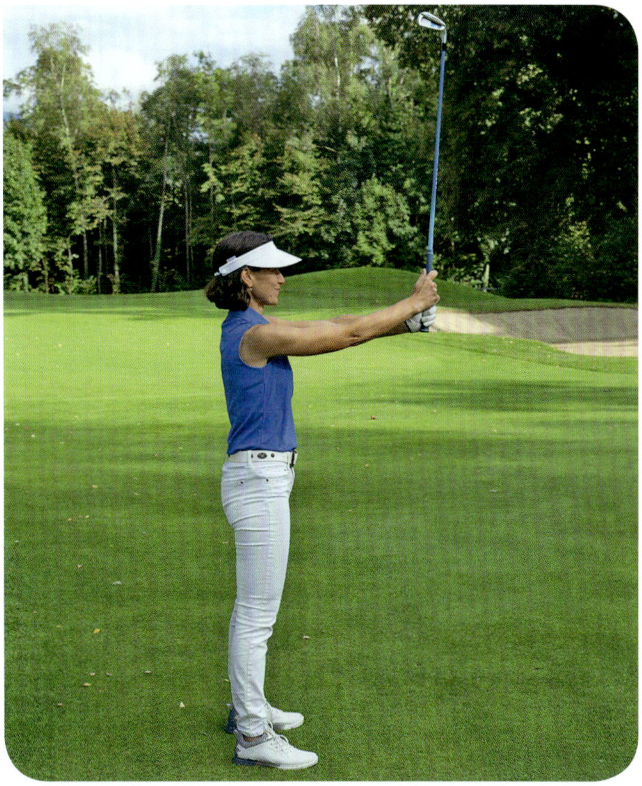

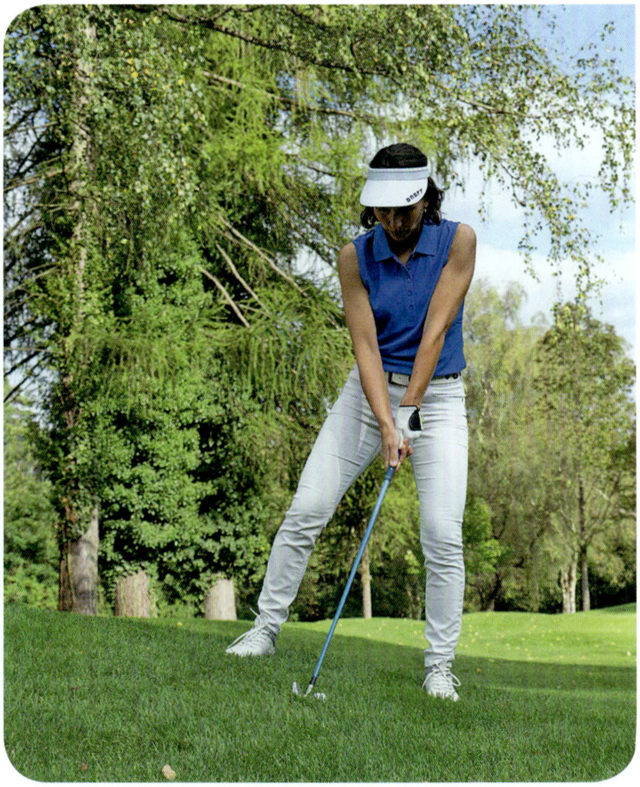

Anwendung: Triple-Flexion am Hang

ZIEL: Anpassung der Triple-Flexion im Gelände – hangabwärts

AKTION: Nehmen Sie den Schläger und gehen Sie in die Ansprechposition. Sie stehen im Hang so, dass das linke Bein (bei Rechtshändern) das Körpergewicht trägt. Die Rumpf-Rotation beim Aufschwung fällt am Hang geringer aus, da sonst Gleichgewichtsverlust droht. Während des Durchschwungs verlagern Sie das Gewicht noch mehr auf das linke Bein und lassen den Schläger durchschwingen.

AUFGEPASST: Der Boden vor dem Ball ist durch die Hanglage höher, die Schwungebene wird steiler. Geht die Schwungebene verloren, trifft der Schläger den Boden vor dem Ball, was den freien Durchschwung verhindert.

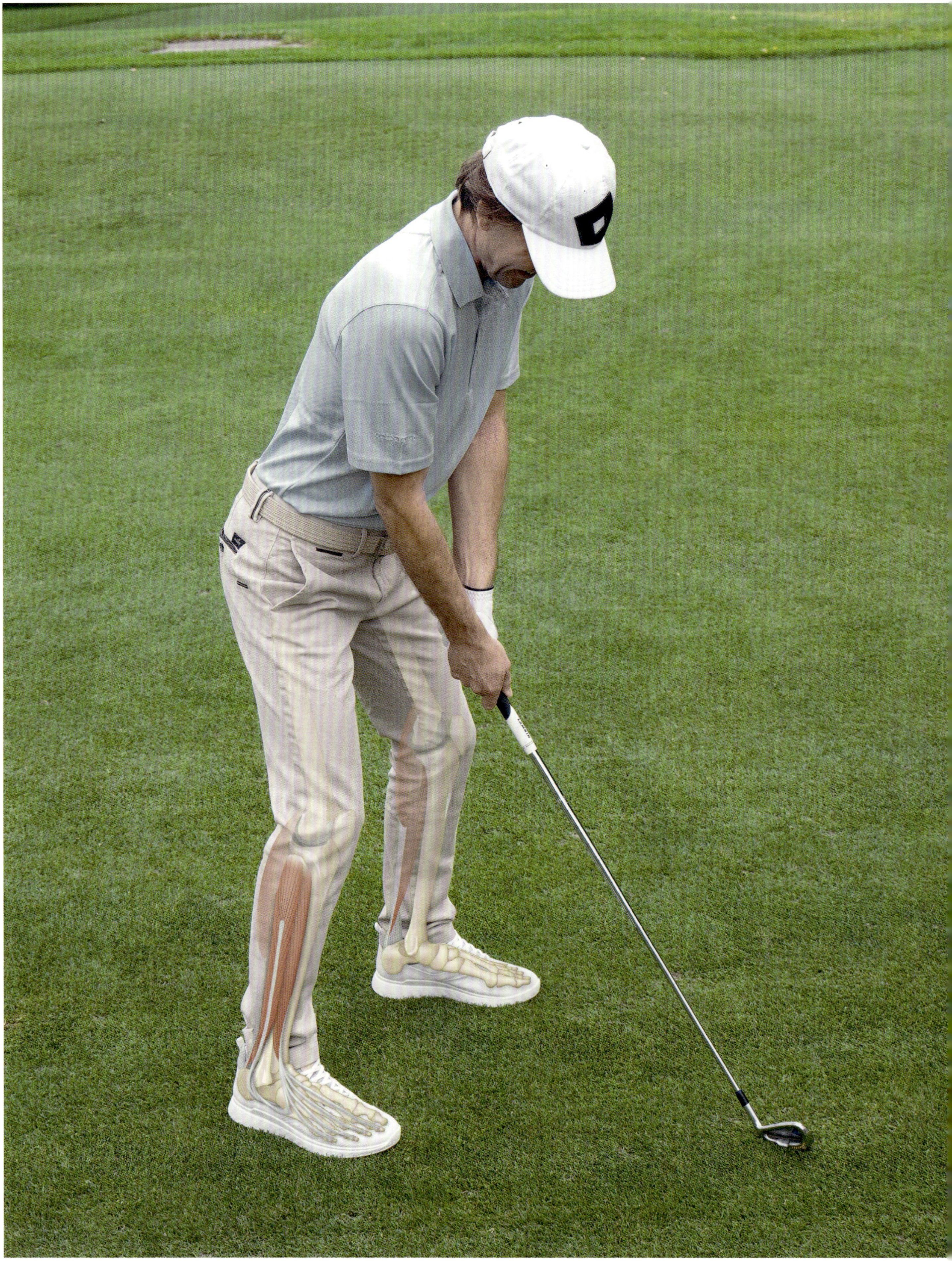

4

Das Gewicht auf den Füßen verteilen

Die Füße des Golfspielers stehen fest auf dem Boden und ihre Position in der Ansprechposition ist asymmetrisch. Beim rechtsschwingenden Golfspieler ist der linke Fuß meistens leicht zum Ziel geöffnet und der rechte Fuß steht parallel zum Ziel. Die Gewichtsverteilung auf die Füße ist wenig augenfällig, aber wichtig. Kein Profi-Golfspieler spielt Golf im Fersenstand. Er sucht den Punkt, an dem er spürt, dass seine Füße gleichmäßig belastet sind und sich sein tiefliegender Schwerpunkt mit dem Boden verbindet. Der stabile Stand und »geerdete Füße« helfen dem Spieler, in allen Phasen des Schwungs die Bewegung zu kontrollieren und zu stabilisieren.

Der Fuß: ein Konstruktionswunder

Die Füße sind das Fundament des menschlichen Körpers. Das gesamte Körpergewicht lastet auf ihnen und belastet die Bodenkontaktfläche. Eine möglichst optimale, flächige Lastenverteilung auf die ganze Fußsohle ist notwendig für einen stabilen Stand. Steht ein 60 kg wiegender junger Golfspieler auf dem Platz, verteilt sich die Last seiner 60 kg ideal auf eine Fläche von zweimal rund 100 cm^2. Das ergibt eine ideale Druckbelastung von 0,3 kg/cm^2. Dies ist aber nur der Fall, wenn der Fuß »artgerecht« belastet und seine raffinierte Konstruktion optimal genutzt wird.

Der Fuß hält der enormen Belastung, der er ausgesetzt ist, dank seiner Gewölbekonstruktion stand – sie ist das Geheimnis seiner elastischen Stabilität. Das Keilprinzip und eine spiralige Verschraubung sind die funktionellen Schlüsselmerkmale des menschlichen Fußes. Das Keilprinzip kennen wir von Torbögen, die sich aufgrund ihrer Konstruktion selbst tragen, ohne stützende Säule in der Mitte. Tatsächlich halten sie umso besser, je höher die Belastung ist. Nach demselben Prinzip funktionieren die Keilbeine im menschlichen Fußgewölbe. Zudem ist der Fuß spiralförmig verschraubt, was das Keilprinzip verstärkt: Die Ferse dreht nach außen, der Vorfuß dagegen nach innen. Die Keilbeinspitzen werden dadurch noch stärker aneinandergepresst. So steht die Ferse aufrecht und im Ballenbereich werden alle Grundgelenkköpfchen und alle fünf Zehen belastet.

In der Golfpraxis

Wir können die Verteilung des Gewichts in der Ansprechposition aus zwei Perspektiven betrachten. Wenn wir den Golfer von vorne beobachten, liegt das Augenmerk auf der Gewichtsverteilung zwischen dem rechten und dem linken Fuß. Das Gewicht sollte in der Ansprechposition entweder gleichmäßig oder zu 45 % auf den linken und 55 % auf den rechten Fuß verteilt sein. Die Asymmetrie hängt mit der leicht nach rechts gebeugten Wirbelsäule in der Ansprechposition zusammen.

Von der Seite gesehen betrachten wir die Verteilung des Gewichts zwischen Ferse und Zehen. Das Gewicht des Körpers sollte mittig gehalten werden. Wie viele Golftrainer sagen, werden die meisten Fehler des Golfschwungs offenbar, bevor man anfängt zu schwingen. Wenn die Gewichtsverteilung nicht stimmt, verändert sich oft die Schwungebene. Wenn der Spieler zu viel Gewicht auf die Zehen verlagert und zu schwingen beginnt, wird der Golfschwung zu flach. Steht er auf den Fersen, bewegen sich die Arme steiler vor dem Körper nach oben und sind vor der Schwungebene. Umso wichtiger ist es, von Anfang an die korrekte Gewichtsverteilung auf den Füßen zu trainieren. Die Übungen arbeiten an der achtsamen Wahrnehmung des Fußes und am Gefühl für den eigenen Schwerpunkt.

Pisa sitzend

ZIEL: Wahrnehmung und Kontrolle von Gewichtsverlagerung

AKTION: Sie sitzen aufrecht auf einem Stuhl, die Hände liegen auf der Leiste. Konzentrieren Sie sich auf die Wahrnehmung des Bodenkontakts mit den Füßen. Gehen Sie dann kontrolliert in die Vorbeuge und verlagern Sie dabei Ihr Körpergewicht nach vorne. Diese Gewichtsverlagerung sollten Sie bis in die Zehenspitzen spüren. Schließen Sie gegebenenfalls die Augen, dies kann die Körperwahrnehmung intensivieren.

AUFGEPASST: Eine kontrollierte Gewichtsverlagerung und damit eine gute Körperstabilität haben entscheidenden Einfluss auf die Schlagtechnik.

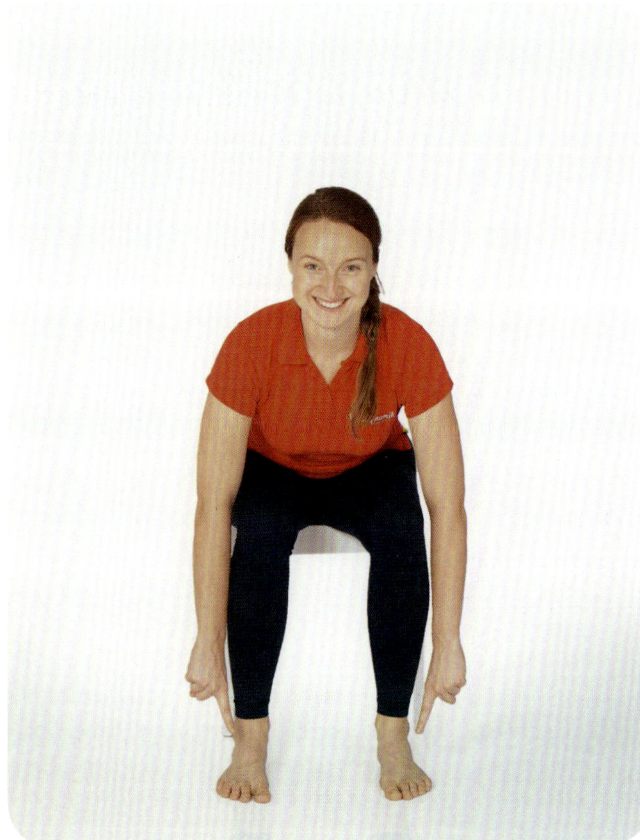

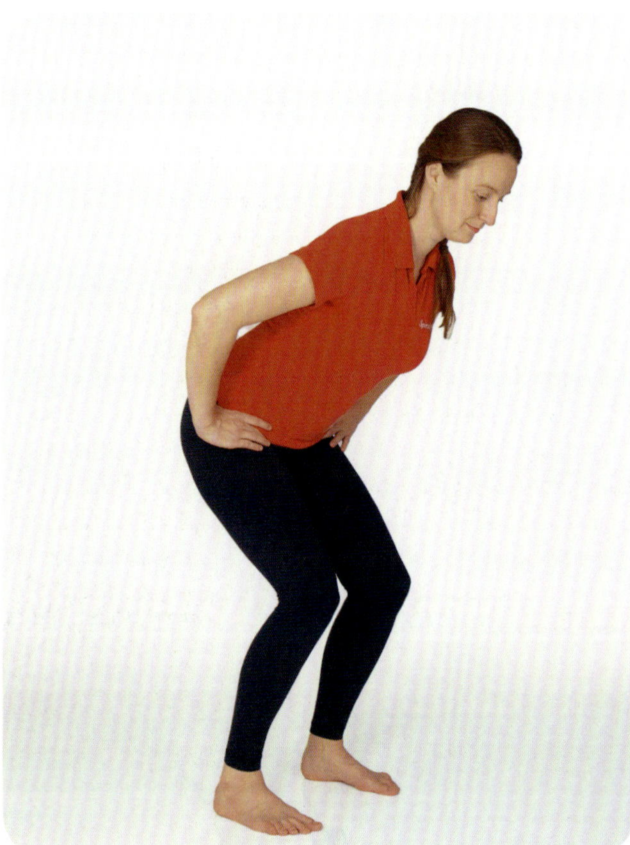

Hocke

ZIEL: Kontrolle von Gewichtsverteilung und -verlagerung in der Hocke

AKTION: Sie beginnen im breiten Stand. Hüfte, Knie und Sprunggelenk sind gebeugt (Triple-Flexion), der Oberkörper ist nach vorn geneigt. Die Hände liegen auf dem Becken. Ihr Gewicht ist gleichmäßig auf Ihre Fußsohlen verteilt; nehmen Sie die Belastung bewusst wahr. Verlagern Sie nun Ihr Gewicht nach vorne auf die Zehenspitzen und dann nach hinten auf die Fersen. Wechseln Sie die Belastung mehrmals und entwickeln Sie ein Gespür für den Punkt, an dem Ihre Füße gleichmäßig belastet und »geerdet« sind und Ihr Stand daher maximal stabil ist.

AUFGEPASST: Machen Sie kleine, kontrollierte Bewegungen.

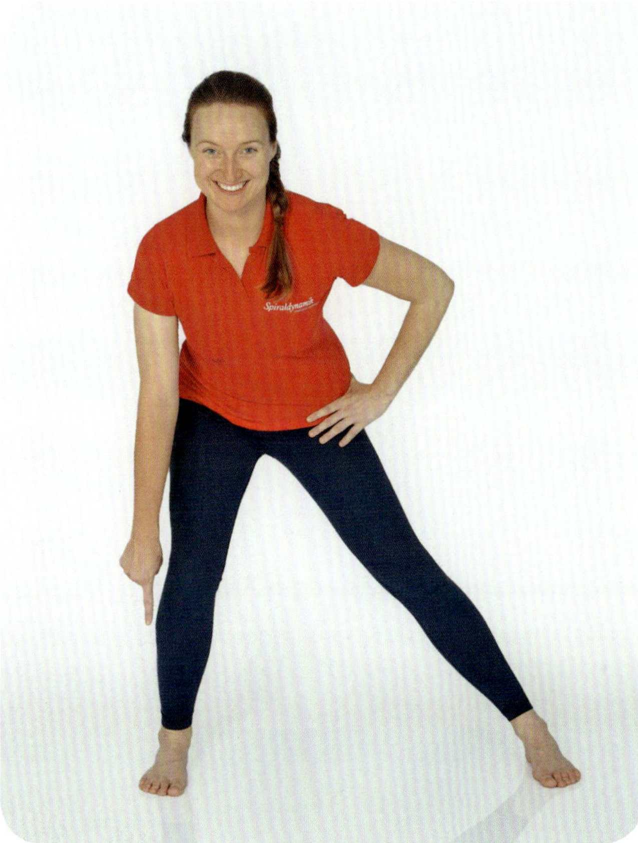

Grätschstand

ZIEL: Wahrnehmung und Kontrolle von Gewichtsverlagerungen

AKTION: Sie beginnen im Grätschstand in der Triple-Flexion: Hüfte, Knie und Sprunggelenk sind gebeugt, der Oberkörper ist nach vorn geneigt, die Hände liegen auf der Leiste. Beginnen Sie, Ihr Gewicht abwechselnd zur Seite zu verlagern, dabei wird auf der belasteten Seite das Bein gebeugt, auf der anderen Körperseite wird es gestreckt. Spielen Sie mit Ihrem Körpergewicht und verlagern Sie es mal Richtung Ferse, mal Richtung Fußspitze, und finden Sie auf diese Weise die optimale Gewichtsverteilung über die ganze Fußsohle, die Ihnen am meisten Stabilität verleiht.

Skaten

ZIEL: Wahrnehmung und Kontrolle von Gewichtsverlagerungen, Standstabilität, Gleichgewicht

AKTION: Beginnen Sie, wie beim Grätschstand Ihr Gewicht abwechselnd zur Seite zu verlagern; nun aber heben Sie das unbelastete Bein komplett vom Boden ab. Beginnen Sie in langsamem Tempo und steigern Sie sich allmählich. Diese Übung trainiert Ihre Standbeinstabilität und Ihr Gleichgewicht gleichermaßen.

AUFGEPASST: Achten Sie darauf, den Blick nach vorn zu richten. Wenn sich der Fuß anhebt, bleibt das Bein gebeugt, die Standbeinachse bleibt gerade und das Knie schaut nach vorne. Der Oberkörper behält die Vorneigung bei.

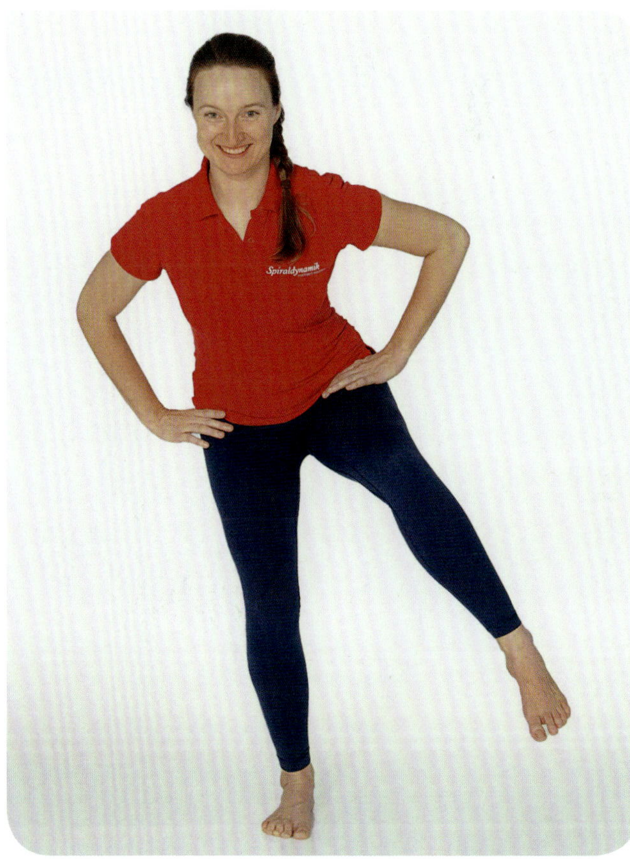

Krebsgang

ZIEL: Wahrnehmung und Kontrolle von Gewichtsverlagerungen sowie Kraftaufbau

AKTION: Für diese Übung legen Sie ein ringförmiges Theraband um Ihre Oberschenkel. Beginnen Sie im Stand in der Triple-Flexion: Hüfte, Knie und Sprunggelenk sind gebeugt, der Oberkörper ist nach vorn geneigt. Ihr Blick ist vor Ihnen auf den Boden gerichtet. Machen Sie jetzt einen Schritt seitwärts nach links. Schließen Sie das rechte Bein heran, machen Sie eine weitere Schrittbewegung nach links, tippen Sie auf den Boden und führen Sie das Bein wieder an das rechte Bein heran. Dann machen Sie die Folge zur anderen Seite.

AUFGEPASST: Bleiben Sie während der ganzen Übung in der Hockstellung.

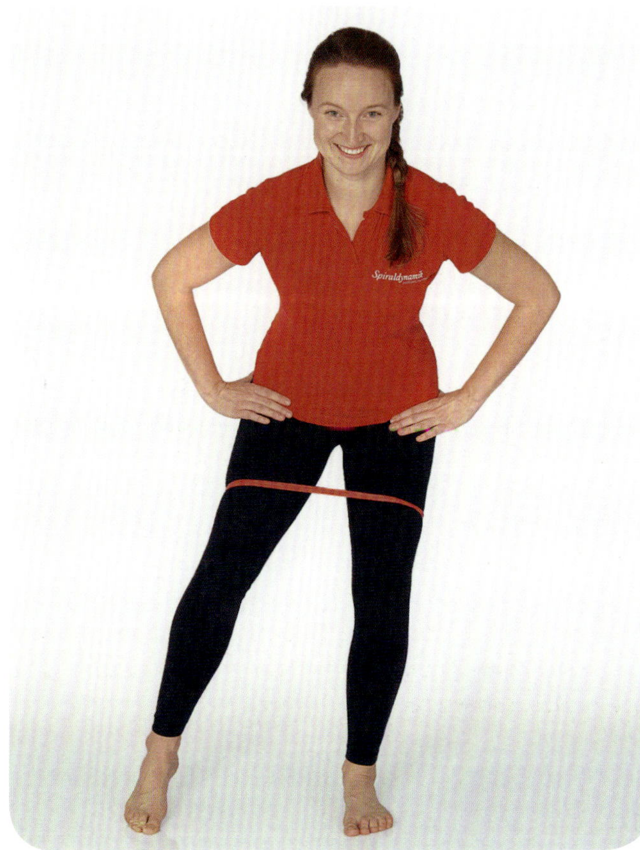

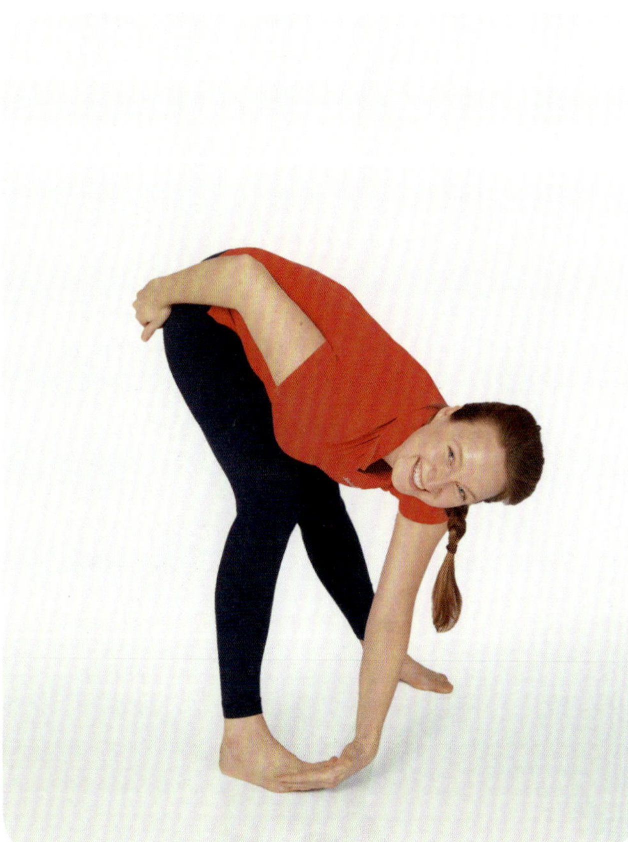

Langes Bein

ZIEL: Dehnung der Rückseite des Beins und der Fußsohle und Zehen

AKTION: Sie beginnen in einem etwas über hüftbreiten Stand. Verlagern Sie Ihr Gewicht zu einer Seite und beugen Sie das Knie des betroffenen Beins. Greifen Sie mit der gegenüberliegenden Hand unter Ihre Zehen und biegen Sie diese nach oben. Verlagern Sie dabei das Gewicht auf der Fußsohle nach vorne. Strecken Sie das Bein und die Sitzbeinhöcker nach oben. Strecken Sie das Knie, so gut es geht, und genießen Sie die Dehnung auf der Beinrückseite und in der Fußsohle. Halten Sie die Stellung auf jeder Seite drei Atemzüge lang.

AUFGEPASST: Diese Dehnung kommt Ihnen bei jedem Bücken zugute.

Anwendung: Körperlot und Standfestigkeit

ZIEL: Gewichtsverteilung auf der Standfläche mit korrektem Schwerpunkt

AKTION: Gewichtsverteilung und Schwerpunkt entscheiden über die Standfestigkeit und damit über den Erfolg des Schlages. Mit einem Stab als Hilfsmittel können Sie ermitteln, ob Ihr Körper »im Lot« ist: Nehmen Sie die Ansprechposition ein und halten Sie den Stab mit der linken Hand an der rechten Schulter und lassen Sie ihn senkrecht hängen. Stehen Sie korrekt, führt dieser lotrecht durch die Referenzpunkte »Schulter – Knie – Fußmitte«. So ist das Gewicht gleichmäßig auf den Füßen verteilt

AUFGEPASST: Achten Sie darauf, nicht zu tief in einen »Stuhlsitz-Stand« zu kommen.

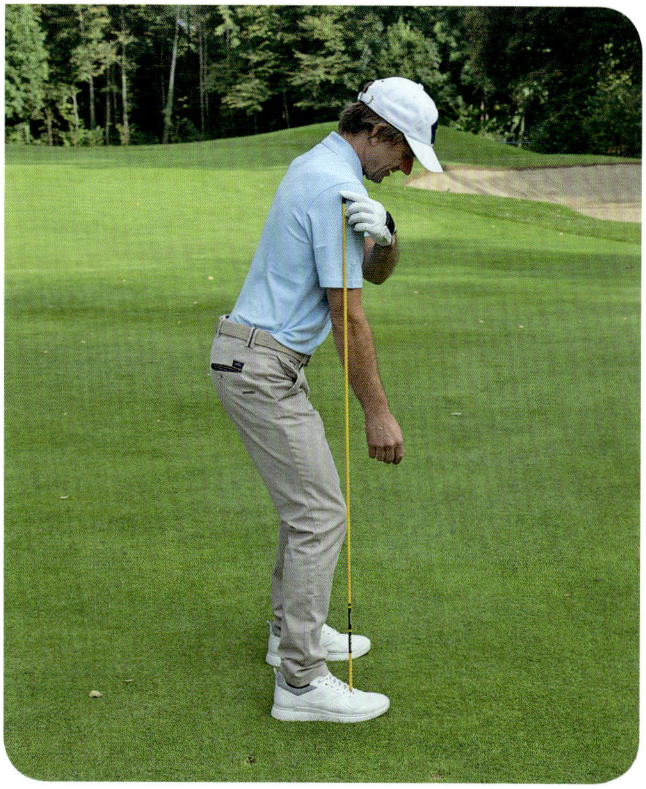

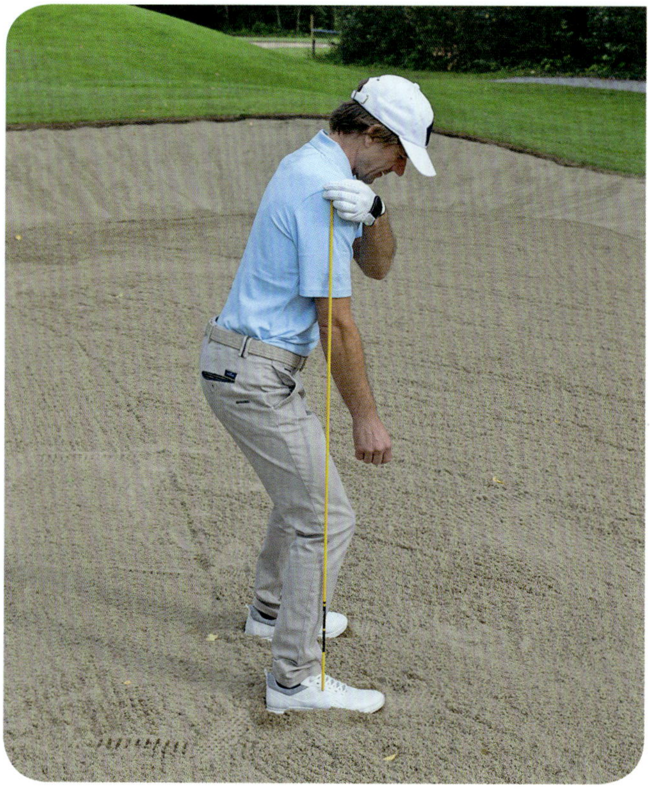

Anwendung: Stabiler Stand im Sand

ZIEL: Stabiler Stand und sicherer Schwung aus dem Bunker heraus

AKTION: Sand als Untergrund stellt besondere Anforderungen an den Spieler. Ihr Körperschwerpunkt muss tiefer gelagert werden, darum gehen Sie im Bunker deutlich stärker in die Knie. Die Rumpfstabilität im Auf- und Durchschwung wird so verbessert. Das Gewicht bleibt auf beiden Mittelfüßen. Sie können wieder den Stab als Kontrollwerkzeug nutzen: Das Lot der Knie in der Ansprechposition verschiebt sich etwas nach vorne.

AUFGEPASST: Trotz super-stabiler Beine und tiefem Schwerpunkt wird die Hüfte beim Durchschwung dynamisch nach vorne zum Ziel gedreht.

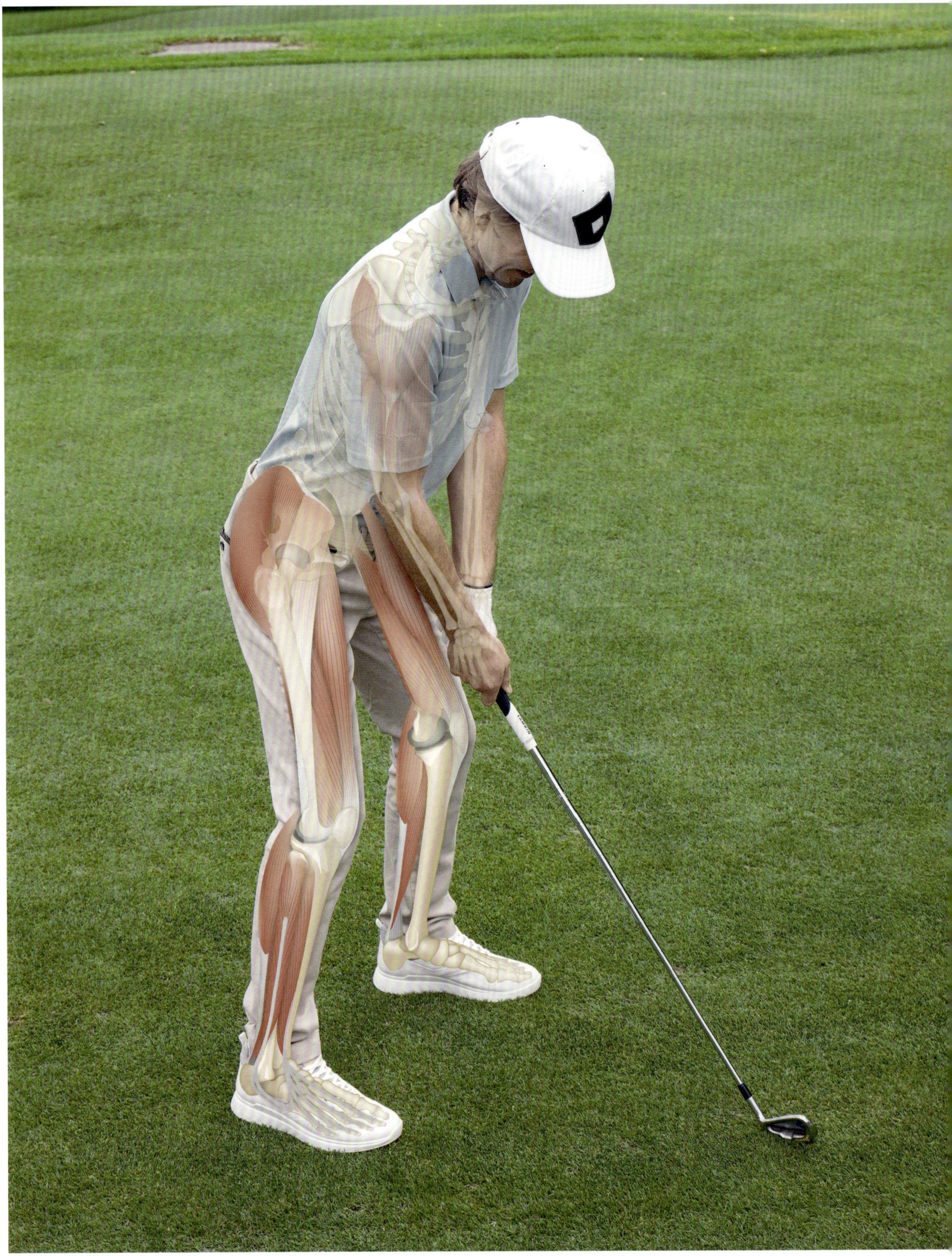

5

Kraftvolle Beine, entspannter Oberkörper

Der Körper des Golfspielers ist in der Ansprechposition stabil und der Golfspieler selbst konzentriert und ruhig. Man kann von der »Ruhe vor dem Golfschwung« sprechen. Sprung-, Knie- und Hüftgelenk beugen sich synchron, der Schwerpunkt sinkt ab, das Gewicht des Körpers wird gleichmäßig auf den Füßen zwischen Ferse und Vorfuß verteilt. Diese drei Komponenten kombiniert mit der leichten Vorneigung des Rumpfes erhöhen die Stabilität des Körpers. Doch für diese ist noch etwas vonnöten: Muskelkraft.

Zentrales Element: der Gesäßmuskel

Die gesamte Streckmuskulatur der Beine stabilisiert die Vorneigung des Rumpfes und die Gelenke in der Triple-Flexion. Drei große und oberflächliche Muskeln im Bein bringen Kraft und Stabilität in die Bewegung des Golfschwungs: Gesäßmuskeln, Quadrizeps und Trizeps.

Diese drei Muskeln helfen, den Rückenstrecker und den Großen Rückenmuskel bei vorgeneigtem Oberkörper zu stabilisieren. Um die dafür notwendige Kraft in dieser Muskelgruppe aufzubauen, braucht es ein gezieltes Training für Kraftaufbau und Kraftausdauer. Entscheidend ist die Intensität der Belastung. Zu den gezielten Bewegungen für Beinkraft- und Koordinationstraining gehören alle Übungen auf einem oder zwei Beinen, bei denen sich die Beine abwechselnd beugen und strecken. Kniebeugen, Lunges und Sprünge in verschiedenen Varianten sind optimal. Bevor mit Gewichten trainiert wird, sollte der Bewegungsablauf der Übung verstanden und sorgfältig geübt werden, da falsches Training mit Gewichten nachteilige Auswirkungen haben kann.

Trainingsintensität: abhängig vom Ziel

Die Intensität des Trainings wird durch das Ziel bestimmt. Für Muskelaufbau haben sich Übungen gegen einen Widerstand von 70–80 % bei 14–16 Wiederholungen pro Serie als günstig erwiesen. Der maximale Widerstand (100 %) entspricht dem Gewicht, das man nur ein einziges Mal überwinden kann. Am Beispiel von Kniebeugen bedeutet dies: zweimal pro Woche 2 bis 3 Serien mit 14–16 Wiederholungen mit einer Langhantel mit 70 % des Maximalgewichts.

Die Kraftausdauer wiederum wird durch längere Trainingsreize und funktionelle Übungen, die mehrere Muskelgruppen beanspruchen, trainiert. Jede Übung wird 60 Sekunden lang ohne Unterbrechung ausgeführt – dies entspricht etwa 20 bis 25 Wiederholungen. Auch ohne Gewichte, nur mit dem eigenen Körpergewicht, kann dies sehr anstrengend sein.

In der Golfpraxis

Je schneller der Schlägerkopf ist, desto weiter fliegt der Ball – eine hohe Schlägerkopfgeschwindigkeit ist daher eines der wichtigsten Ziele des Golfspielers. Man erreicht es durch Trainieren der fünf grundlegenden motorischen Fähigkeiten: Kraft, Stabilität, Beweglichkeit, Geschwindigkeit und Koordination. Gezieltes Training mit den richtigen Übungen kann diese fünf Fähigkeiten entwickeln. Der Zweibeinsprung zum Beispiel trainiert die Beinkraft, die Stabilität der Beinachse und des Rumpfes, die Beweglichkeit der Hüften und Sprunggelenke, die Sprunggeschwindigkeit und die Koordination. Der Effekt des Trainings zeigt sich später auf dem Golfplatz. Gut trainierte Beine stabilisieren in der Ansprechposition den Oberkörper ohne Probleme und ermöglichen schnelleres Schwingen und längere Schläge.

Immer locker

ZIEL: Entspannung des Oberkörpers im Stand

AKTION: Beugen Sie sich aus dem hüftbreiten Stand nach vorne. Schütteln Sie Arme und Oberkörper Richtung Boden und lockern Sie sich so; die Knie bleiben leicht gebeugt. Bleiben Sie dann einige Sekunden vornübergebeugt stehen, die Hände berühren die Waden. Lassen Sie die Schwerkraft ihre Arbeit tun. Achten Sie darauf, das Gewicht gleichmäßig auf die Füße zu verteilen; suchen Sie durch Gewichtsverlagerung den richtigen Punkt und spüren Sie die Stabilität und Erdung in Ihren Fußsohlen.

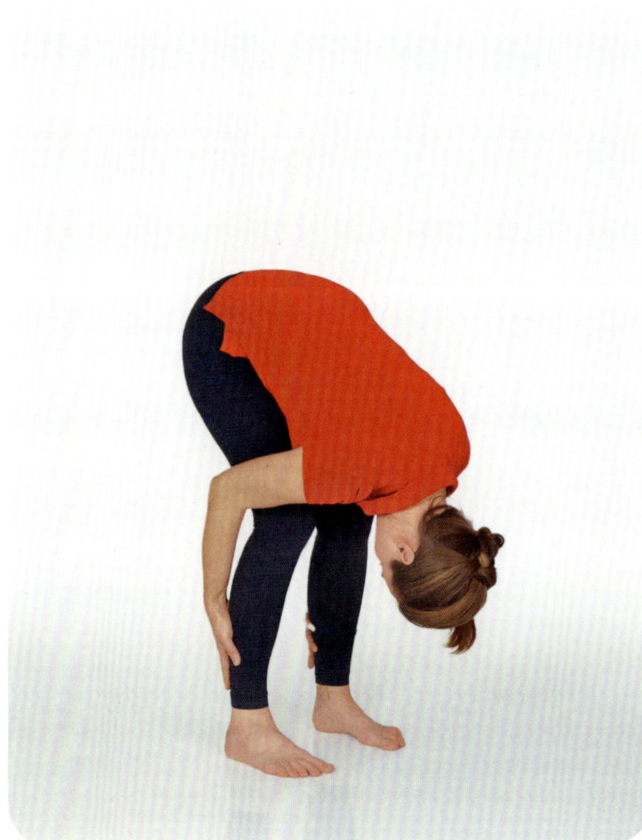

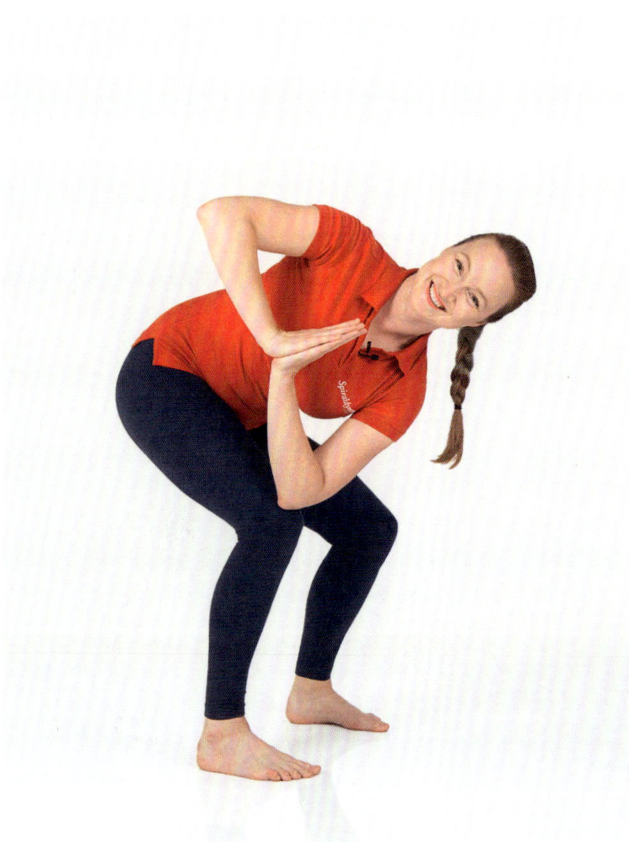

Namaste

ZIEL: Stabilität und Elastizität der Beine kombiniert mit Rotation des Rumpfes

AKTION: Sie stehen im etwas mehr als hüftbreiten Stand. Legen Sie Ihre Hände vor dem Brustbein aneinander und bauen Sie Längsspannung in der Wirbelsäule auf. Gehen Sie in eine Vorbeuge und rotieren Sie gleichzeitig den Oberkörper zu einer Seite. Im Fluss mit der Bewegung beugen Sie auch Ihre Hüft-, Knie- und Sprunggelenke in der Triple-Flexion. Ihr unterer Ellbogen wandert dabei zum gegenüberliegenden Knie, Hände gefaltet, Blick über die obere Schulter nach oben.

AUFGEPASST: Achten Sie darauf, Ihre Fußsohlen zu erden, um den stabilen Stand zu trainieren.

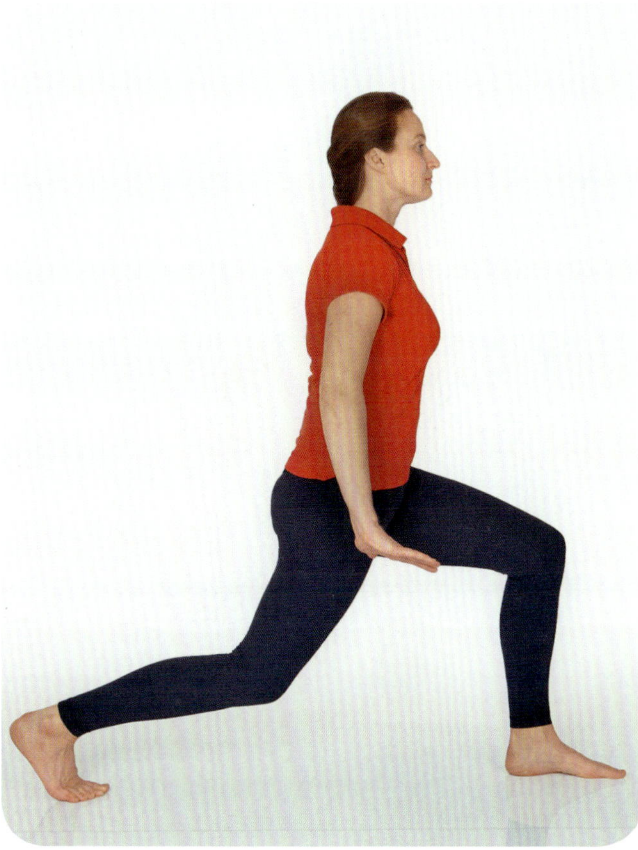

Wippe

ZIEL: Beinkraft in Kombination mit einem entspannten Oberkörper

AKTION: Sie stehen im Ausfallschritt, die Handflächen gegen den Boden orientiert. Bauen Sie Längsspannung in der Wirbelsäule auf. Senken Sie nun das hintere Knie bis knapp vor dem Boden ab. Bauen Sie mit den Füßen Druck zum Boden auf, um Ihren Körper wieder in die Ausgangsstellung anzuheben. Wiederholen Sie diesen Ablauf mehrmals auf beiden Seiten.

AUFGEPASST: Die Bewegung erfolgt von oben nach unten und nicht von hinten nach vorn. Das vordere Knie bleibt während der gesamten Übung über dem Fußgelenk.

Wippe mit Rotation

ZIEL: Kraft und Elastizität der Beine, Rotationsfähigkeit des Oberkörpers, Gleichgewicht

AKTION: Sie stehen im Ausfallschritt, die Hände liegen hinter dem Kopf. Bauen Sie Längsspannung in der Wirbelsäule auf. Durch eine Beugung beider Knie senken Sie das hintere Knie zum Boden ab. Dabei rotieren Sie gleichzeitig den Oberkörper zum vorderen Knie hin. Bauen Sie mit den Füßen Druck zum Boden hin auf, dann bringen Sie Ihren Körper wieder zurück in die Ausgangsstellung, dabei rotieren Sie den Oberkörper wieder zurück in die Vorwärtsausrichtung.

AUFGEPASST: Diese Übung ist auch gut für Ihr Gleichgewicht.

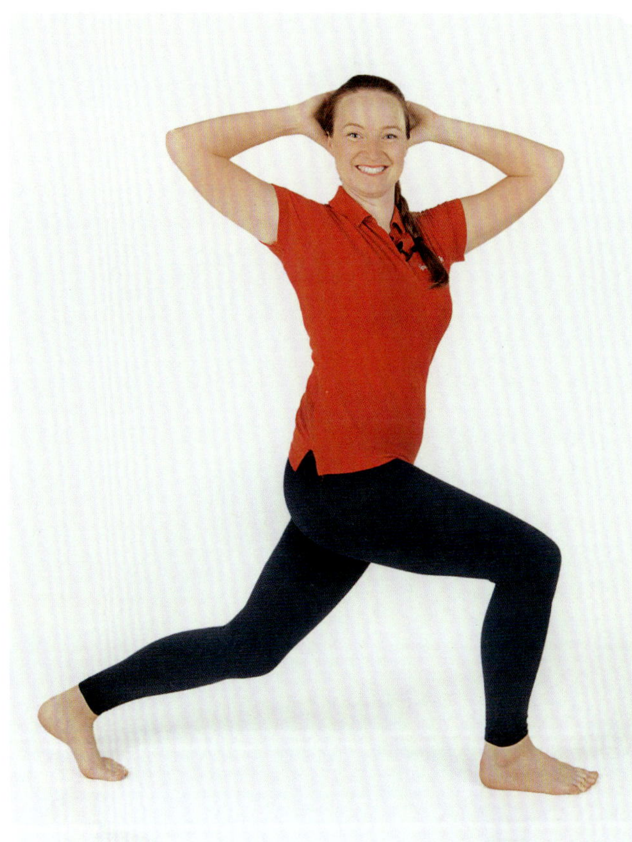

Zweibeinsprung

ZIEL: Kraft und Elastizität der Beine im Sprung

AKTION: Sie beginnen in der tiefen Hocke im hüftbreiten Stand mit nach hinten gestreckten Armen. Sprung-, Knie- und Hüftgelenk sind gebeugt, das Gesäß ist nach hinten geschoben, während sich der Oberkörper nach vorn neigt und die Knie sich leicht nach vorn schieben (Triple-Flexion). Holen Sie mit den Armen nach vorne Schwung und springen Sie kraftvoll nach oben ab in einen Strecksprung mit den Armen über dem Kopf. Landen Sie in der Ausgangsstellung und gehen Sie, nachdem Sie Ihr Gleichgewicht wiedergefunden haben, gleich in die nächste Wiederholung.

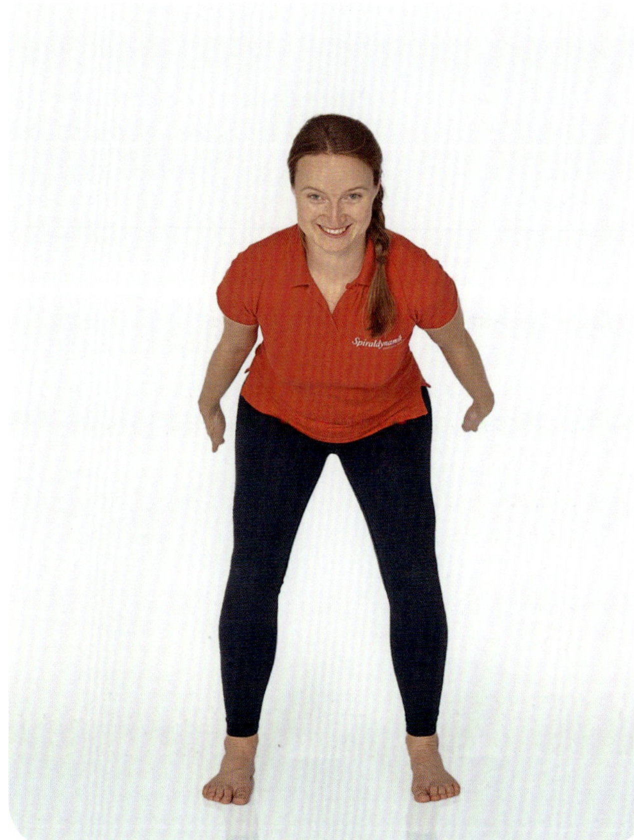

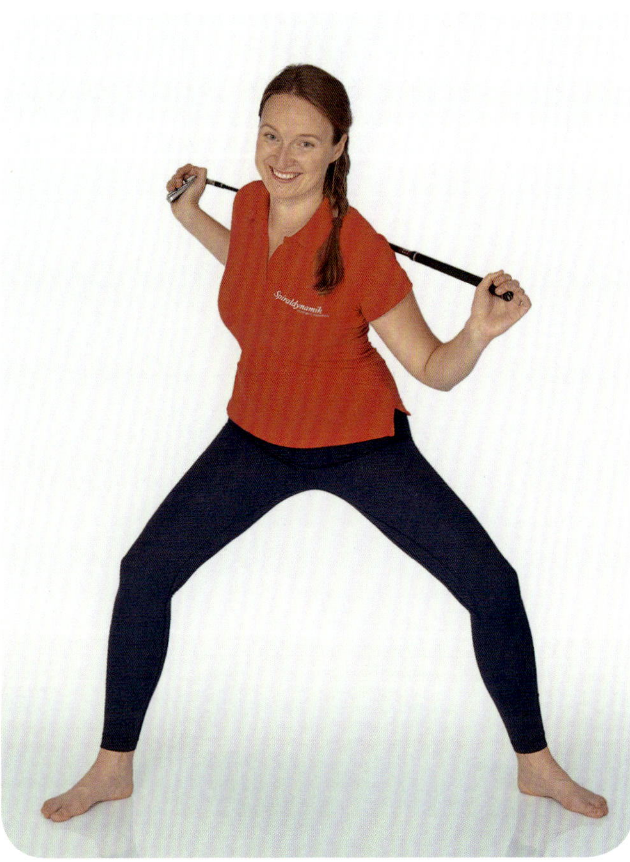

Golf-Twist

ZIEL: Kraft und Elastizität der Beine, Rotationsfähigkeit des Oberkörpers,

AKTION: Sie stehen in der Grätsche mit nach außen gedrehten Füßen. Sie halten dabei einen Golfschläger hinter dem Rücken fest. Beugen Sie die Knie, der Oberkörper bleibt aufrecht, wobei Sie Längsspannung in der Wirbelsäule aufbauen. Rotieren Sie aus dem Brustkorb heraus Ihren Oberkörper nach links und rechts. Achten Sie darauf, dass die Kraftentwicklung für die Drehung aus dem Rumpf kommt; die Beine bleiben elastisch.

VARIANTE: Führen Sie die Übung auch in der Vorbeuge aus. Mit zunehmender Übung können Sie auch das Gewicht von einem Bein aufs andere verlagern.

Anwendung: Spiel am Hang, wenn der Ball tiefer liegt

ZIEL: Kraftentwicklung der Beine

AKTION: Liegt der Ball unterhalb des Spielers am Hang, muss der Rumpf weiter als sonst nach vorn geneigt werden. Last und Hebel nehmen zu, die Beine müssen deutlich mehr Stabilisierungsarbeit leisten. Spannen Sie deshalb Ihre Beinmuskeln an, das Gewicht bleibt dabei gleichmäßig auf den Füßen verteilt! Diese Spannung in den Beinen darf während des Aufschwungs nicht gelöst werden.

AUFGEPASST: Gehen Sie nicht tiefer als sonst in die Knie, denn die Schultern müssten dies wiederum kompensieren, was kontraproduktiv ist.

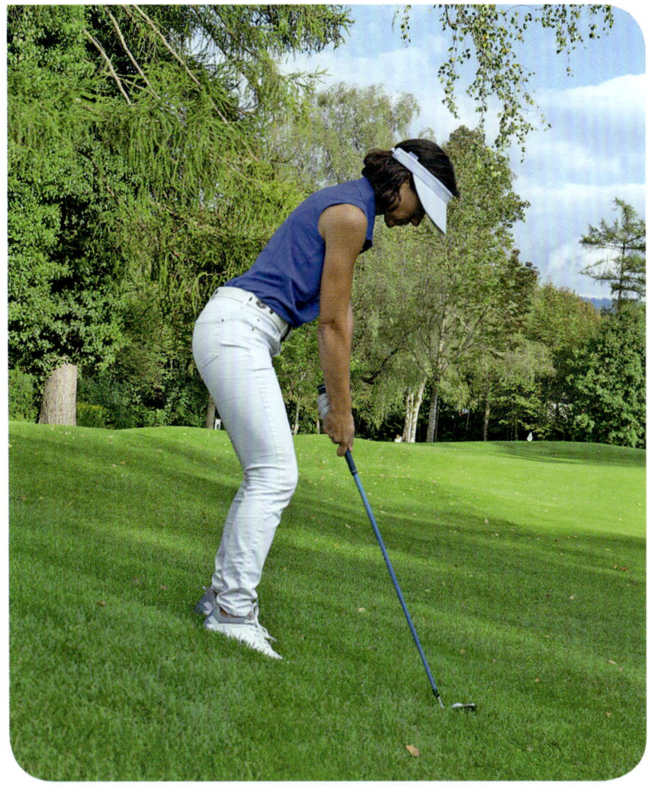

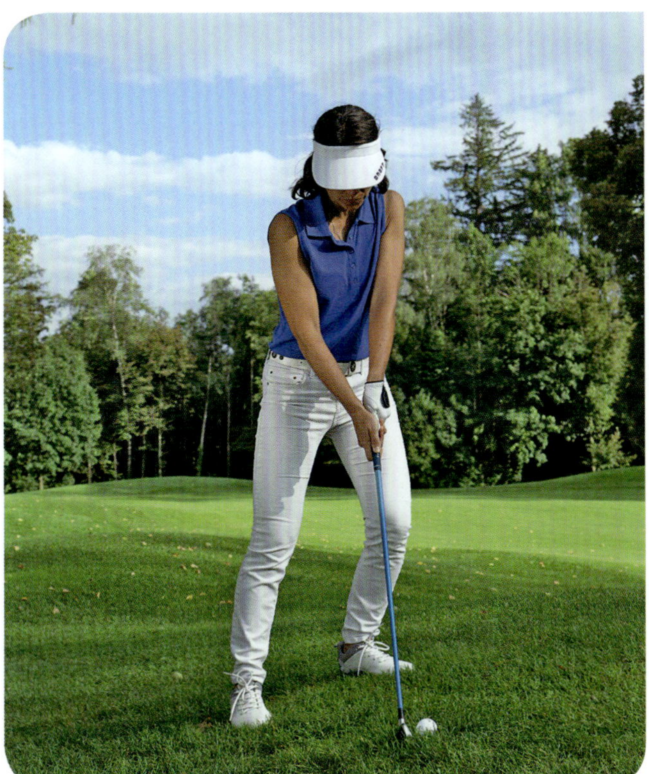

Anwendung: Aufwärtsspiel am Hang

ZIEL: Kraftentwicklung der Beine am Hang bergauf

AKTION: Sollten Sie am Hang mit einem Bein höher stehen als mit dem anderen, müssen Sie Ihr Gewicht trotzdem möglichst gleichmäßig verteilen. Der Höhenunterschied wird im Knie ausgeglichen. Rotieren Sie beim Aufschwung nicht zu stark im Oberkörper. Entscheidend ist, beim Durchschwung aktiv die Ferse des hinteren Beines anzuheben, um dynamisch und explosiv Kraft aus dem Bein zu entwickeln und die Hüfte in die Höhe und nach vorne zu bringen.

AUFGEPASST: Kippen Sie mit dem Oberkörper nicht hangabwärts, so können Sie keine Kraft entwickeln.

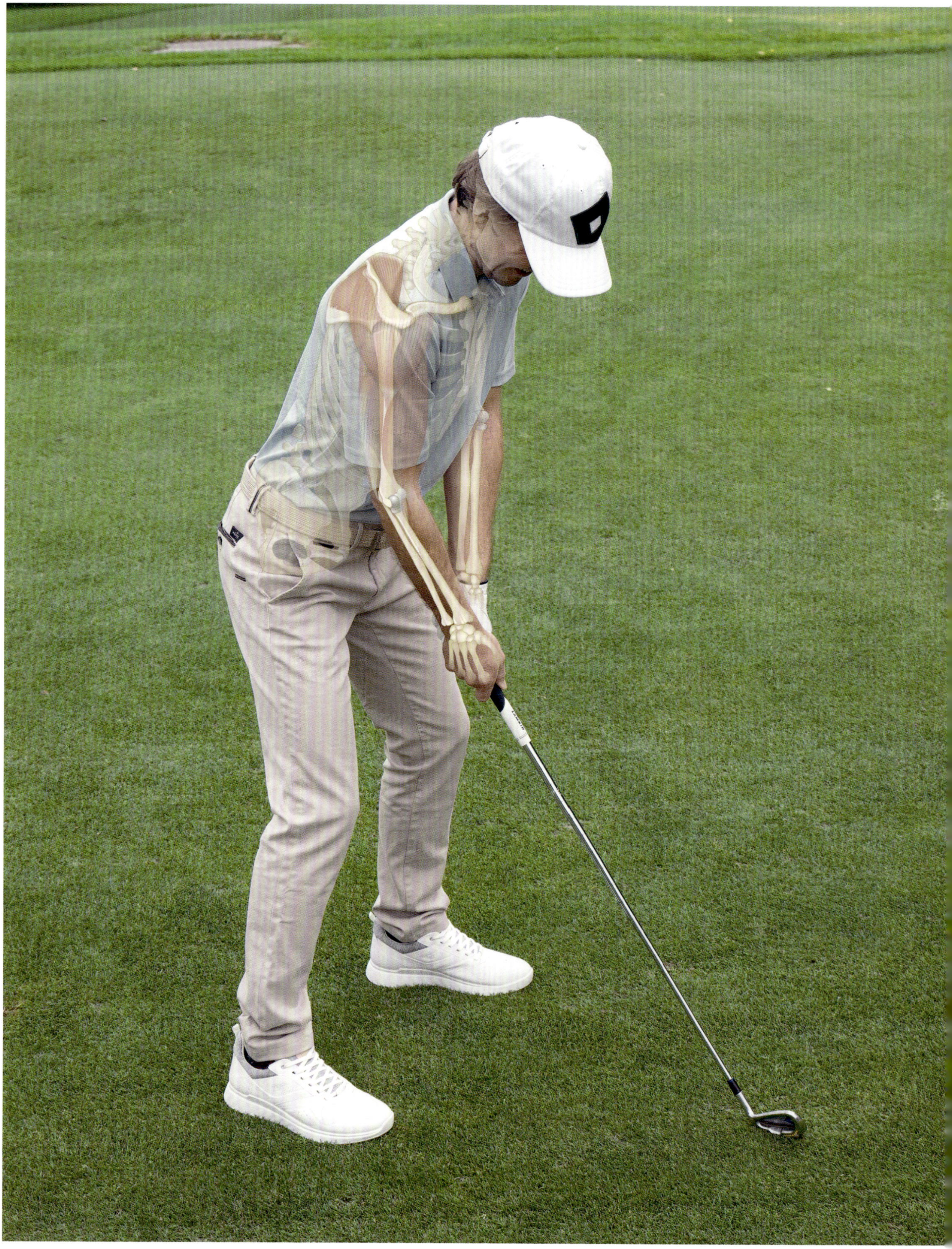

Körperstabilität, breite Schlüsselbeine und lockere Arme

Die Hände des Golfspielers greifen den Schaft des Golfschlägers und positionieren damit die Schlagfläche zum Ball – idealerweise square. Bei Rechtshändern greift die rechte Hand tiefer als die linke. Diese Asymmetrie zeigt sich auch in der Schulterstellung: Die rechte Schulter steht niedriger. Die Voraussetzung für einen gelungenen Griff sind: stabiler Körper, breite Schultern, lockere Arme und Hände, die mit passender Kraft den Schaft sicher halten. Die aus dem Handgriff entstehende muskuläre Anspannung verteilt sich gleichmäßig im ganzen Körper, die Arme bleiben locker. So können Körper und Arme im Golfschwung frei schwingen, ohne dass es im Nacken-, Schulter- oder Rückenbereich zu Verspannungen kommt.

Das Schlüsselbein: kleiner Knochen, großer Einfluss

Das Schlüsselbein, ein länglicher, s-förmiger Knochen, ist die Verbindung von Schulterblatt/Schultergürtel und Brustbein/Rumpf. Eine aktive »Verlängerung« des Schlüsselbeins in die Breite öffnet den Raum zwischen Brustbein und Schulter. Die obersten Rippen des Brustkorbes und die Lungen bekommen Raum zum Atmen und die obere Brustwirbelsäule erhält Bewegungsfreiheit. Offene und lange Schlüsselbeine sorgen für eine breite Schulterhaltung und einen breiten Brustkorb. Die Schulterblätter positionieren sich hinten auf den Rippen weit auseinander; dies verbessert die Kontaktstabilität zwischen Brustkorb und Schulterblatt und die Beweglichkeit der Schulter. Die gesamte Muskulatur zwischen den Schulterblättern und dem Brustkorb wird aktiviert, was verhindert, dass sich die Schultern nach vorn runden.

Rumpfstabilität und Arme: locker und kraftvoll

Die oberen Rippen des Brustkorbes befinden sich am Übergang zum Nacken. Ein langes Schlüsselbein und eine breite Schulterhaltung helfen, die Kopfhaltung zu optimieren. So kann der Rumpf das Gewicht der Arme ohne Probleme tragen, was Nacken- und Schulterproblemen vorbeugt. Gemeinsam mit einer ausreichenden Rumpfstabilität und Längsspannung der Wirbelsäule ist dies Voraussetzung dafür, dass die Arme locker bleiben können, wenn die Hände greifen. So führt der Griff nicht zur Verkrampfung der gesamten Arm- und Schultermuskulatur. Lockere Arme bedeuten keineswegs Kraftlosigkeit. Die Arme müssen für Alltag und Sport über ausreichende Muskelkraft und Kraftausdauer verfügen, um ihre Aufgaben erledigen zu können.

In der Golfpraxis

Die Koordination des gesamten Körpers mit den Armen ist für Golfspieler ein zentrales Thema. Der Schultergürtel verbindet die Arme mit dem Rumpf und ist verantwortlich für die Kraftübertragung zwischen beiden. Das erklärt, warum der Schulterbereich im wahrsten Sinn des Wortes eine tragende Rolle spielt.

Eine aktive Verlängerung des Schlüsselbeines optimiert wesentlich diese Verbindung. Die Schlüsselbeine werden in die Länge gedehnt, die Schultern werden in die Breite geöffnet und die leichte Spannung in den Muskeln zwischen den Schulterblättern stabilisiert die Position. Die Arme bleiben locker und der Griff erfolgt mit minimaler Muskelkraft. Je stabiler der Körper in der Ansprechposition steht, desto gleichmäßiger verteilt sich die Spannung im gesamten Körper. Im Golfschwung lassen sich die Arme von Rumpf und Beinen führen. Die Kraftentwicklung beginnt im Rumpf, die Arme nehmen die Bewegung auf und führen sie entspannt und trotzdem kraftvoll weiter. So ist langjähriges und schmerzfreies Spiel möglich. Die Übungen dieses Abschnitts legen hierfür eine effektive Grundlage.

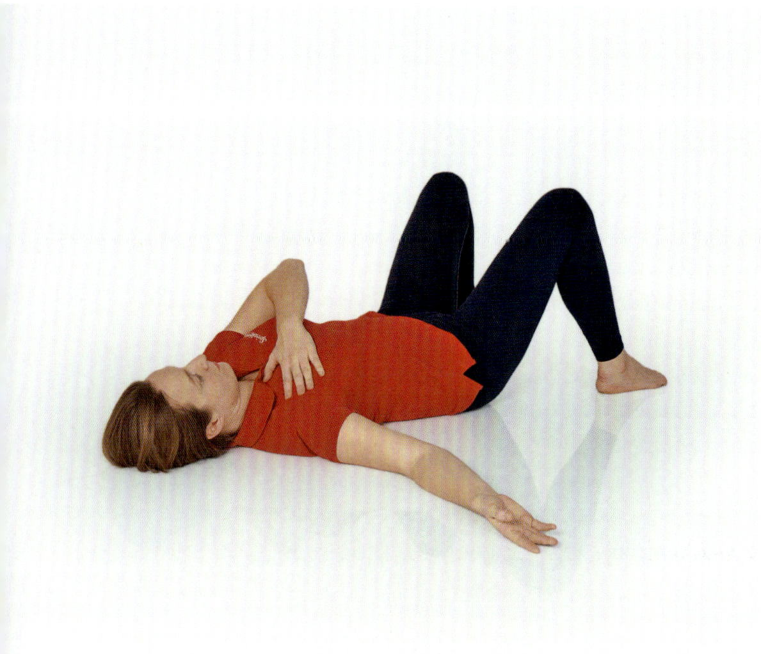

Schlüsselbeinverlängerung

ZIEL: »Verlängerung« des Schlüsselbeins, breite Schulterhaltung

AKTION: Sie liegen auf dem Rücken, die Beine aufgestellt. Ein Arm liegt zwischen 60 und 90° seitlich abgespreizt. Legen Sie die andere Hand auf das Schlüsselbein des ausgestreckten Armes. Der Daumen liegt am Brustbein, die Finger folgen der Linie des Knochens. Rotieren Sie die Schulter nach innen und spüren Sie der »Verkürzung« des Schlüsselbeins nach. Die Verkürzung bedingt ein Abheben des Schulterblatts vom Boden. Verlängern Sie nun das Schlüsselbein bewusst und suchen Sie mit Schulter und Schulterblatt erneut den Bodenkontakt.

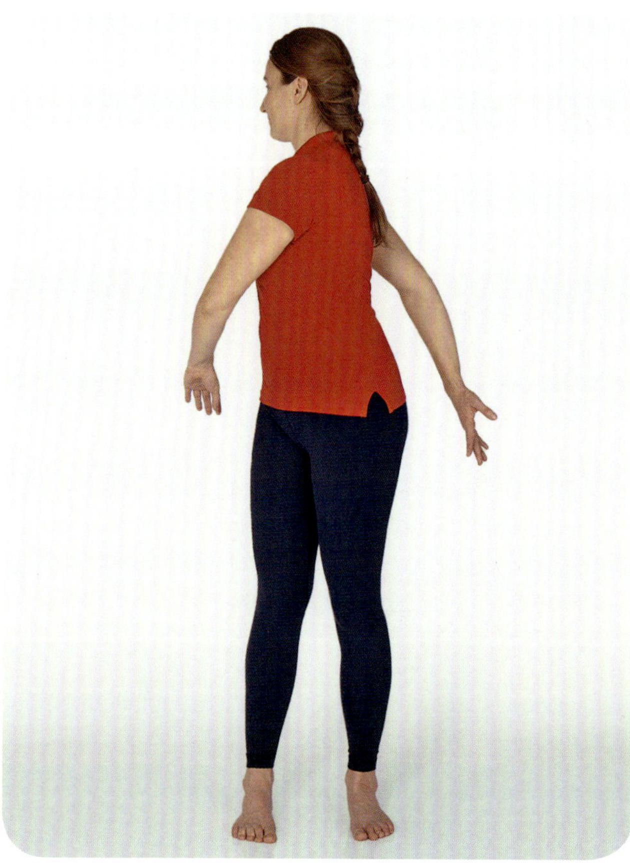

Armschwingen

ZIEL: Elastizität des Fundaments, Beweglichkeit der Arme

AKTION: Sie beginnen im hüftbreiten Stand. Rotieren Sie den Oberkörper nach links und rechts und lassen Sie die Arme locker mitschwingen. Anfangs ist die Bewegung klein, die untere Körperhälfte bleibt elastisch-stabil. Vergrößern Sie die Bewegung allmählich und weiten Sie den Impuls auf den Unterkörper aus, die Drehung erfasst die Beine und wandert tiefer bis zu den Füßen. Die Armbewegung wird ganz von selbst größer.

VARIANTE: Experimentieren Sie mit dem Drehimpuls: aus den Armen, dem Becken, den Beinen.

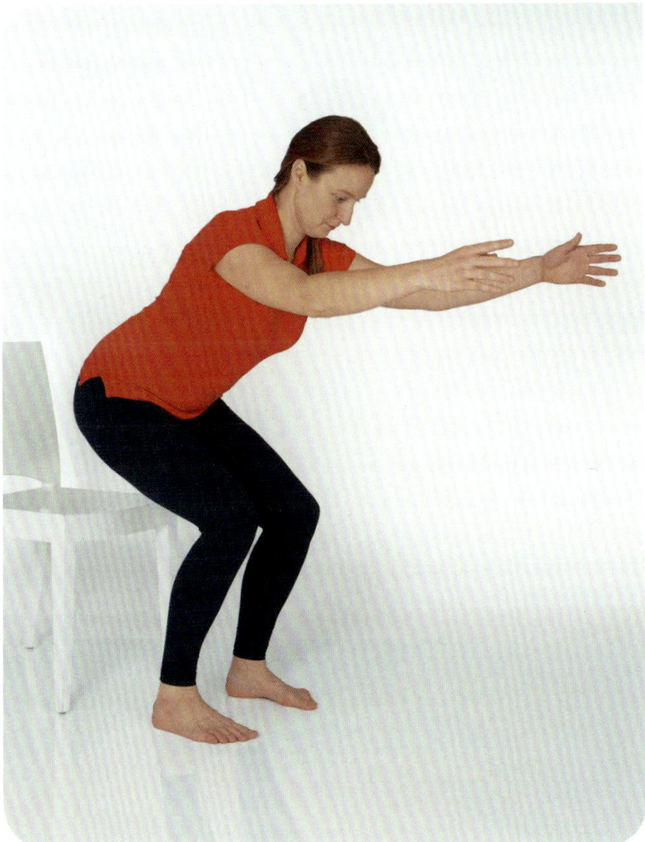

Swing up!

ZIEL: Beinkraft, Kraftentwicklung aus dem Schwung der Arme

AKTION: Sie beginnen sitzend auf einem Stuhl. Der Winkel im Knie ist etwas kleiner als 90°, die Füße stehen nicht direkt unter den Knien, sondern etwas mehr Richtung Stuhl. Bauen Sie Längsspannung in der Wirbelsäule auf. Gehen Sie in eine leichte Vorbeuge. Holen Sie mit den Armen nach vorne Schwung und nutzen Sie diese Bewegung, um mithilfe der Beinmuskeln in den Stand zu schnellen.

AUFGEPASST: Diese Übung sollten Sie mehrmals täglich machen, um Kraft und Elastizität zu erhalten.

Glocke

ZIEL: Verbesserung der Hand- und Griffkraft

AKTION: Für diese Übung benötigen Sie eine Hantel oder eine Kettlebell. Sie stehen im hüftbreiten Stand und halten Ihr Trainingsgerät in einer Hand; der Arm bleibt locker. Knie und Hüfte sind gebeugt, der Oberkörper ist leicht nach vorn geneigt. Die freie Hand legen Sie auf Ihr Kreuzbein. Schwingen Sie nun locker die Kettlebell von einer Seite zur anderen. Rotieren Sie dabei den Oberkörper, auch die Beine machen die Bewegung mit. Finden Sie am Ende der Übung zurück in die Ausgangsstellung und lassen Sie das Gewicht Ihren entspannten Arm Richtung Boden ziehen.

AUFGEPASST: Achten Sie darauf, dass die Schulter der übenden Hand entspannt bleibt.

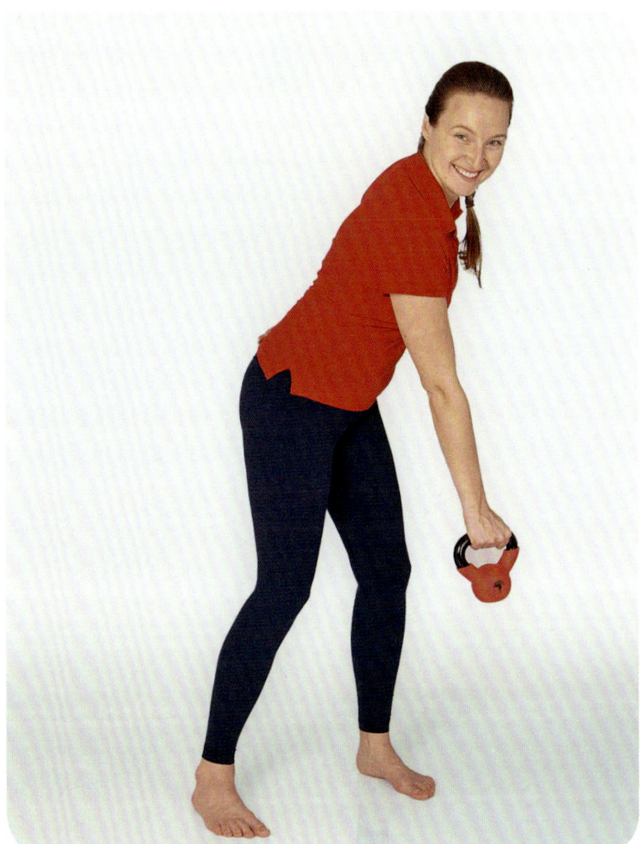

Herkules

ZIEL: Armkraft im Schwung, lockere Armmuskulatur

AKTION: Sie benötigen eine Kettlebell. Beginnen Sie im hüftbreiten Stand, der Oberkörper ist leicht vorgebeugt, beide Hände greifen die Kettlebell vor dem Körper. Führen Sie in Zeitlupe einen Golfschwung von rechts nach links aus: Ziehen Sie die Arme hoch in die Aufschwungsrichtung und schwingen Sie durch bis zum Finish. Achten Sie darauf, Ihren Oberkörper stabil zu halten und die Bewegung aus dem Rumpf kommen zu lassen.

AUFGEPASST: Üben Sie auf beiden Seiten, auch wenn Sie beim Spielen eine bevorzugte Seite haben.

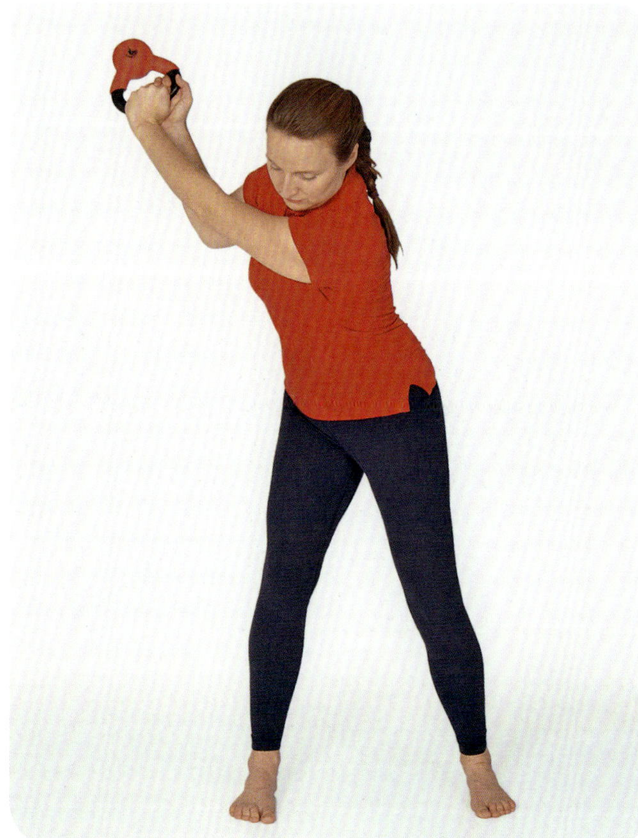

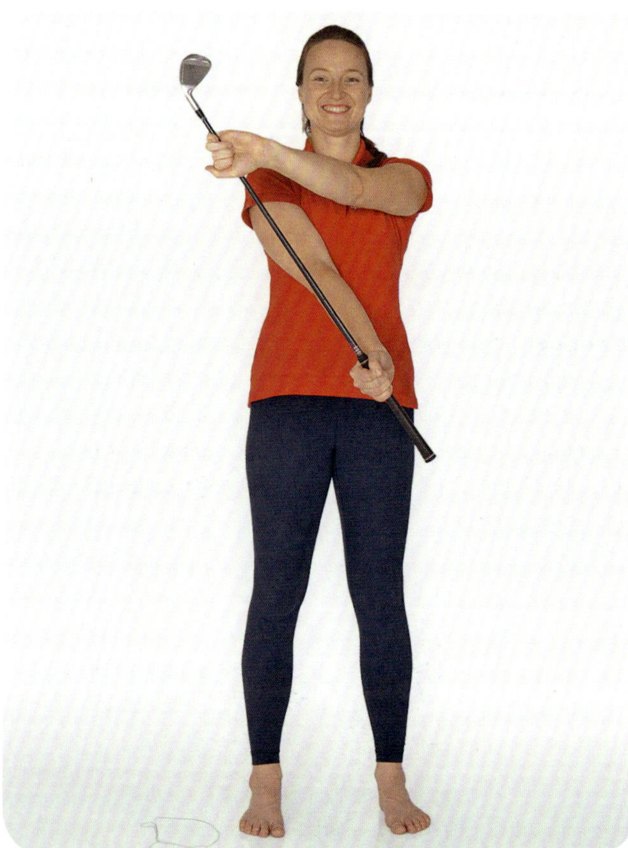

Propeller

ZIEL: Mobilisation der Handgelenke und Schultern

AKTION: Sie stehen im hüftbreiten Stand. Bauen Sie Längsspannung in der Wirbelsäule auf. Halten Sie einen Golfschläger etwas mehr als schulterbreit vor dem Körper, die Arme befinden sich auf Schulterhöhe. Überkreuzen Sie nun die Arme, abwechselnd ist mal der linke, mal der rechte oben. Die Bewegung ist fließend und rhythmisch und lockert die Arme von den Handgelenken bis zu den Schultern.

Anwendung: Abhängen

ZIEL: Arme lockern

AKTION: Diese Übung ist ideal für die Driving Range und zwischendurch während des Spiels auf dem Golfplatz, wenn Sie spüren, dass Ihre Arme und Schultern verspannt sind. Beugen Sie Ihre Beine, neigen Sie den Oberkörper nach vorn bis zur Ansprechposition. Dabei halten Sie aktiv Ihre Körperspannung und lassen Ihre Arme entspannt hängen. Die Hände hängen leicht vor den Füßen, die Schultergelenke bleiben zentriert, die Schlüsselbeine sind breit, der Rücken bleibt lang und gerade.

AUFGEPASST: Ziehen Sie die Schultern weder nach oben noch nach hinten – beides verspannt die Schultern und den Nacken. Achten Sie darauf, den Rücken nicht zu runden.

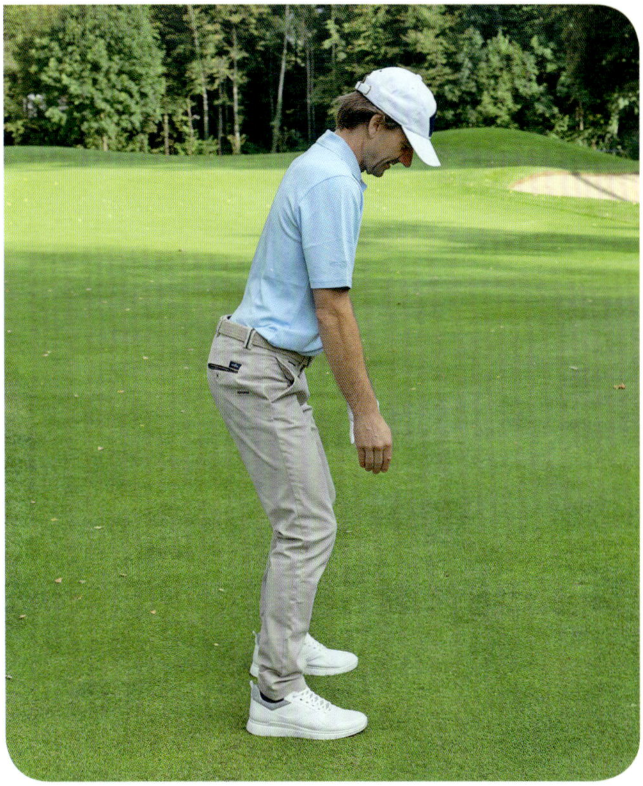

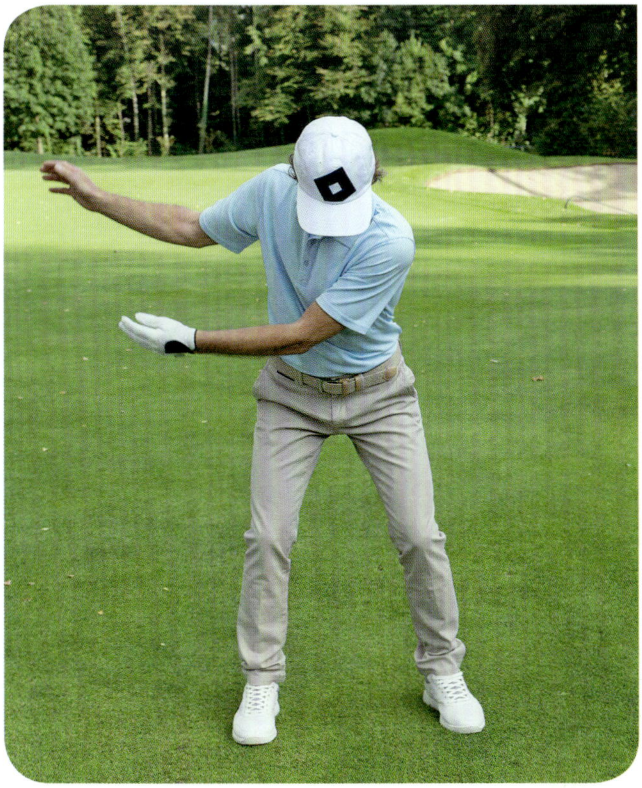

Anwendung: Armpendel

ZIEL: Verspannte Schultern lockern

AKTION: Stehen Sie in der Ansprechposition, stabilisieren Sie aktiv den Rumpf und entspannen Sie Ihre hängenden Arme und Schultern. Jetzt schwingen Sie die Arme vor dem Körper locker hin und her. Kommen Sie in eine Pendelbewegung. Nehmen Sie gegebenenfalls einen oder mehrere Golfschläger in die Hände; das zusätzliche Gewicht verstärkt den Pendeleffekt und hilft, die verspannten Schultern zu lockern.

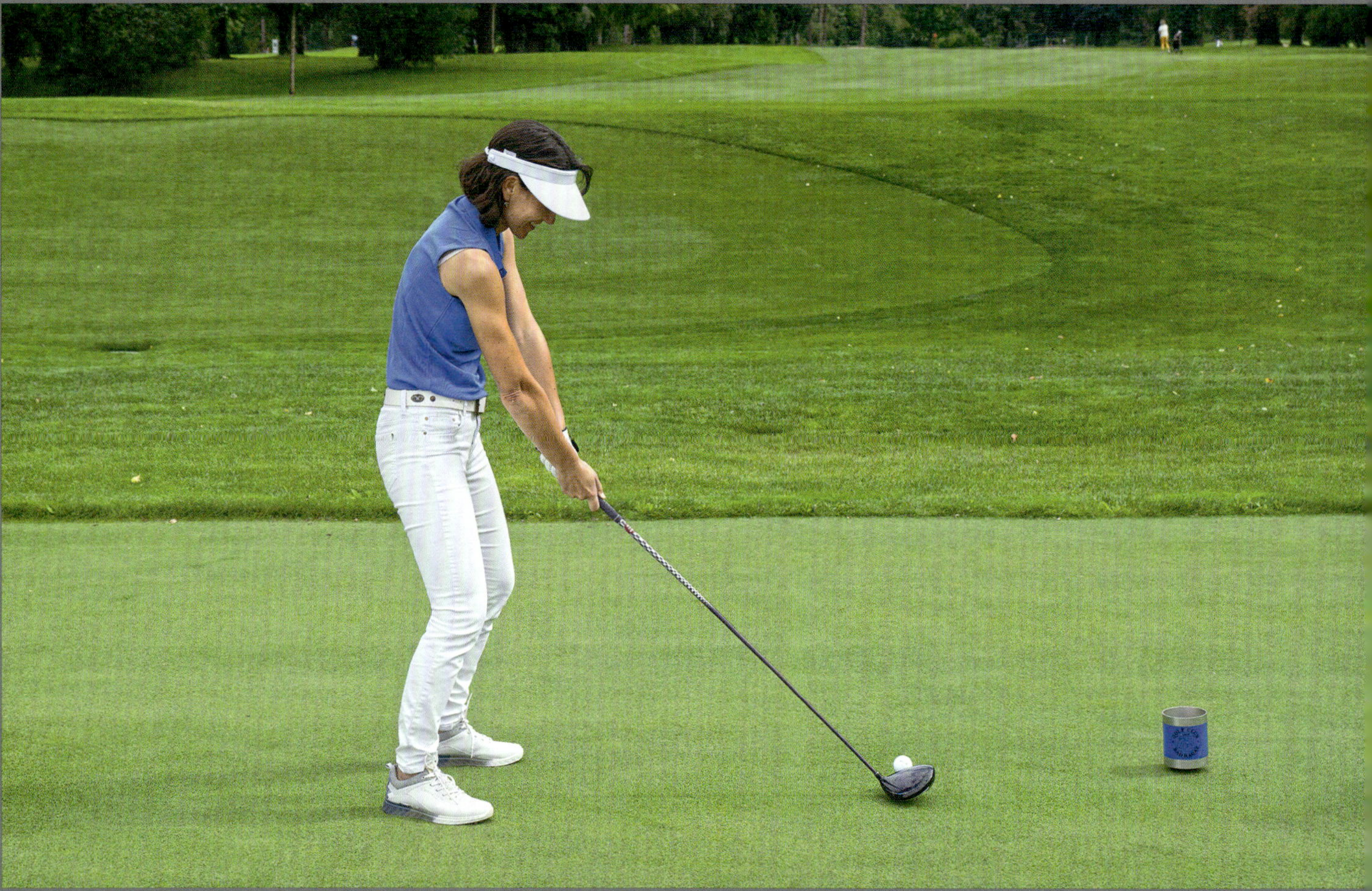

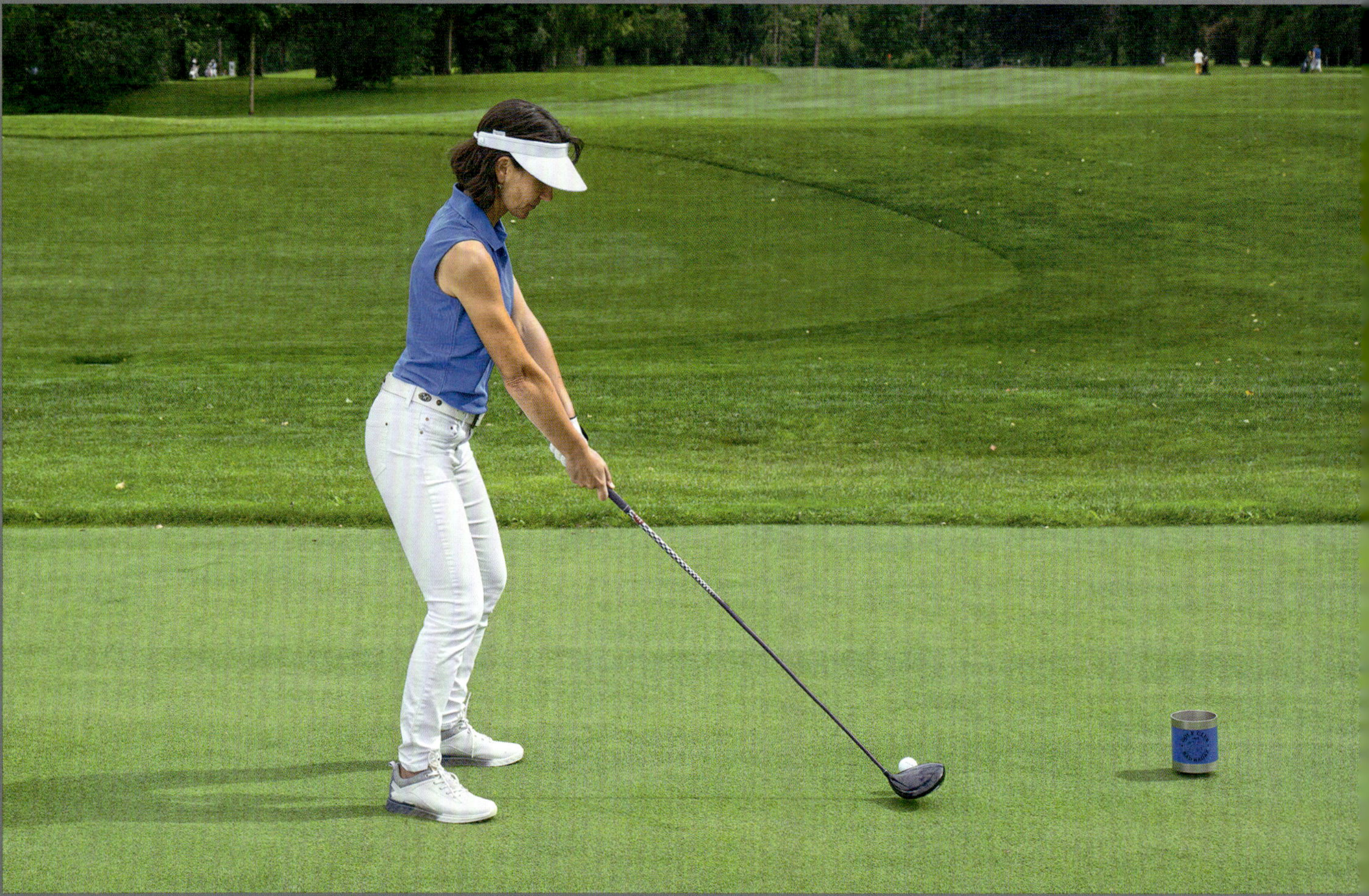

Die Ansprechposition auf dem Prüfstand

Fehler in der Ansprechposition führen zu Störungen im Schwungablauf, verschiedene Fehler addieren sich und führen im schlimmsten Fall zu Schmerzen des Bewegungssystems. Eine ungünstige oder falsche Ansprechposition ist später in der Bewegung schwierig zu korrigieren. Viele Spieler versuchen, Fehler mit Kompensationsbewegungen auszugleichen. Dies erschwert den präzisen Bewegungsablauf des Golfschwungs und wirkt sich negativ auf den Treffmoment aus. Gleichzeitig reduzieren sie das freie Schwingen und die aus dem Schwung heraus entstehende Energie. Eigentlich logisch: Stimmt die Ausgangsbasis nicht, kann viel schiefgehen.

Der Ansprechposition wird im Training oft zu wenig Aufmerksamkeit geschenkt und entsprechend häufig sind Fehlhaltungen auf dem Golfplatz zu beobachten. Die beiden häufigsten Haltungsfehler sind die so genannte S-Haltung und die C-Haltung – einfach ausgedrückt das Hohlkreuz und der Rundrücken. Beide Haltungsfehler sind für einen beträchtlichen Teil der Rückenprobleme der Freizeitgolfspieler verantwortlich. Beim Golfschwung veranlassen sie den Spieler zu anatomisch ungesunden Bewegungsabläufen, die einzelne Körperteile überlasten und zu Schmerzen führen. Die golfspezifischen Probleme – es sind dies namentlich Kreuz-, Nacken-, Schulter-, Ellbogen- und Handgelenksschmerzen – sind häufig auf diese beiden Fehlhaltungen in der Ansprechposition zurückzuführen. Sind diese Fehlhaltungen erst einmal »eingeschliffen«, ist es schwierig, sie wieder loszuwerden. Deshalb ist es elementar, der Ansprechposition von Anfang an große Aufmerksamkeit zu widmen und sich einschleichende Fehler möglichst schnell zu korrigieren, bevor sie sich verfestigen.

Vielleicht verzweifeln Sie jetzt, weil Ihnen die »perfekte« Rückenhaltung auf dem Platz nicht gelingt. Dafür besteht kein Grund. Es gibt nicht die eine perfekte Ansprechposition. Profispieler imponieren oftmals durch eine besonders aufgerichtete und langgestreckte Wirbelsäule und sehen in der Ansprechposition ähnlich aus. Sie können sich aber auf den zweiten und genauen Blick erheblich unterscheiden.

Genau dies gilt auch für Freizeitspieler: Wer von Natur aus zum Rundrücken oder Hohlkreuz neigt, kann da nur bedingt mithalten. Beim Versuch, die Wirbelsäule aufzurichten, gilt es, Augenmaß anzuwenden. Aufrichtung ja, Verkrampfung nein danke!

Sie haben Ihre individuelle Anatomie, mit der Sie arbeiten können und müssen. Mit der Zeit finden Sie die für Sie passende Ansprechposition. Neigen Sie zu einer der beiden Fehlhaltungen Rundrücken oder Hohlkreuz, so zeigen Ihnen die Übungen in diesem Kapitel Wege auf, dem Problem gezielt entgegenzuwirken und Ihr Spiel rückenfreundlich zu gestalten. Ziel ist eine Körperhaltung, die Ihnen einen stabilen Stand in Kombination mit einem entspannten Oberkörper ermöglicht, der frei rotieren kann. So können Sie Ihren Körper beim Golfschwung dynamisch einsetzen und dauerhaft schmerzfrei spielen.

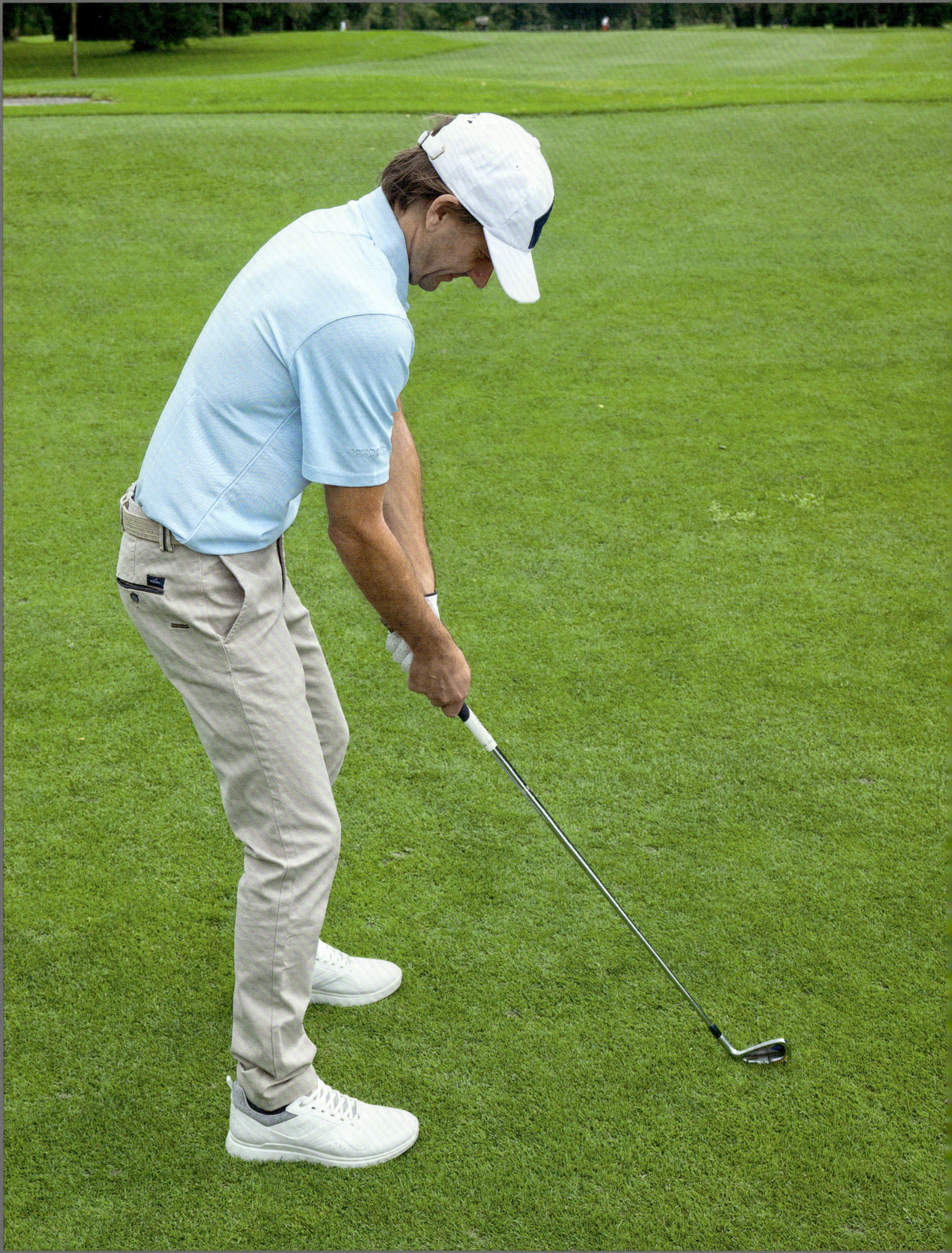

Die C-Fehlhaltung: Rundrücken

Die C-Haltung oder auch der Rundrücken ist an zwei typischen Merkmalen erkennbar: Die Brustwirbelsäule ist zu rund und die Schultern sind vorverlagert. Diese Haltung des oberen Rückens beeinträchtigt seine Rotationsfähigkeit beim Golfschwung und blockiert die natürliche Rotation des Brustkorbes beim Gehen über den Platz. Die Mehrheit der Golfspieler versucht, diese Fehlhaltung durch vermehrten Einsatz von Armen und Händen auszugleichen. Kombiniert mit vorverlagerten und nach innen gedrehten Schultern begünstigt dies Nacken-, Schulter-, Ellbogen und Handgelenksüberlastungen.

Auswirkungen der C-Haltung für Golfspieler

Die Rundhaltung des Brustkorbes wirkt sich auf die Position des Kopfes und Beckens aus. Das Becken rollt sich zu stark ein und bleibt in dieser Stellung fixiert, so kommt es oft zu einer Abflachung der Lendenwirbelsäule. Der Kopf rutscht vor den Körper und verliert die lotrechte Ausrichtung über dem Rumpf. Zusätzlich rollt er sich ein, da der Spieler auf den Ball schaut. Die Wirbelsäule verliert ihre Längsspannung, die Rückenmuskeln werden überdehnt. Die Belastungskräfte werden ungünstig auf die Bandscheiben verteilt.

Sind Kopf und Becken auf diese Weise falsch ausgerichtet, verliert der Brustkorb seine Aufrichtung. Das Brustbein und die vorderen Rippen des Brustkorbes sinken ab, die Zwischenrippenmuskulatur wird verkürzt und verklebt. Die Atmung wird oberflächlich, die Schultern runden sich. So kommt es zu einer Einschränkung der Beweglichkeit der Brustwirbelsäulen-Facettengelenke. Was der Brustkorb an Rotation nicht hergibt, muss aus den Schultern gedreht und in die Lendenwirbelsäule zwangsverlagert werden.

Durch chronische Fehlhaltung entsteht ein Ungleichgewicht in der Rumpf-, Schulter- und Nackenmuskulatur. Die hintere Seite wird überdehnt und die vordere verkürzt. Die Faszien und Aufhängebänder im Innern des Brustkorbs werden nicht mehr dreidimensional gedehnt. Diese muskulären Dysbalancen können Schmerzen nach sich ziehen.

Medical-Golfing-Lösung

1. Längsspannung der Wirbelsäule, aufrechter Brustkorb
   Das Becken wird ausgerollt, bis die Lendenwirbelsäule in ihre Krümmung nach vorn (Lordose) kommt. Durch die Ausrollbewegung wird der überstreckte Nacken in die Länge gezogen und der Kopf rollt sich als Reaktion neu ein. Die zwölf Rippenpaare des Brustkorbes werden zwischen Becken und Kopf wieder elastisch aufgespannt. Der Abstand zwischen den obersten Rippen vorne und den Rippenbögen wird verlängert.
2. Beweglicher Brustkorb
   Eingerostete Gelenke, verkürzte Muskeln und straffe Bänder lassen sich durch Bewegung lösen. Die wirksamsten Bewegungsreize erfährt der Brustkorb in Drehbewegungen. Die kleinen Wirbelgelenke werden durch die Kombination von Rotation und Aufrichtung dreidimensional durchbewegt. Alle diagonalen Bänder und Faszien werden gedehnt. Die schrägen Muskelsysteme werden im Wechselrhythmus der Rotation angespannt und entspannt, sie geben der Wirbelsäule und dem Brustkorb ihre Geschmeidigkeit zurück. Beim Atmen weitet sich der Brustkorb dreidimensional.
3. Dehnung der verkürzten Muskeln
   Die Kniebeugemuskulatur auf der Oberschenkelrückseite zieht das Becken in die Einrollbewegung und muss gedehnt werden, ebenso der kleine Brustmuskel, welcher die Schulter nach innen zieht.

Anti-Buckel

ZIEL: Korrektur der C-Haltung im Sitzen

AKTION: Sie sitzen auf einem Stuhl in der C-Haltung – so, wie Sie nach einem langen Tag am Computer sitzen. Der Blick ist nach vorn gerichtet. Ziehen Sie nun Ihr Brustbein nach vorne und oben in die Länge und rollen Sie das Becken nach unten aus. Spüren Sie die Aufrichtung der Wirbelsäule und die Längsspannung zwischen Kopf und Becken bewusst. Lassen Sie sich dann wieder in die C-Haltung fallen. Wiederholen Sie den Ablauf mehrmals.

AUFGEPASST: Konzentrieren Sie sich auf die Verlängerung des Brustbeins nach oben und die Weitung des Brustkorbes zur Seite hin. Die Bewegung des Beckens nach vorne nicht vergessen.

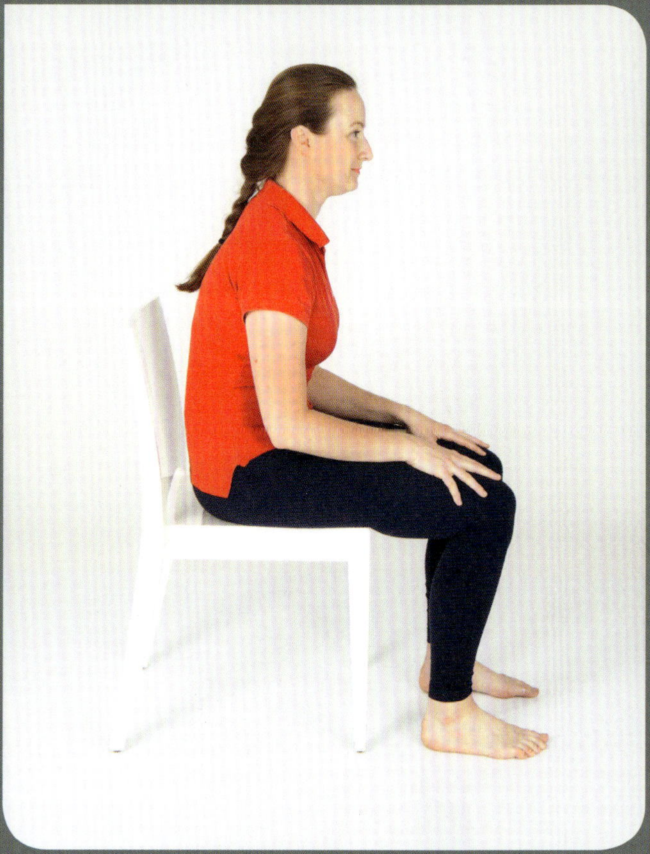

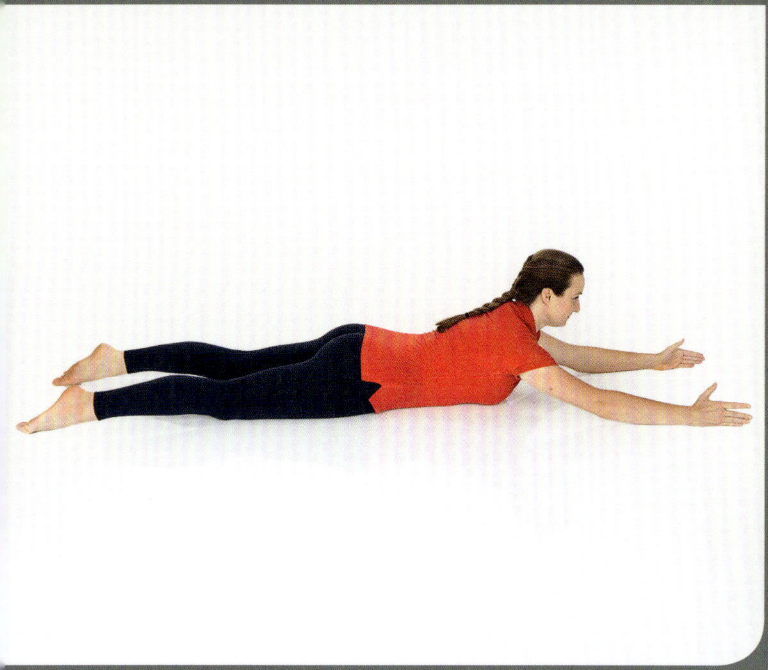

Kobra

ZIEL: Mobilisierung der Brustwirbelsäule in Bauchlage

AKTION: Sie liegen auf dem Bauch mit nach vorn gestreckten Armen. Die Hände ruhen auf der Außenkante. Wackeln Sie mit dem Becken, um Bodenkontakt mit den Beckenknochen zu finden. Die Stirn liegt am Boden. Bauen Sie Längsspannung in der Wirbelsäule auf. Drücken Sie nun Ihre kleinen Finger leicht in den Boden und ziehen Sie sich im selben Moment nach vorn, dabei heben Sie den Kopf an, auch das Brustbein zieht sich in die Länge und hebt zum Teil vom Boden ab.

AUFGEPASST: Längsspannung in der Wirbelsäule beibehalten, Kopf und Becken streben auseinander. Einfach den Oberkörper über die Lendenwirbelsäule nach oben hebeln ist nicht erlaubt.

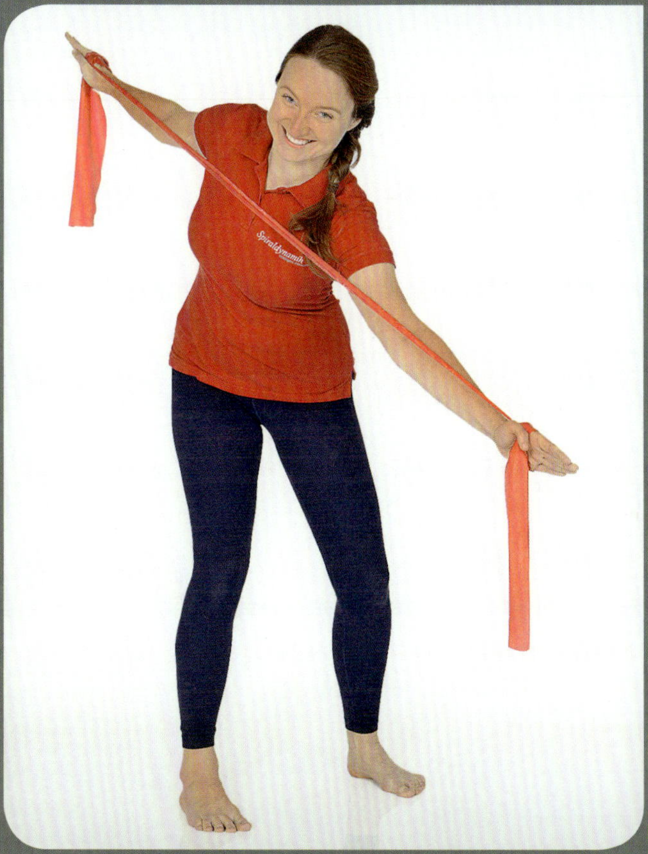

Flugzeug

ZIEL: Mobilisierung der Brustwirbelsäule mit Rotation

AKTION: Legen Sie mit den Handflächen nach unten ein Theraband zwischen Daumen und Zeigefinger. Drehen Sie die Daumen nach unten, rotieren Sie die Handflächen über das Band nach oben und wickeln Sie das Band so um die Hand. Klappen Sie zuletzt noch einmal die Handflächen nach unten. Strecken Sie die Arme zur Seite und straffen Sie das Band. Gehen Sie leicht in die Knie und bewegen Sie den Oberkörper in eine leichte Vorbeuge. Rotieren Sie in dieser Haltung den Oberkörper abwechselnd nach links und rechts. Halten Sie die Längsspannung in der Wirbelsäule und halten Sie das Theraband straff.

Katze

ZIEL: Extension der (Brust-)Wirbelsäule aus der C-Haltung heraus

AKTION: Sie beginnen im Vierfüßlerstand mit den Händen unter den Schultern und den Knien unter den Hüften. Der Rücken ist in C-Haltung aufgerollt, das Kinn bewegt sich Richtung Brustbein. Bringen Sie die Wirbelsäule in die aufrechte Haltung und weiter in eine Extension der Brustwirbelsäule. Versuchen Sie, Ihr Brustbein zu überstrecken, der Kopf wandert dabei leicht in den Nacken. Wiederholen Sie den Ablauf mehrmals.

AUFGEPASST: Konzentrieren Sie sich auf die Verlängerung des Brustbeins und die Weitung des Brustkorbs.

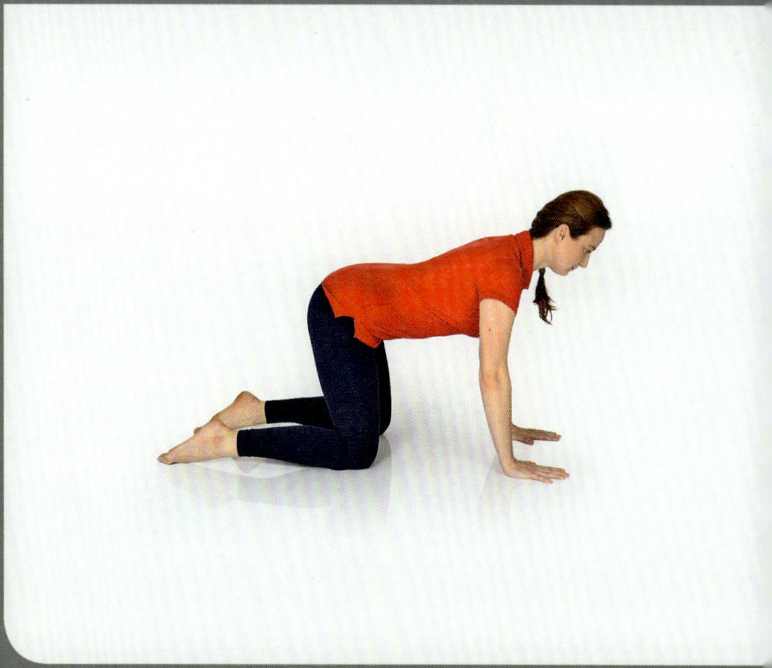

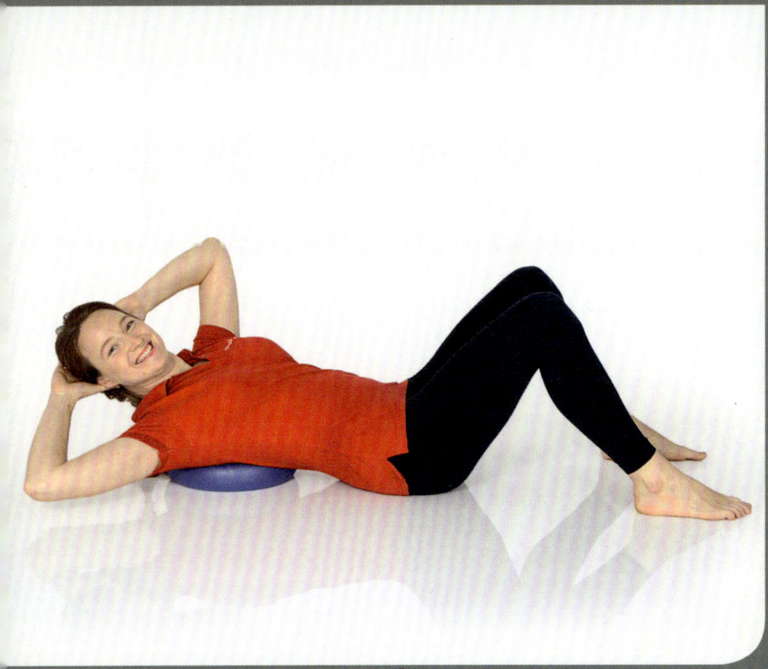

Fledermaus

ZIEL: Extension und Mobilisation der Brustwirbelsäule in der Rotation

AKTION: Sie befinden sich in Rückenlage und legen einen mit nur wenig Luft gefüllten Softball unter die obere Hälfte des Rückens. Die Hände liegen hinter dem Kopf, der Blick ist nach vorn gerichtet. Strecken Sie nun die Wirbelsäule und rotieren Sie den Oberkörper abwechselnd nach rechts und links. Der Ball hilft, die Brust vorne zu längen und zu weiten.

AUFGEPASST: Achten Sie darauf, nicht ins Hohlkreuz zu fallen. Eine Überstreckung im Kreuz ist kontraproduktiv und verschiebt den Fokus auf die Lendenwirbelsäule, die meist nicht noch zusätzlich mobilisiert werden muss.

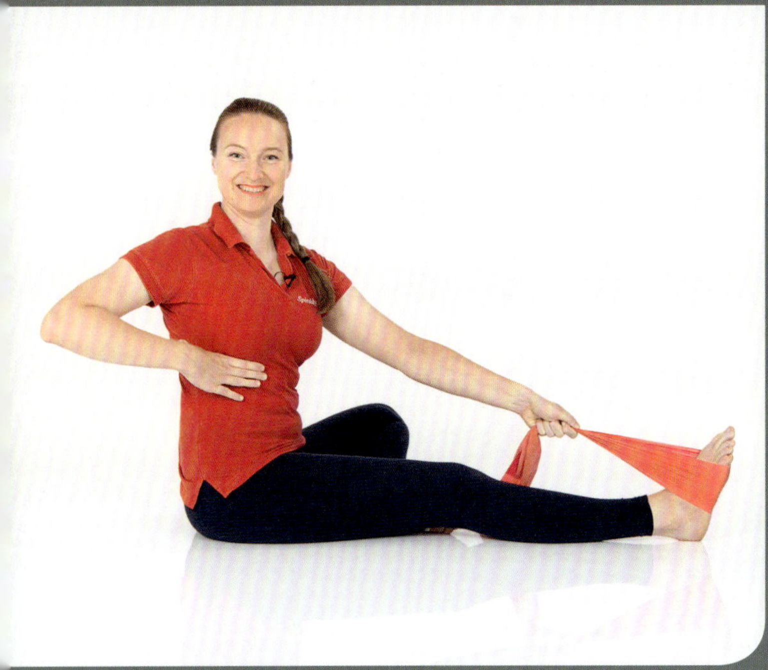

Kutscher

ZIEL: Rotation der Brustwirbelsäule mit Dehnung der Beinmuskulatur.

AKTION: Sie sitzen auf dem Boden, ein Bein vor sich ausgestreckt, das andere ist angewinkelt, die Fußsohle liegt am anderen Oberschenkel an, das Knie weist nach außen. Legen Sie ein Theraband um den Fuß des gestreckten Beines. Fassen Sie beide Bandenden straff mit der diagonal gegenüberliegenden Hand. Sie sitzen aufrecht auf den Sitzbeinhöckern. Die zweite Hand ruht seitlich auf den Rippen, die Fingerspitzen zeigen in Richtung Brustbein. Bauen Sie Längsspannung in der Wirbelsäule auf. Rotieren Sie nun den Oberkörper weg vom angewinkelten Bein. Halten Sie die Position kurz und kehren Sie dann in die Ausgangsstellung zurück.

Anwendung: Roll it out!

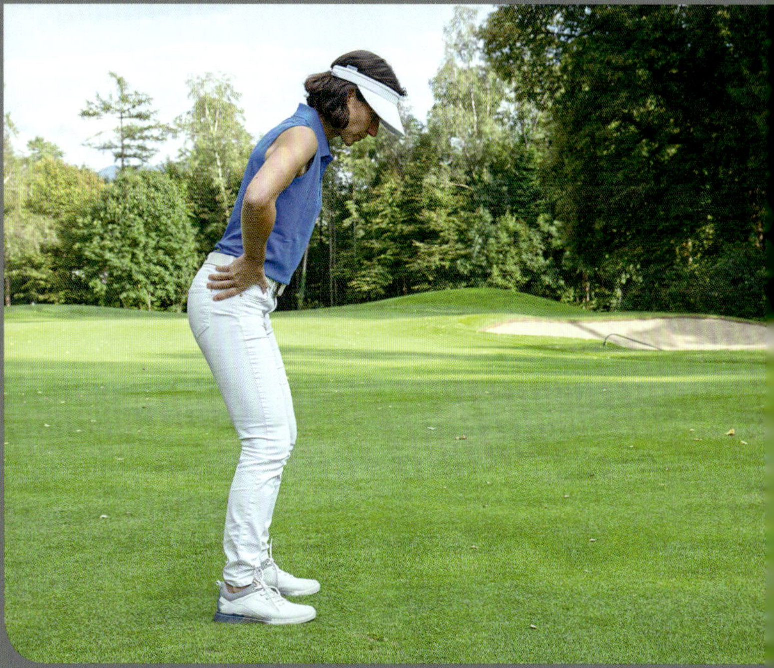

ZIEL: Korrektur der C-Haltung in der Ansprechposition

AKTION: Sie neigen zur C-Haltung des Rückens? Im Alltag und beim Golf? Nutzen Sie die Beweglichkeit Ihres Beckens zur Korrektur. Und so funktioniert es: Betonen Sie in der Ansprechposition zunächst die C-Haltung, um sie anschließend zu korrigieren. Rollen Sie das Becken in die C-Haltung ein, anschließend rollen Sie es wieder aus. Die Lendenwirbelsäule kommt so in eine leichte Lordose, was automatisch den oberen Rundrücken und die nach vorne gerollten Schultern korrigiert. Wiederholen Sie den Ablauf mehrfach und stabilisieren Sie das Becken am Ende in eine leicht nach vorne gekippte Stellung.

Anwendung: Stretch it!

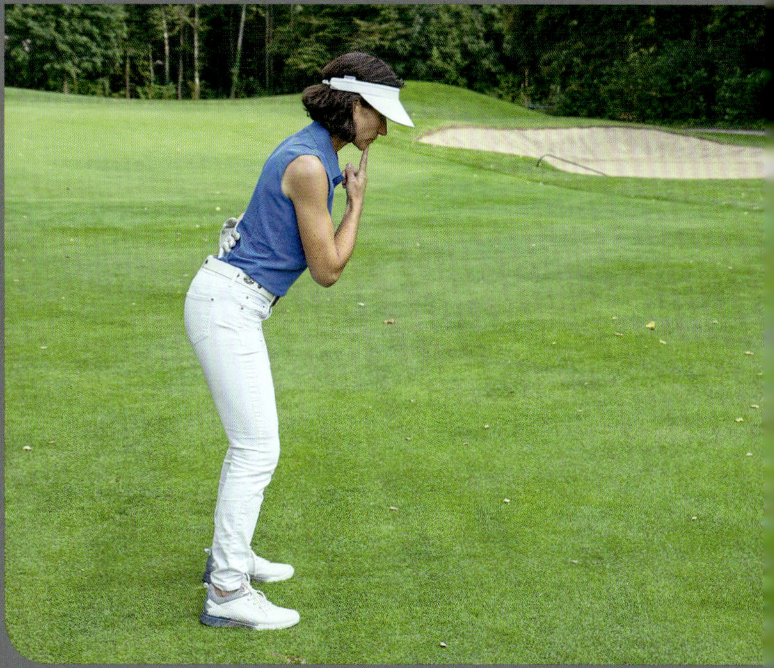

ZIEL: Korrektur der Kopfposition während der Ansprechposition bei Neigung zur C-Haltung

AKTION: Sie neigen zum Rundrücken mit nach vorne gestrecktem Kopf? Korrigieren Sie die Stellung des Kopfes, um so die gesamte Körperhaltung zu verbessern. Und so funktioniert's: Ziehen Sie in der Ansprechposition bewusst und sanft das Kinn zur Brust. Verlängern Sie so den Nacken und ziehen Sie die Wirbelsäule in die Länge. Lassen Sie die Schultern dabei locker und die Arme entspannt hängen. Üben Sie dieses Vorgehen auf der Driving Range, bis es sich natürlich anfühlt.

AUFGEPASST: Machen Sie kein Doppelkinn. Sonst wird der Nacken verspannt und die Halswirbelsäule unbeweglich.

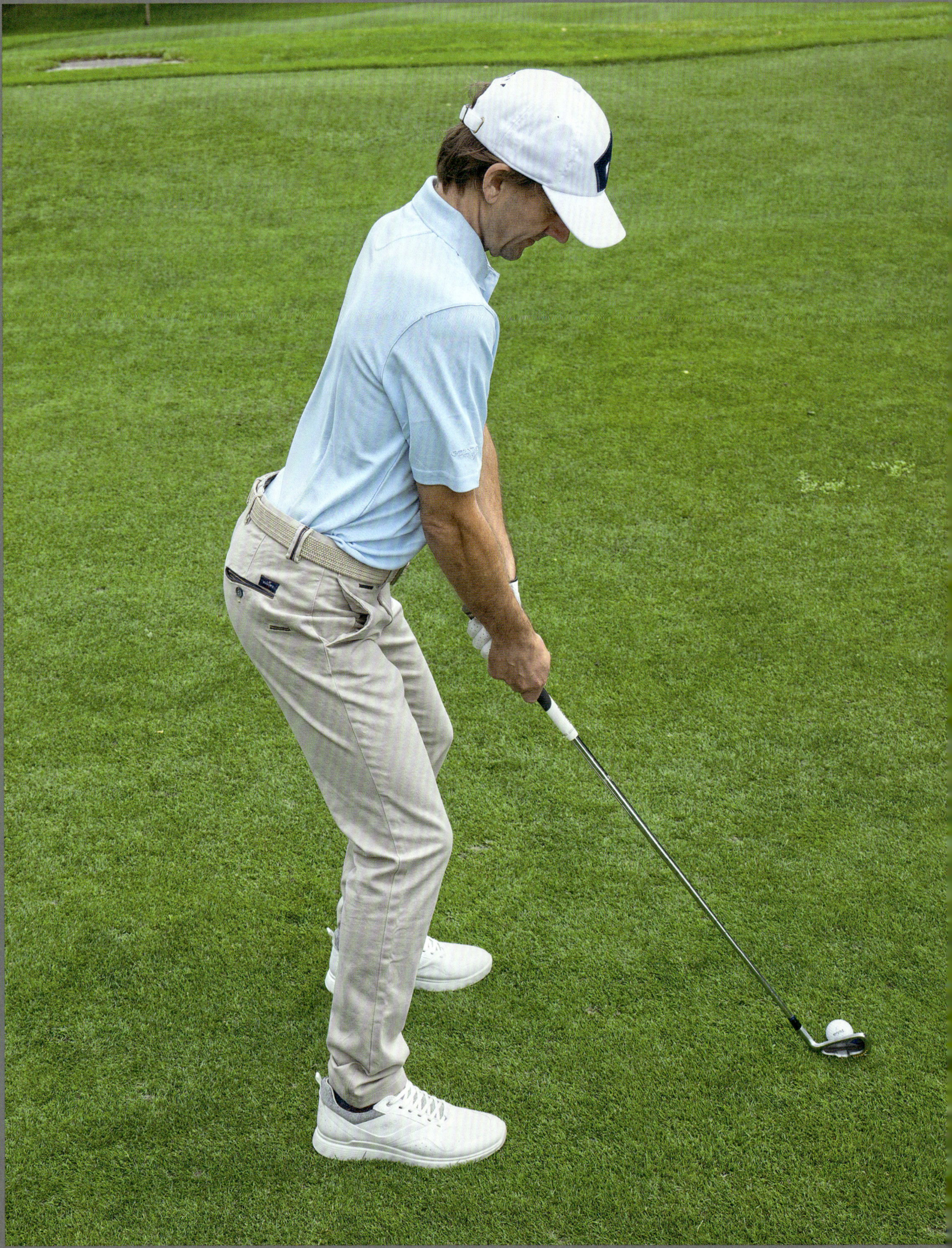

2 Die S-Fehlhaltung: Hohlkreuz

Die S-Haltung, auch als Hohlkreuz bekannt, ist durch übermäßige Biegung der Lendenwirbelsäule und vermehrte Beckenkippung gekennzeichnet. Es kommt zur sogenannten Hyperlordose, einer zu starken Krümmung der Lendenwirbelsäule nach vorn und zur Kompression der Facettengelenke. Die Wirbelsäule wird so schon in der Ansprechposition enorm belastet, beim Schwingen wird dieser Effekt noch verstärkt. Die freie Drehung des Rumpfes wird durch die Überlastung des unteren Rückens behindert. Bei der Schulterdrehung kommt eine zu stark angespannte Rumpf- und Armmuskulatur zum Einsatz. Der Schwungablauf wird unharmonisch und die Gefahr von Rücken-, Nacken- und Schulterschmerzen nimmt zu.

Auswirkungen der S-Haltung für Golfspieler

Die Fehlstellung des Beckens und der Lendenwirbelsäule wirkt sich auf die Längsspannung der Wirbelsäule aus. Das Becken wird nach vorne ausgerollt und der Kopf wird in den Nacken gelegt. Die Wirbelsäule verliert an Längsspannung, die gleichmäßige Muskelaktivität geht verloren. Die Krümmungen von Hals- und Lendenwirbelsäule werden verstärkt. Wiederholte und forcierte Rotationbewegungen aus einer solchen Ansprechposition führen zum harten Anschlag der empfindlichen Facettengelenkflächen gegeneinander – besonders im Bereich der Lendenwirbelsäule und der unteren Halswirbelsäule.

Der Brustkorb ändert seine Stellung zwischen Kopf und Becken. Je nach individueller Beweglichkeit überstreckt er sich oder beugt sich mehr. Beides führt dazu, dass die einzelnen Teile des Rumpfes nicht übereinander im Lot stehen. Die Muskeln kommen durch die Fehlstellung ins Ungleichgewicht. Falls z. B. das Brustbein seine muskuläre Verbindung zum Schambein »verliert«, wird das subtile Zusammenspiel von Bauch- und Brustkorbmuskulatur zerstört. Der Unterbauch wird überdehnt und die Rückenmuskeln im Lendenbereich verkürzt. Dieses muskuläre Ungleichgewicht spiegelt sich auch in den Hüftgelenken. Die Leisten werden durch das Kippen des Beckens eng, die Hüftbeuger verkürzt und die Gesäßmuskeln schwach.

Medical-Golfing-Lösung

1. Längsspannung der Wirbelsäule
   Das Becken kommt aus der Hohlkreuzhaltung in die aufgerichtete Beckenhaltung und der Kopf aus der verkürzten Hohlnackenstellung in die aufgerichtete Kopfhaltung. Die verspannten und verkürzten Muskeln im Lenden- und Nackenbereich werden entspannt und verlängert. Die vordere Muskelkette – vom Beckenboden bis zu den Kopfgelenken – wird aktiviert, die Wirbelsäule aufgerichtet. Dies wird als angenehme Dehnung wahrgenommen.
2. Rumpf-Ausgangsstellung optimieren
   Die Aufrichtung des Brustkorbes zwischen den Polen Kopf und Becken entlastet den Nacken und das Kreuz. Die muskuläre Verbindung zwischen Schambein und Brustbein wird aktiviert. Die Aktivierung der Rumpfmuskelsysteme erfolgt ausgeglichen, so wird es wieder möglich, den Rumpf in der Vorbeuge zu stabilisieren. Aus dieser Ansprechposition heraus kann die Brustwirbelsäule schwingen, die Rotation verteilt sich auf alle Facettengelenke. Die Schultern drehen automatisch mit. Die Spannung in der Armmuskulatur reduziert sich.
3. Hüftbeuger dehnen und Gesäßmuskeln kräftigen
   Der verkürzte Hüftbeuger braucht Dehnung und die geschwächten Gesäßmuskeln müssen gekräftigt werden. Ziel ist das muskuläre Gleichgewicht rund um das Hüftgelenk. Wichtig ist, dass bei den Übungen das Becken in die aufrechte Haltung kommt und die Wirbelsäule Längsspannung behält.

Anti-Hohlkreuz

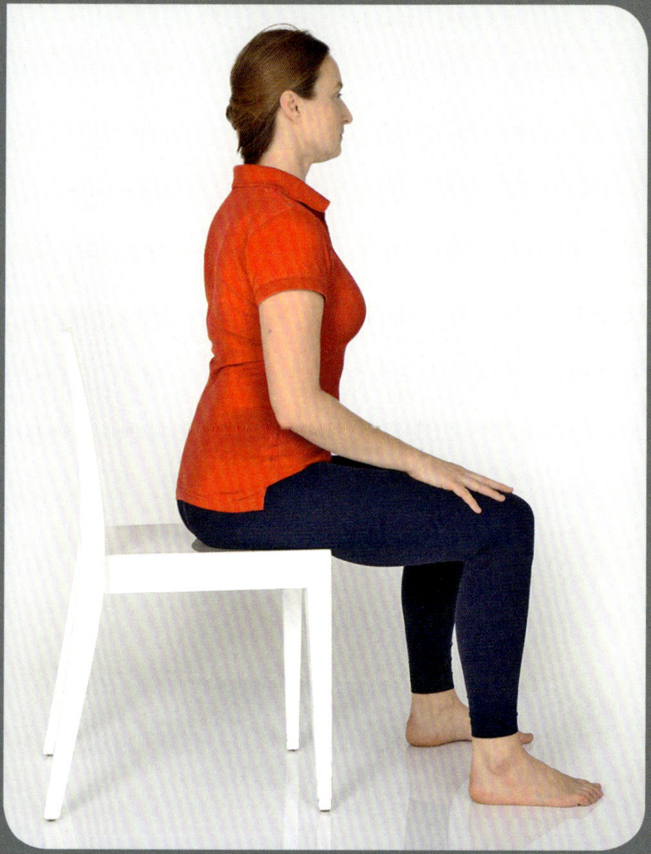

ZIEL: Korrektur der S-Haltung im Sitzen

AKTION: Sie sitzen auf einem Stuhl in der S-Haltung – im Hohlkreuz mit Überstreckung des Oberkörpers bei nach vorn gekipptem Becken. Der Blick ist nach vorn gerichtet, beide Hände liegen auf den Oberschenkeln. Rollen Sie Ihr Becken nun bewusst ein und spüren Sie die veränderte Belastung Ihrer Sitzbeinhöcker auf dem Stuhl. Das Brustbein sinkt, Brustkorb und Becken bilden nun eine Linie. Spüren Sie die Verlängerung der Wirbelsäule und kontrollieren Sie die Längsspannung zwischen Kopf und Becken. Wiederholen Sie den Ablauf mehrmals.

VARIANTE: Eine Hand hinten am Becken, die andere vorne auf dem Brustbein.

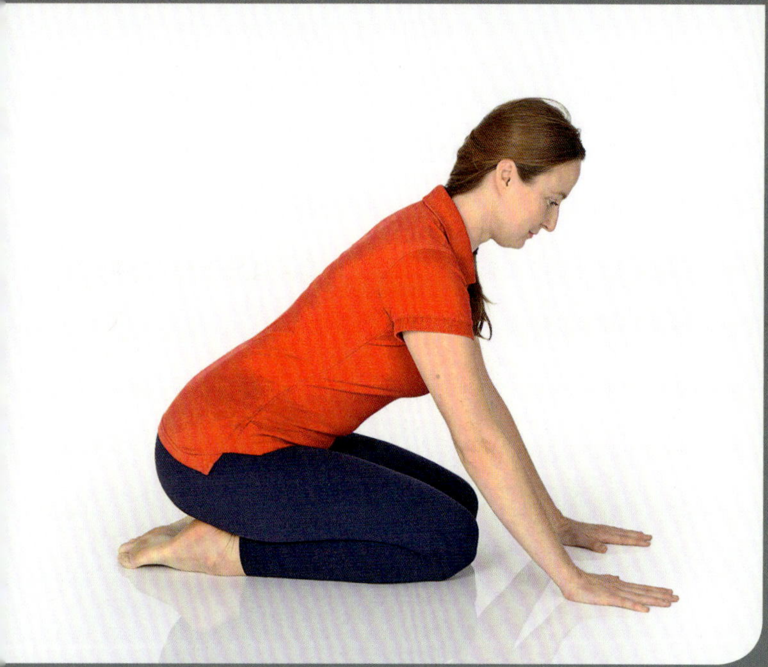

Knie vor dem Kaiser

ZIEL: Mobilisation des Beckens in die aufrechte Haltung

AKTION: Sie sitzen auf Ihren Fersen, der Oberkörper ist nach vorn geneigt, die Hände ruhen vor Ihnen auf dem Boden. Bauen Sie Längsspannung in der Wirbelsäule auf. Kippen Sie Ihr Becken nach vorn und gehen Sie ins Hohlkreuz; dabei verliert der Bauch Spannung und die Lendenwirbelsäule verkürzt sich. Rollen Sie dann das Becken wieder zurück in die aufrechte Haltung, im Bauch baut sich Muskelspannung auf, die Lendenwirbelsäule verlängert sich.

AUFGEPASST: Achten Sie darauf, die Bewegung nicht aus der Brustwirbelsäule kommen zu lassen.

Crunch

ZIEL: Mobilisation der Brustwirbelsäule in die Flexion

AKTION: Sie liegen auf dem Rücken mit aufgestellten Beinen. Die Hände liegen hinter dem Kopf. Heben Sie den Oberkörper nun leicht an, bis Sie eine Verbindung zwischen Brustbein und Schambein spüren, und führen Sie ihn dann zurück zum Boden. Achten Sie darauf, Wirbel für Wirbel nach oben zu kommen und einen Wirbel nach dem anderen wieder abzulegen. Stellen Sie sich vor, Sie wollten jeden Wirbel und jede Rippe in Lehm abdrücken.

AUFGEPASST: Mobilisiert wird nur die Brustwirbelsäule. Die Lendenwirbelsäule bleibt liegen und übt gleichmäßig Druck auf den Boden aus.

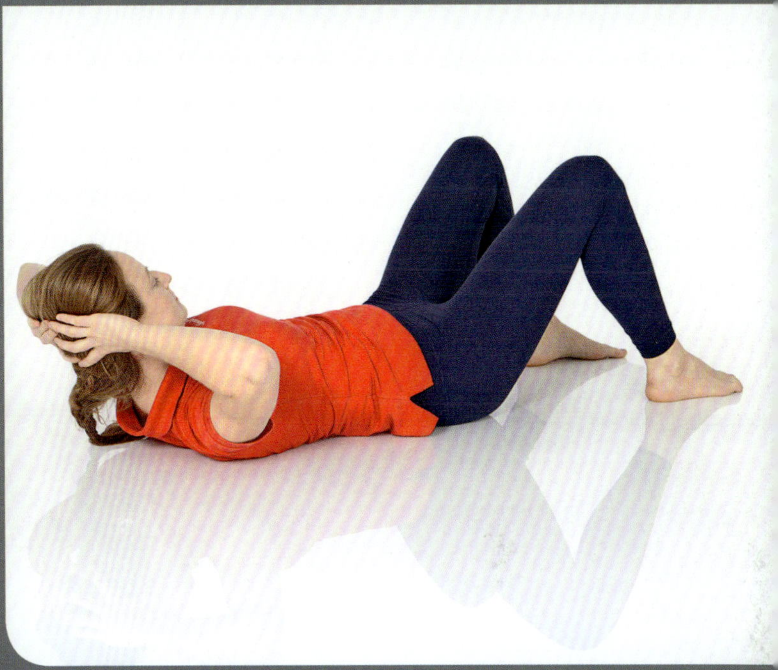

Katzenbuckel

ZIEL: Mobilisation der Wirbelsäule von der S- in die C-Form

AKTION: Sie beginnen im Vierfüßlerstand mit den Händen unter den Schultern und den Knien unter den Hüften. Ihre Wirbelsäule befindet sich im Hohlkreuz mit Überstreckung. Gehen Sie nun bewusst in die C-Haltung mit aufgewölbtem, rundem Rücken; rollen Sie Ihr Becken ein und ziehen Sie Brust- und Schambein zusammen. Schließen Sie mit der neutralen, geraden Haltung ab und wiederholen Sie den Ablauf.

AUFGEPASST: Achten Sie darauf, die Lendenwirbelsäule in der C-Haltung zu verlängern. Nehmen Sie sich ausreichend Zeit, damit verkürzte Rückenmuskeln nachgeben können.

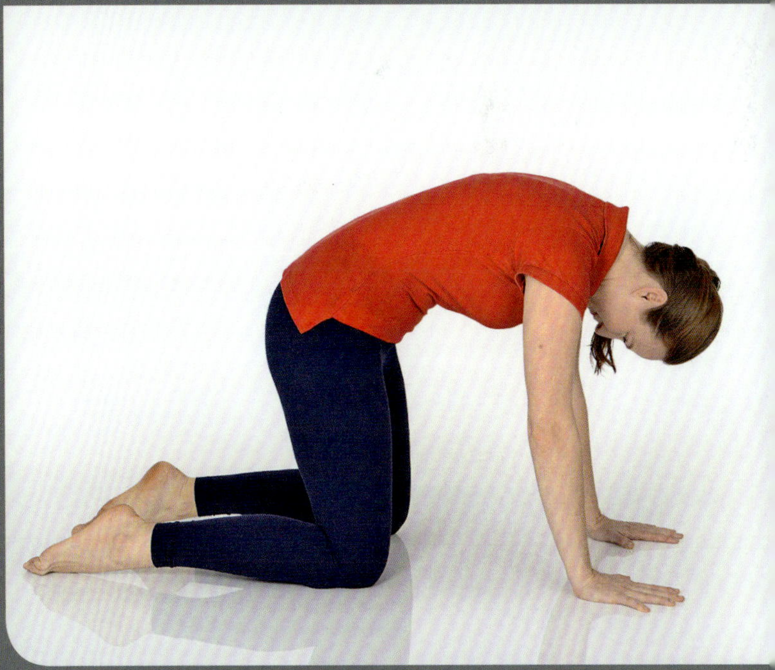

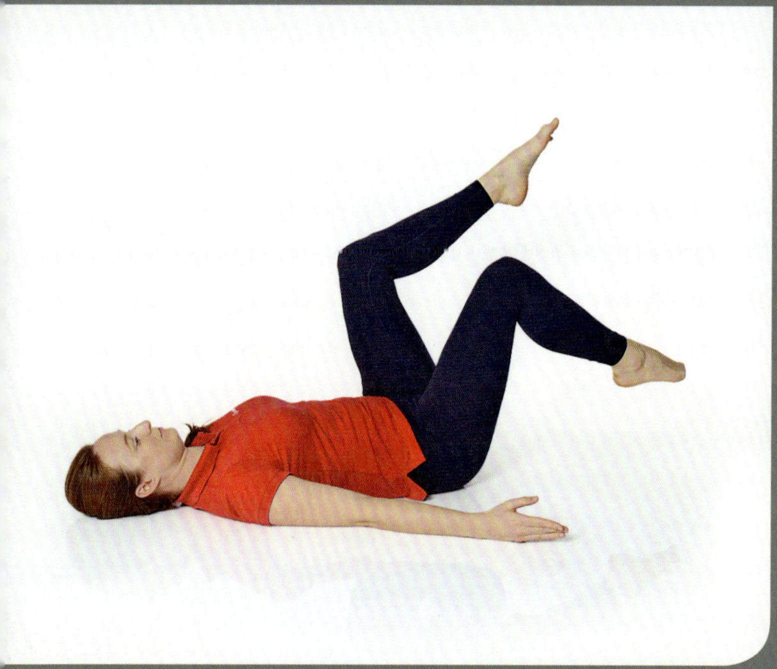

Tipp-Tapp

ZIEL: Bauchmuskelkräftigung, Mobilisierung des Hüftgelenks

AKTION: Sie beginnen in Rückenlage mit aufgestellten Beinen. Die Arme sind v-förmig vom Körper abgespreizt, die äußeren Handkanten liegen auf dem Boden, die Daumen weisen nach oben. Heben Sie erst ein Bein, dann das andere vom Boden ab. Die Knie sind um 90° abgewinkelt, die Unterschenkel halten Sie fast parallel zum Boden. Halten Sie Spannung im Bauch und tippen Sie nun abwechselnd mit den Füßen auf den Boden.

AUFGEPASST: Achten Sie darauf, die Lendenwirbelsäule nicht vom Boden abzuheben, ansonsten geht die Spannung in der Bauchmuskulatur verloren.

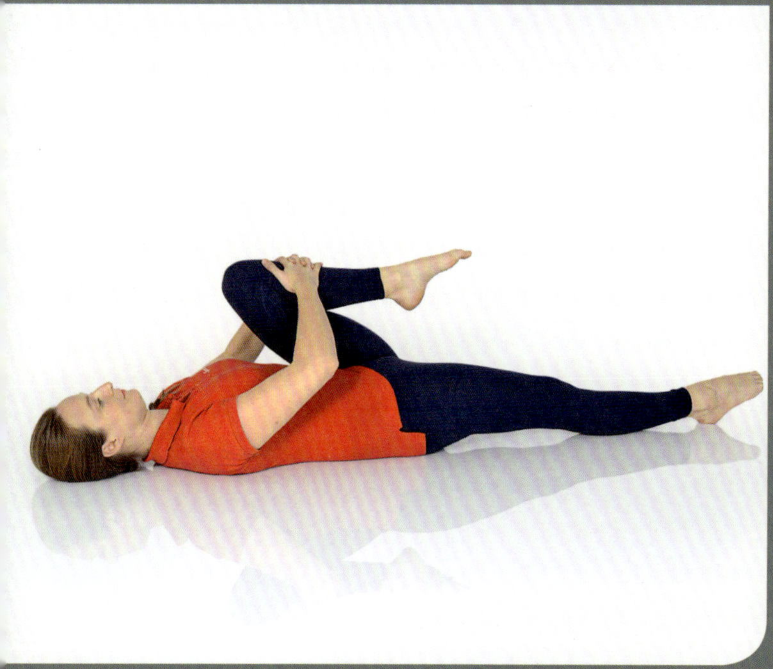

Hüftdehnung

ZIEL: Dehnung der Hüftbeuger

AKTION: Sie liegen auf dem Rücken mit aufgestellten Beinen. Ziehen Sie das linke Knie Richtung Bauch. Legen Sie die Hände um den Unterschenkel und ziehen Sie das Knie noch näher zu Ihrem Bauch. Rollen Sie dabei das Becken leicht nach oben ein. Strecken Sie das rechte Bein gerade aus und genießen Sie für drei Atemzüge die Dehnung im Hüftbeuger rechts. Dann kommt der Seitenwechsel.

AUFGEPASST: Achten Sie darauf, in dem Moment, in dem Sie das Bein strecken, nicht ins Hohlkreuz zu fallen. Die Lendenwirbelsäule bleibt am Boden.

Anwendung: Spannung ist alles!

ZIEL: Korrektur der S-Haltung in der Ansprechposition

AKTION: Sie neigen zur S-Haltung des Rückens mit Tendenz zum Hohlkreuz? Im Alltag und beim Golf? Nutzen Sie Ihre Beckenbeweglichkeit zur Korrektur! Und so funktioniert's: Kippen Sie das Becken in der Ansprechposition bewusst etwas nach hinten und spannen Sie dabei die Bauchmuskulatur an. So richtet sich das Becken auf, das Hohlkreuz nimmt ab, der untere Rumpf wird stabiler. Ideal vor jedem Aufschwung.

AUFGEPASST: Nicht zu viel des Guten – die Bauchmuskeln sollen tonisieren, aber nicht übermäßig verkürzen. Gefragt ist Spannkraft, nicht Verspannung.

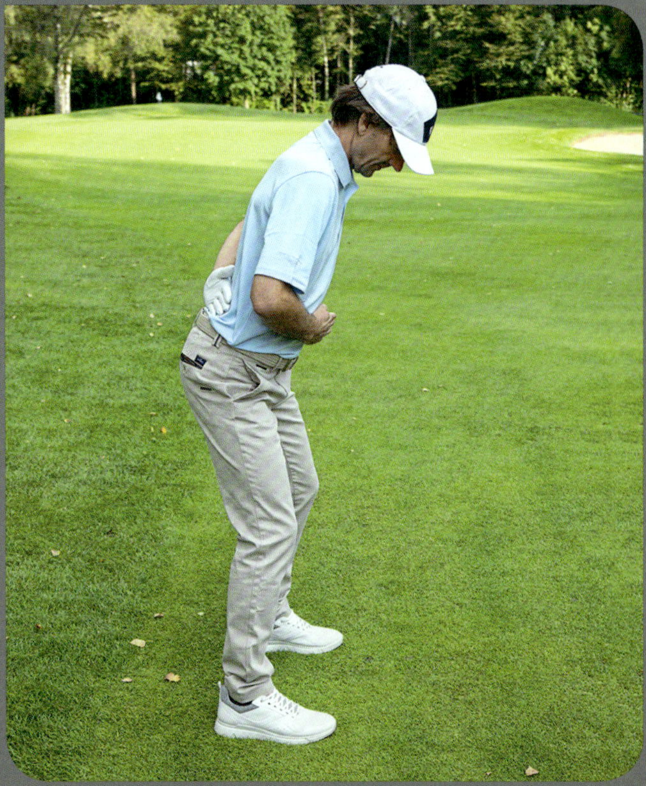

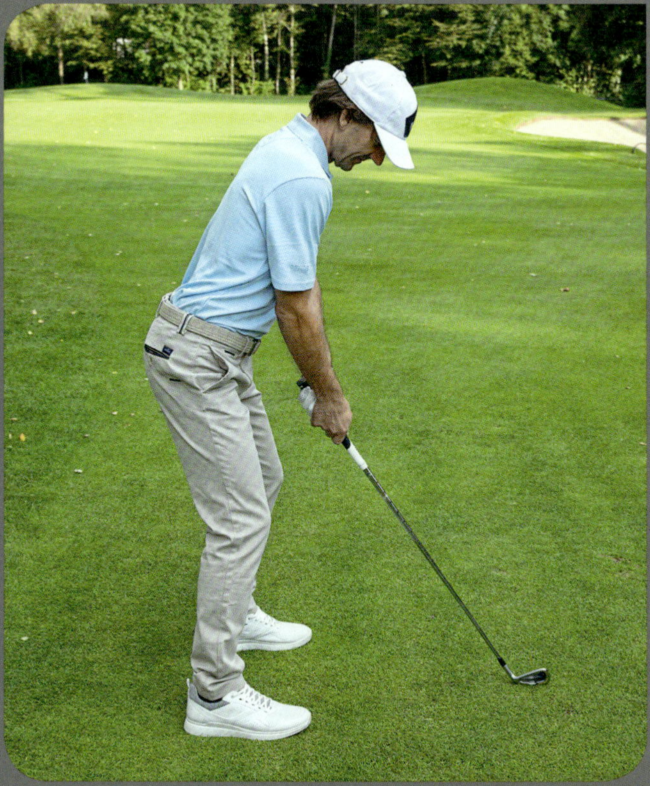

Anwendung: Kein Entenpo

ZIEL: Korrektur von Hohlkreuz und »Entenpo« durch locker flektierte Kniegelenke

AKTION: Häufig gehen S-Haltung und Hohlkreuz mit überstreckten Knien einher. Dies sorgt für einen prominent nach hinten gestreckten »Entenpo«. Achten Sie deshalb auf eine elastisch-stabile Kniebeugung. Konzentrieren Sie sich immer wieder darauf, die Knie in die korrekte Beugung, d.h. in die Triple-Flexion, zu bringen. Kippen Sie dabei das Becken leicht nach hinten und spannen Sie die Bauchmuskeln an. Dies stabilisiert den unteren Rumpf.

AUFGEPASST: Nicht zu viel des Guten – keine »Stuhlsitzposition« mit zu stark gebeugten Knien.

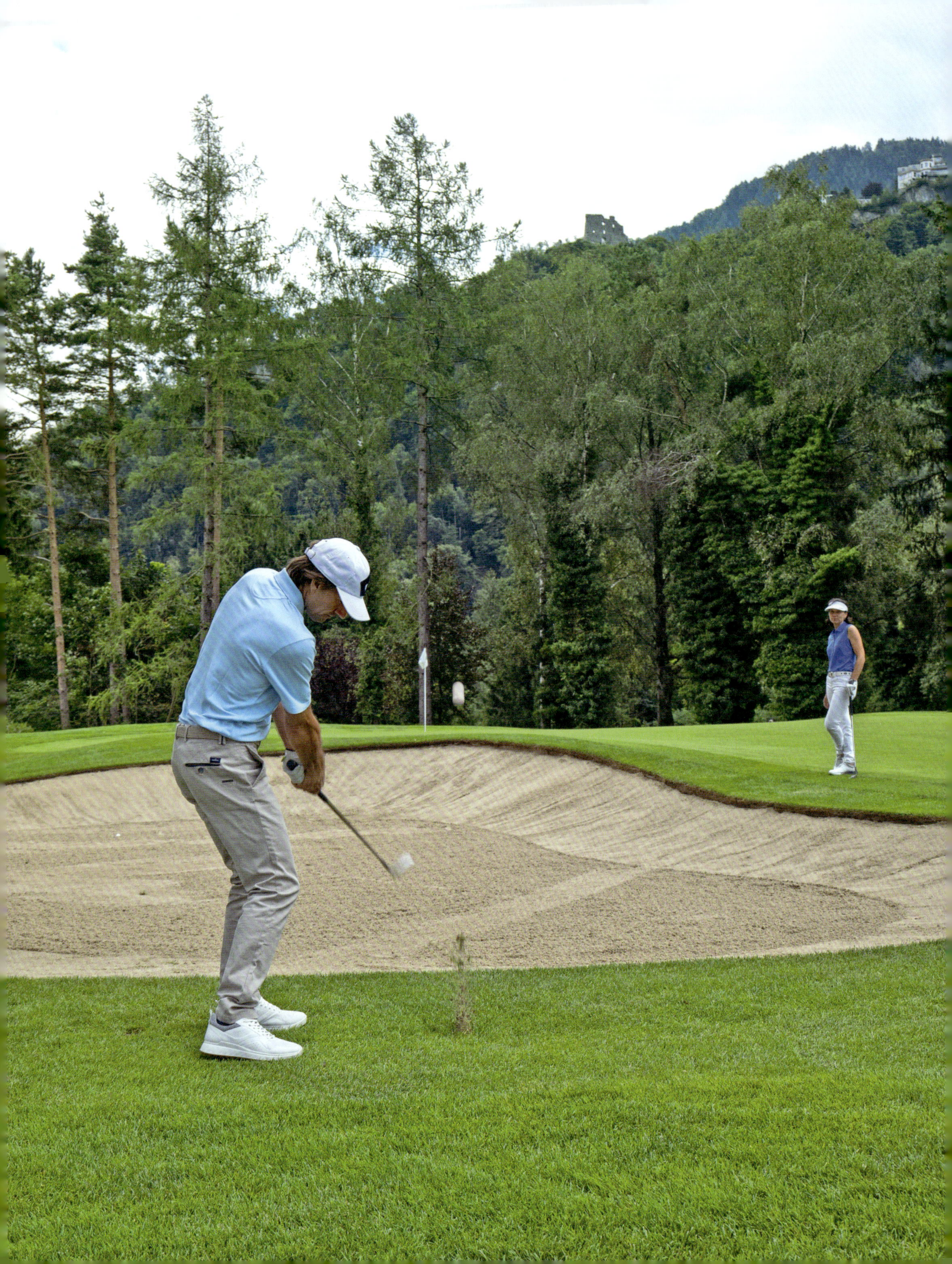

DER GOLF-SCHWUNG

SCHWUNG KOMMT VON SCHWINGEN

Bauen Sie im Aufschwung maximale Körperspannung auf. Jetzt lösen Sie durch blitzartige Gewichtsverlagerung den Durchschwung aus. Es folgen der aktive Einsatz des Beckens und die Drehung des Rumpfes »von unten nach oben«. Folgen Sie der Zentrifugalkraft des Schlägers, damit die Energie im Treffmoment explosiv freigesetzt wird.

DER GOLFSCHWUNG: PERFEKTES ZUSAMMENSPIEL

Die Aufgabe des Golfschwungs ist es, mit dem Golfschläger den Ball perfekt zu treffen. Die Schlagfläche muss für ein optimales Ergebnis im Treffmoment in die richtige Richtung zeigen. Zudem muss der Schlägerkopf genügend Geschwindigkeit haben. Wird der Ball so getroffen, fliegt er mit einer weiten Flugbahn in die gewünschte Richtung. Dieses Gefühl des perfekten Treffmoments und der daraus resultierende gezielte Ballflug sind genau die Momente, um derer willen die Golfspieler ihren Sport lieben.

Für ein konstantes Spiel mit möglichst wenig Schlägen muss der Spieler seinen Schwung in jeder Situation und in jeder Phase des Spiels souverän und gekonnt ausführen können. Leichter gesagt als getan, denn der Golfschwung ist eine hochgradig komplexe Bewegung, die Koordination von Kopf bis Fuß verlangt. Schlagkraft und Geschwindigkeit werden in den Füßen und Beinen generiert, durch den Rumpf, die Arme und die Hände verstärkt und schließlich über den Golfschläger auf den Ball übertragen. Sämtliche Körperteile müssen harmonisch zusammenspielen, wie die Instrumente eines Orchesters. Das Timing muss perfekt abgestimmt sein. Reagiert ein Körperteil zu früh oder zu spät, zu heftig oder zu wenig, bricht das komplexe Gebilde in sich zusammen.

Freizeitgolfspieler konzentrieren sich zu stark auf den Ballflug. Zielführender ist es, wenn Sie sich auf Ihre individuellen körperlichen Fähigkeiten und die konkreten Bewegungsabläufe des Golfschwungs fokussieren. Jeder Golfspieler hat seine individuelle Anatomie, seine ureigene Körperwahrnehmung und sein individuelles Schwunggefühl. Eine 50-jährige Sekretärin mit einem steifen Brustkorb wird anders schwingen als eine 30-jährige Tänzerin mit voller Beweglichkeit. Trotzdem können beide den Ball perfekt treffen.

Warum? Der perfekte Golfschwung, der automatisch alle Golfspieler zum perfekten Treffpunkt bringt, existiert nicht. Vielmehr geht es darum, mit den eigenen körperlichen Gegebenheiten die Schwungtechnik richtig umzusetzen. Die zugrundeliegenden Prinzipien eines konstanten, harmonischen und effizienten Golfschwungs sind für alle Spieler dieselben:

- die Rotation des Rumpfes, welche die Schulter- und Armbewegung einleitet
- daran anschließend die Gewichtsverlagerung, welche von den Füßen und der Beinmuskulatur realisiert wird
- die Schwungebene, auf der sich die Arme und der Schläger bewegen
- und, am wichtigsten, der Rhythmus und die Koordination aller Körperteile für Kraftentwicklung vom Fuß bis zum Schlägerkopf

Diese Bewegungsprinzipien sind für alle Menschen gleich. Sie werden aber von jedem Golfspieler – egal ob Profi oder Freizeit – individuell umgesetzt. Die Übungen in diesem Kapitel unterstützen Sie, sich die einzelnen Komponenten des Golfschwungs zu erarbeiten und zu einem harmonischen Ganzen zu kombinieren.

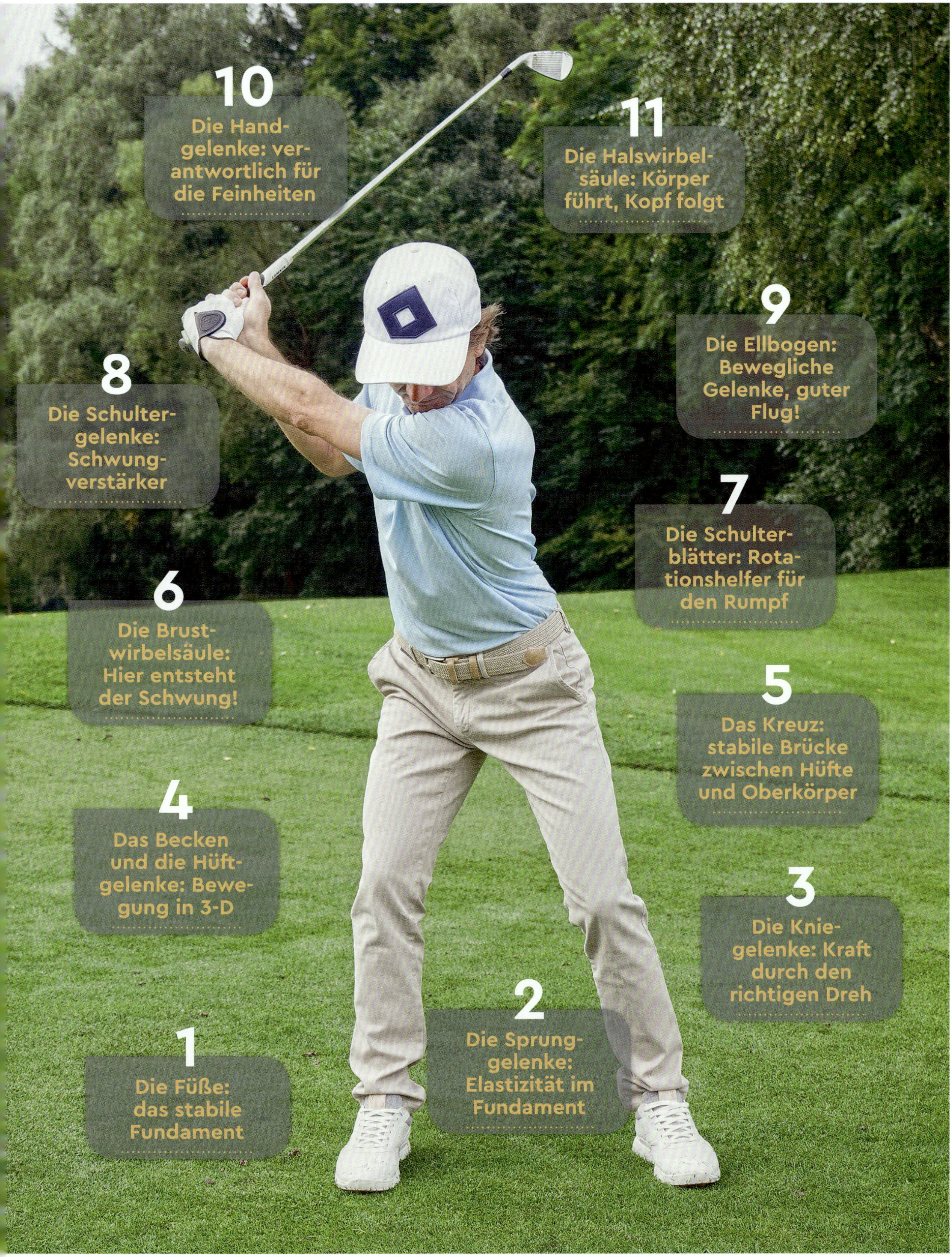
10
Die Handgelenke: verantwortlich für die Feinheiten
11
Die Halswirbelsäule: Körper führt, Kopf folgt
9
Die Ellbogen: Bewegliche Gelenke, guter Flug!
8
Die Schultergelenke: Schwungverstärker
7
Die Schulterblätter: Rotationshelfer für den Rumpf
6
Die Brustwirbelsäule: Hier entsteht der Schwung!
5
Das Kreuz: stabile Brücke zwischen Hüfte und Oberkörper
4
Das Becken und die Hüftgelenke: Bewegung in 3-D
3
Die Kniegelenke: Kraft durch den richtigen Dreh
2
Die Sprunggelenke: Elastizität im Fundament
1
Die Füße: das stabile Fundament

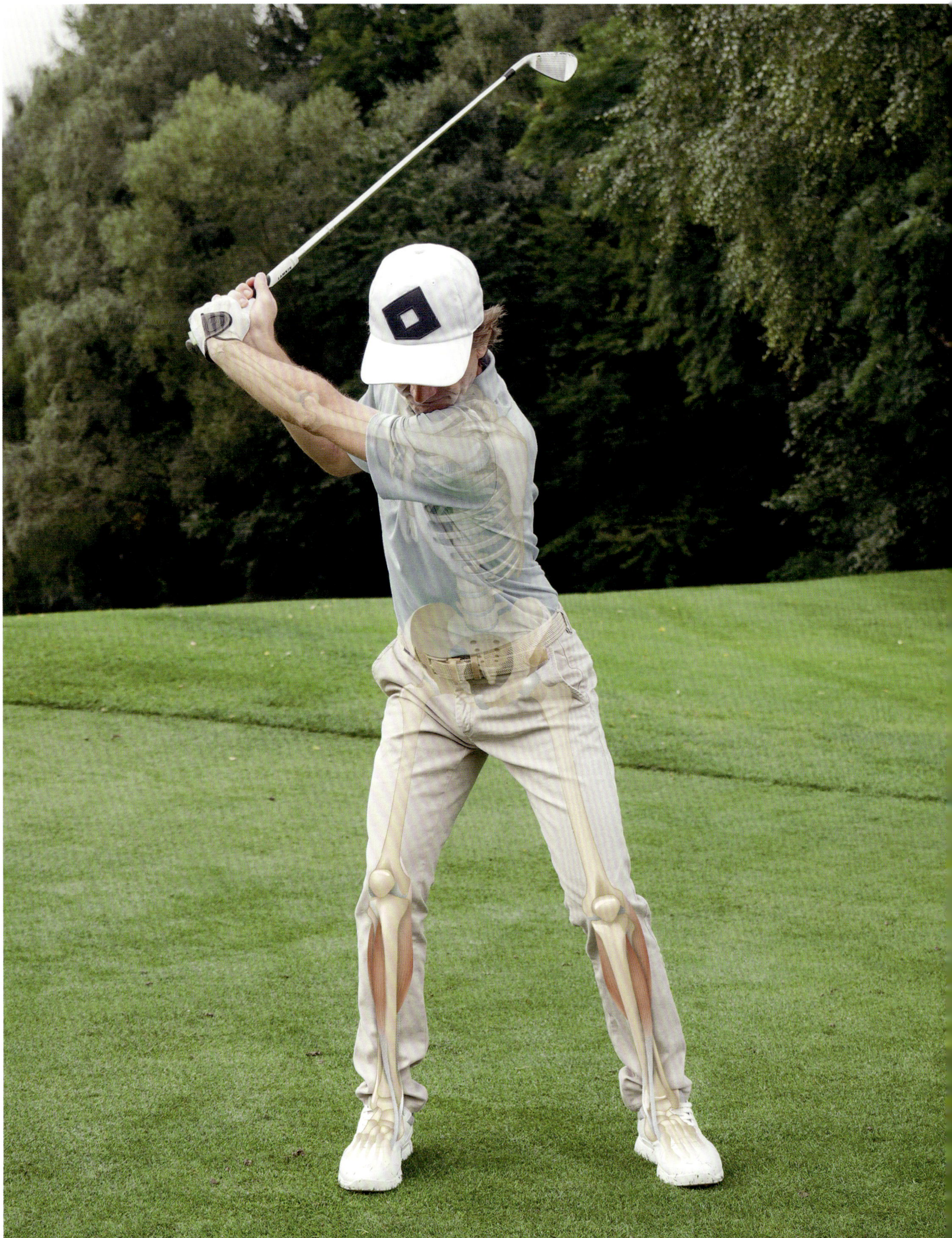

1 Die Füße: das stabile Fundament

Eine gute Körperdrehung beim Golfschwung sorgt für eine optimale Gewichtsverlagerung und Gewichtsverteilung auf den Füßen des Golfspielers. Die Füße verrichten während des Golfschwungs Schwerarbeit, auch wenn es auf den ersten Blick nicht so aussieht. Aus diesem Grund verlangen sie unsere Aufmerksamkeit. Nur trainierte und starke Füße können die Last des menschlichen Körpers tragen und ihm möglichst viel Stabilität gewähren. Die optimale Gewichtsverteilung und die Gewichtsverlagerung verlaufen in jedem Fuß unterschiedlich in zwei sich ergänzenden Richtungen. Es kommt zur Verlagerung – zwischen Fußinnen- und Fußaußenseite, zwischen vorne und hinten. Dies gilt es genauer anzuschauen.

Der Fuß: ein Wunderwerk

Der Fuß ist ein mechanisches Wunderwerk der Natur. Er besteht aus 28 Knochen, die über Gelenke miteinander verbunden sind. Entscheidend sind die Drehrichtungen im Fuß: Die Ferse dreht nach außen und der Vorfuß dagegen nach innen. So kommt es zu einer spiraligen Verschraubung in den Mittelfußgelenken zwischen Vorfuß und Ferse, es entsteht ein dreidimensionales und elastisch-stabiles Fußgewölbe. So können die Füße problemlos die Last des Körpers im Stand und beim Gehen tragen, Erschütterungen abfedern und Stoßbelastungen dämpfen.

Die aktive Verschraubung des Fußes wird durch die Muskelarbeit unterstützt. Die Schien- und Wadenbeinmuskeln bilden unter der Fußsohle eine steigbügelartige Muskelschlaufe, welche unter Belastung die Verschraubung im Fuß verstärkt – und dann wieder entspannt. Der lange Wadenbeinmuskel sorgt dafür, dass das Großzehengrundgelenk in der Bewegung möglichst lange satten Bodenkontakt behält, was dem ganzen Körper mehr Stabilität gibt.

In der Golfpraxis

Die Belastungen des rechten und linken Fußes verändern sich dynamisch in jeder Phase des Golfschwungs. Aus der Ansprechposition beginnt der Aufschwung mit einer Gewichtsverlagerung des Körpergewichts auf den rechten Fuß. Während der zunehmenden Drehbewegung der Arme, des Schultergürtels und des Rumpfes stabilisiert das rechte Großzehengrundgelenk kraftvoll die Innenseite des Vorfußes auf dem Boden. So wird das Gewicht vor dem Ende des Aufschwungs bereits auf dem ganzen rechten Fuß verteilt. Für bessere Stabilität soll das Großzehengrundgelenk auch am Ende des Aufschwungs einen satten Bodenkontakt behalten. Synchron dazu wird der linke Fuß mehr vorne und auf der inneren Seite belastet.

Mit Beginn des Durchschwungs wird die Gewichtsverlagerung aktiv und rasch zurück nach links eingeleitet. Schon vor dem Treffmoment ist der Großteil des Gewichts auf den linken Fuß verlagert. Im Finish ist der linke Fuß fast mit dem ganzen Körpergewicht hinten auf der Fersenaußenseite belastet. Der rechte – zum Ziel gedrehte – Fuß mit angehobener Ferse und Fußspitze auf dem Boden trägt praktisch kein Gewicht, er trägt zur Haltung der Balance bei.

Kleinste Fehler in der Gewichtverlagerung des Körpergewichts und in der Gewichtsverteilung auf den Füßen verändern die Schwungebene der Arme und die Flugbahn des Balles. Deshalb lohnt es sich, im Training auf die Füße zu achten. Ohne eine optimale Fußarbeit gelingt kein optimaler Schlag. Der Satz vom Anfang gilt nämlich auch in umgekehrter Richtung: Eine gelungene Gewichtverlagerung und Gewichtverteilung sorgt für eine gute Körperdrehung. Ein spezifisches Fußtraining kann Ihnen, ohne dass Sie dies bewusst anstreben, zu einer besseren Körperdrehung verhelfen.

Fußschraube

ZIEL: Wahrnehmung der Verschraubung des Fußes in der Kniebeuge – ggf. mit Theraband zur besseren Wahrnehmung der Spiralkräfte im Bein.

AKTION: Sie stehen im hüftbreiten Stand mit gebeugten Knien und leicht vorgeneigtem Oberkörper. Ihr Körpergewicht ruht auf den Vorfüßen, mit sattem Bodenkontakt der Großzehengrundgelenke. Verlagern Sie nun Ihr Gewicht auf die Außenkante Ihrer Füße und kommen Sie dann langsam wieder zurück in die Ausgangsstellung. Spüren Sie bewusst den Moment, an dem Ihre Ferse das Gewicht übernimmt und sich erdet – ohne dass die große Zehe den Kontakt mit dem Boden verliert. Der Fuß erfährt so eine Verschraubung (Vorfuß nach innen, Ferse nach außen), die Stabilität im Stand bietet.

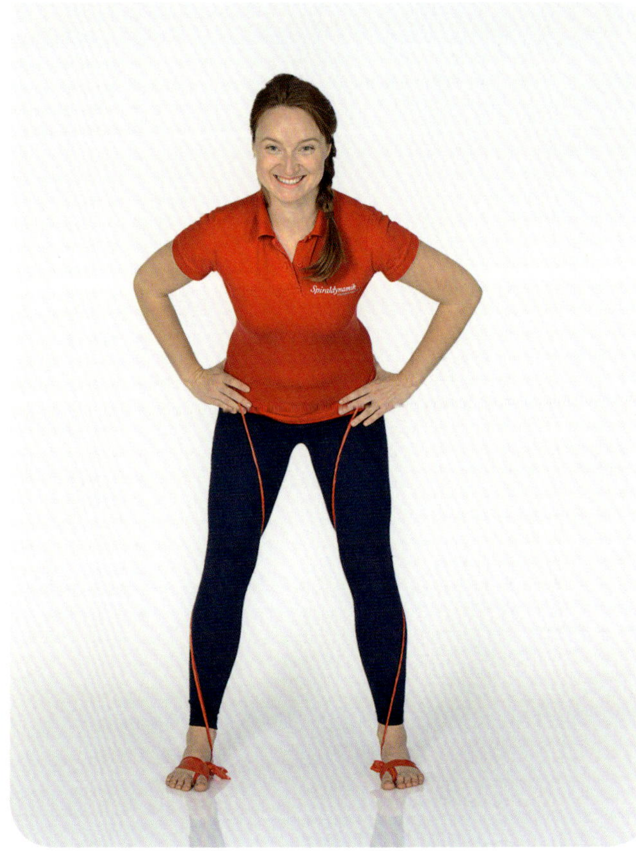

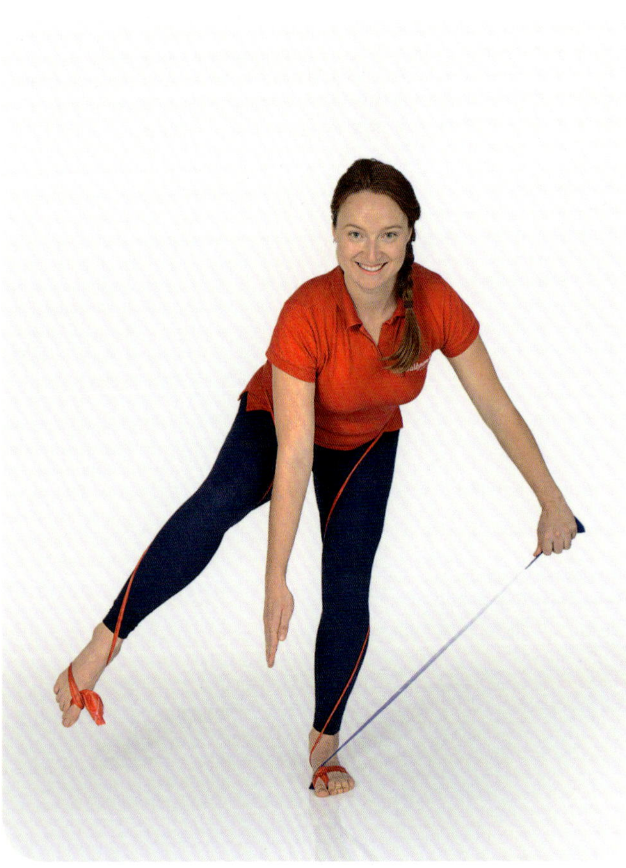

Golfer-Twist

ZIEL: Verschraubung des Fußes in der Bewegung und Erdung des Großzehengrundgelenks

AKTION: Legen Sie ein (zweites) Theraband unter das linke Großzehengrundgelenk, nehmen Sie dieses Band straff in die linke Hand und führen Sie es nach außen. Verlagern Sie Ihr Gewicht auf das linke Bein und beugen Sie linkes Hüft-, Knie- und Sprunggelenk (Triple-Flexion). Lösen Sie das rechte Bein vom Boden und greifen Sie mit der rechten Hand diagonal vor dem Körper auf den Boden, in Richtung linker Fuß. Ihr Großzehengrundgelenk muss fest geerdet bleiben, sonst löst sich das Theraband. Fällt Ihnen das anfangs zu schwer, können Sie das rechte Bein auch vorerst am Boden lassen.

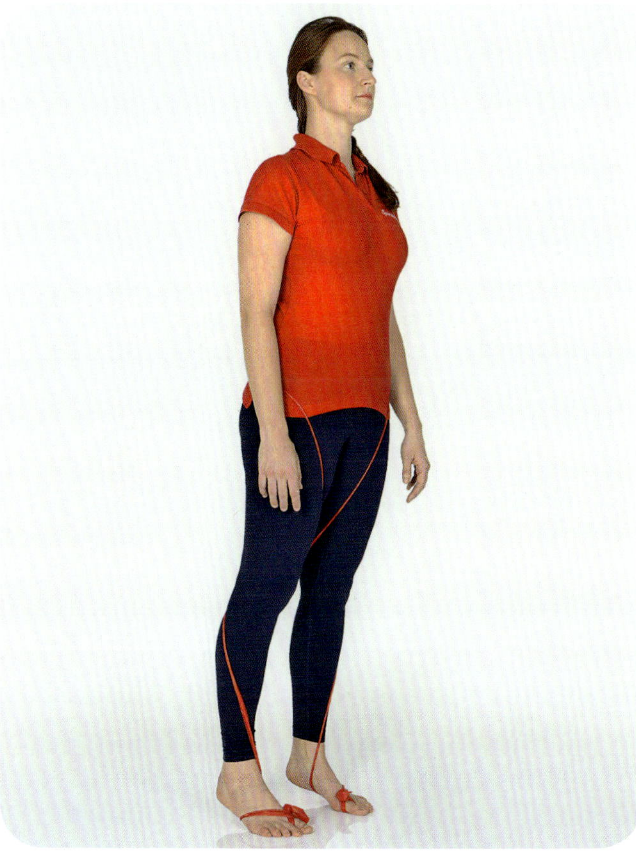

Zehenstand

ZIEL: Erdung des Großzehengrundgelenks im Zehenstand

AKTION: Sie stehen hüftbreit und bauen Längsspannung in der Wirbelsäule auf. Wenn Sie wollen, wickeln Sie ein Theraband um Ihre Beine wie im Bild dargestellt. Die Ferse und der Vorfuß sind geerdet. Heben Sie nun die Ferse an, halten Sie die Stellung kurz und senken Sie sich wieder ab. Achten Sie darauf, dass das Großzehengrundgelenk den Bodenkontakt behält und Ihr Fuß nicht nach außen kippt.

AUFGEPASST: Wenn Sie die Zehen einkrallen, um das Gleichgewicht zu halten, verliert Ihr Fuß die Spiralverschraubung.

Ballwurf

ZIEL: Verinnerlichung der Abhebebewegung des Fußes im Golfschwung

AKTION: Sie stehen in der Ansprechposition mit einem Ball in den Händen. Auch hier können Sie, wenn Sie wollen, ein Theraband einsetzen, um die Wahrnehmung zu verbessern. Schwingen Sie den Ball in Imitation des Golfschwungs von einer Seite zur anderen. Im Moment des kraftvollen Durchschwungs hebt der in diesem Moment hintere Fuß bis auf die Großzehe vom Boden ab und dreht sich gleichzeitig in Richtung Ballwurf. Konzentrieren Sie sich auf diese Abhebebewegung und üben Sie in der dynamischen Bewegung – hin und her, ohne Stopp zwischen den Ausführungen.

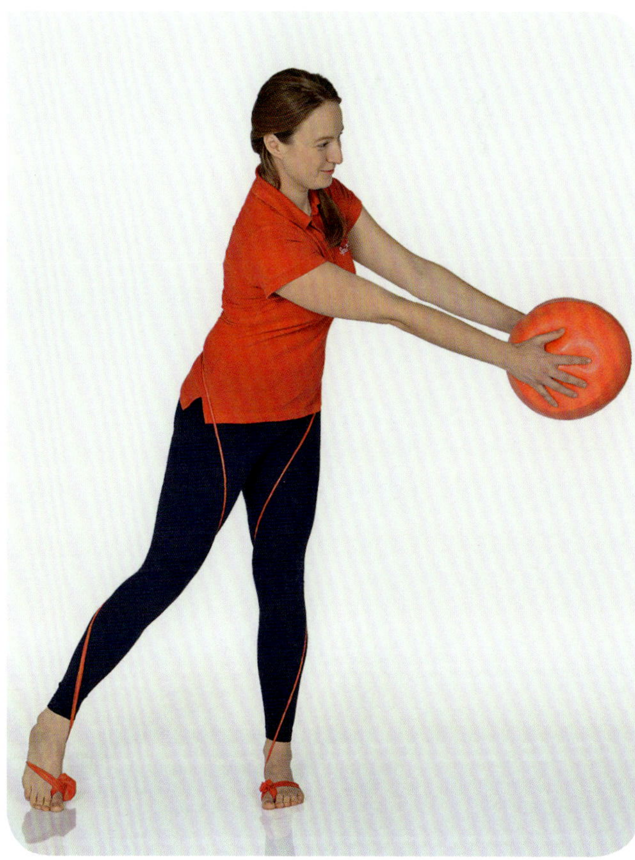

Balance-Akt

ZIEL: Aufrechterhaltung des Bodenkontakts des Großzehengrundgelenks in der Bewegung

AKTION: Legen Sie ein Theraband unter das Grundgelenk der linken großen Zehe (nicht unter die Zehe selbst). Führen Sie das rechte Bein schräg nach hinten und legen Sie den Fußrücken auf. Gleichzeitig gehen Sie mit dem linken Bein in die Triple-Flexion. Das Band halten Sie straff gespannt nach links außen. Heben Sie nun das rechte Bein vom Boden ab nach vorne vor den Körper, bis es gebeugt vor Ihnen in der Luft schwebt. Dabei strecken Sie das linke Bein und richten sich auf. Kehren Sie zurück in die Ausgangsstellung und wiederholen Sie die Übung – mit Seitenwechsel.

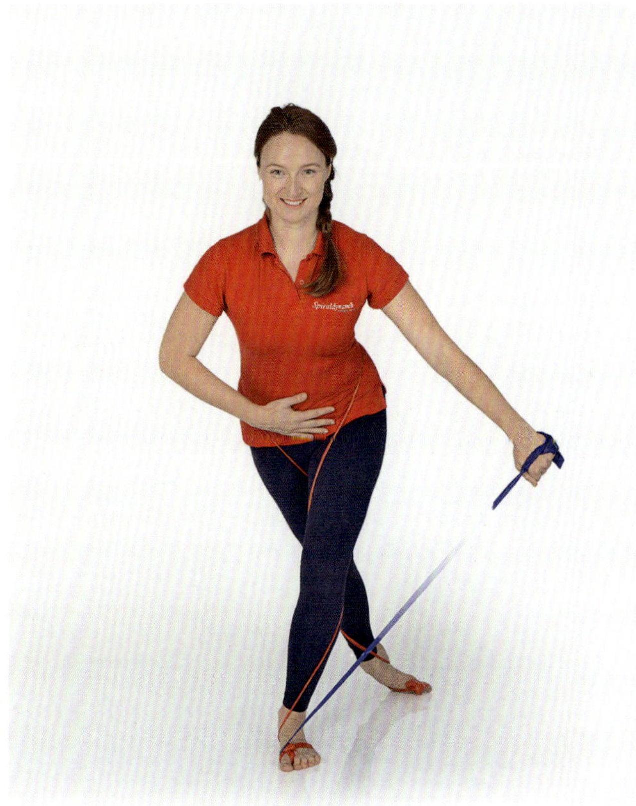

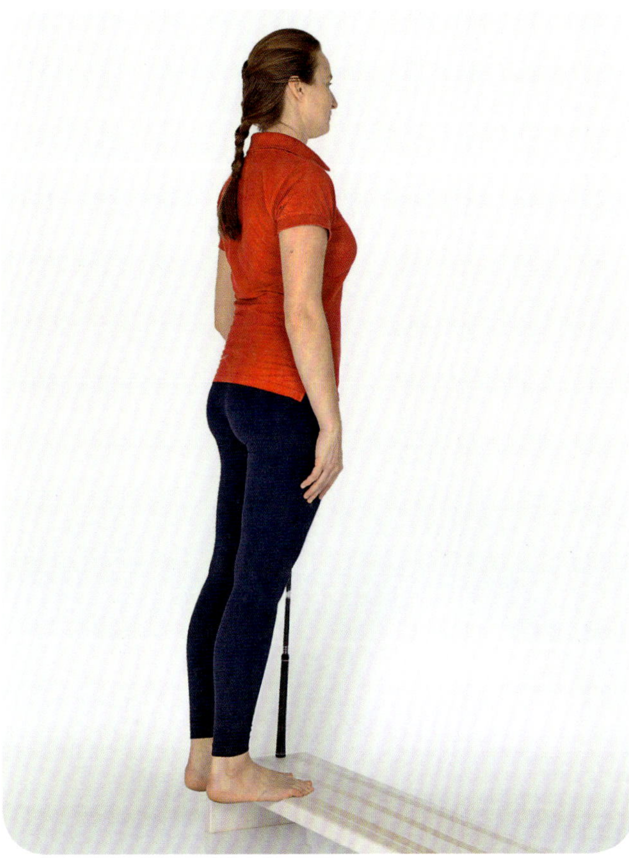

Turmspringer

ZIEL: Dehnung von Wade und Fuß in der Belastung

AKTION: Stellen Sie sich mit der vorderen Hälfte der Füße auf eine Treppenstufe. Heben Sie sich durch Kraftentwicklung aus dem Vorfuß nach oben, sodass die Fersen höher stehen als der Vorfuß. Lassen Sie dann die Fersen wieder absinken, sodass Sie die Dehnung in Fuß und Wade spüren. Die Ferse rollt sich leicht nach unten ein.

AUFGEPASST: Achten Sie darauf, dass Ihre Füße nicht nach innen kippen und das Großzehengrundgelenk Bodenkontakt behält. Der Fuß behält so seine Spiralverschraubung. Vorsicht beim barfüßigen Stehen auf der Kante der Stufe.

Anwendung: Stabilität auf dem rechten Fuß

ZIEL: Korrekte Fußbelastung beim Aufschwung

AKTION: Sie beginnen im zentrierten Stand, das Körpergewicht ist gleichmäßig auf beiden Füßen verteilt. Leiten Sie mit Händen, Armen, Schultern und Rücken die Rumpfrotation ein, die Hüfte folgt passiv. Dadurch wird das Körpergewicht auf den rechten Fuß verlagert. Am Ende des Aufschwungs befindet sich das Gewicht auf der Innenseite des rechten Fußes, das Knie bleibt über dem Sprunggelenk. So baut sich Spannung im Körper auf, die Sie beim Durchschwung explosiv freisetzen können.

AUFGEPASST: Achten Sie darauf, während des Aufschwungs den rechten Fuß nicht auf die Außenkante zu kippen.

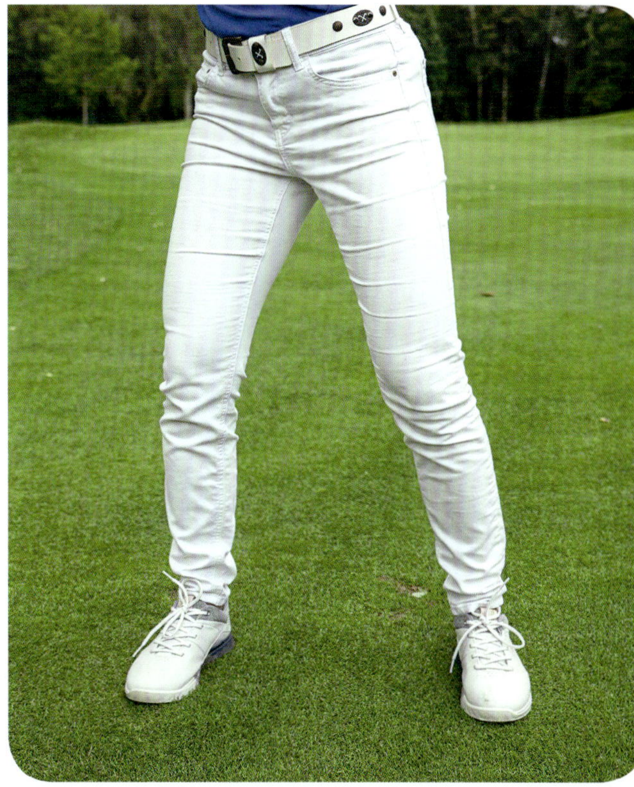

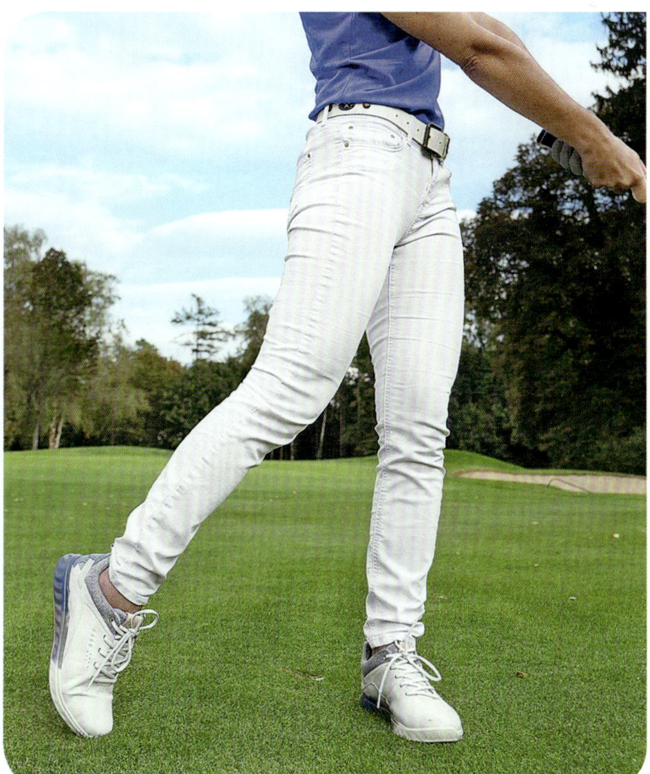

Anwendung: Tür zu!

ZIEL: Korrekte Fußbelastung beim Durchschwung

AKTION: Sie befinden sich in der Aufschwungposition. Verlagern Sie jetzt als Erstes Ihr Körpergewicht nach links, ohne in den Hüften seitlich einzuknicken. Das linke Bein stabilisiert sich durch die Belastung, wodurch Sie gleichzeitig das rechte Bein entlasten und so besser eindrehen können. Stellen Sie sich vor, Sie müssten mit der rechten Hüfte »eine Tür zuschlagen«, dies hilft bei der explosiven Kraftentwicklung. Die rechte Ferse kann sich so fast vollständig vom Boden lösen und das rechte Knie schnell zum linken Knie schließen. Üben Sie anfänglich in Zeitlupe, steigern Sie dann das Tempo.

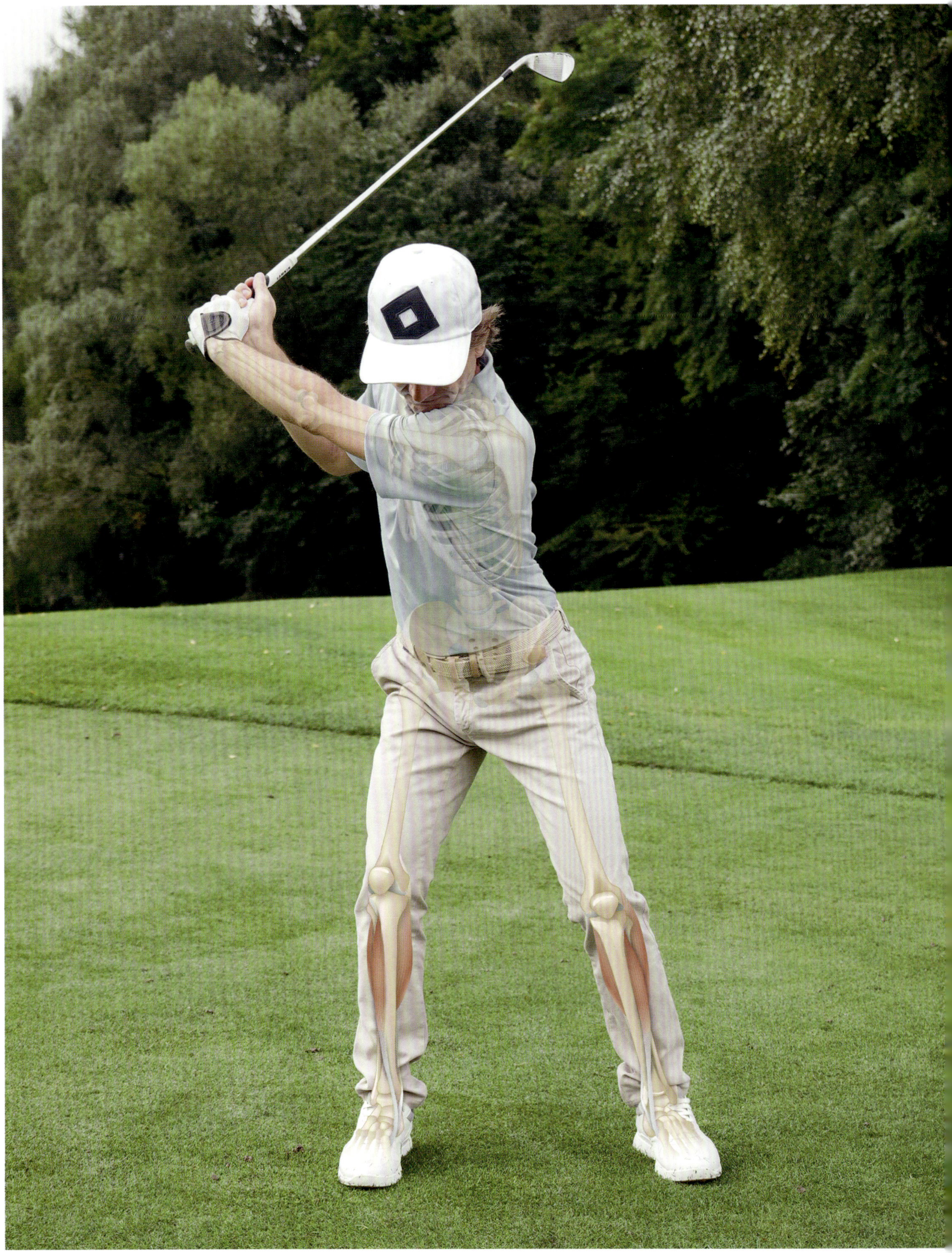

Die Sprunggelenke: Elastizität im Fundament

Die Körperwinkel während des Golfschwungs konstant zu halten, gehört zu den elementaren Dingen, die der Golfspieler kontrollieren muss. Ein gut funktionierendes Sprunggelenk macht diese Herausforderung viel leichter. Durch seine Beweglichkeit überträgt das Sprunggelenk fließend die entstehenden Boden-Reaktionskräfte aus dem Schwung und durch den Körper nach oben – über die Beine, den Rumpf bis in Arme und Kopf. Der Fuß muss währenddessen kontinuierlich für einen stabilen Bodenkontakt sorgen. So kann der Golfspieler während der Gewichtsverlagerung und Körperdrehung die Körperwinkel leichter beibehalten. Damit lassen sich sehr schnell technische Verbesserungen erzielen, welche in der Schwungkonstanz erlebbar werden.

Grundlage für eine stabile Beinachse

Das obere Sprunggelenk ist beim Golf zentral, es verbindet den Unterschenkel mit dem Fuß. Die gelenkbildenden Knochen sind das Sprungbein und die unteren Enden des Wadenbeins und des Schienbeins. Außen und innen wird das Gelenk über Bänder, Muskeln und Sehnen gesichert. Im aufrechten Stand ist der Fuß mit seiner lotrechten Ferse gegenüber dem Unterschenkel 90° abgewinkelt, wir sprechen von einer Neutral-Null-Stellung. Diese ist eine wichtige Voraussetzung für die Steh- und Gehfunktion.

Das obere Sprunggelenk ist ein Scharniergelenk mit einer leichten Rotationskomponente. Mit auf dem Boden aufgesetzten Fuß lässt sich der Unterschenkel im oberen Sprunggelenk um etwa 50° nach hinten und um etwa 30° nach vorne neigen. Die Bewegung nach hinten heißt Plantarflexion, die Bewegung nach vorne Dorsalextension.

Eine koordinierte Dorsalextension hilft, die gesamte Beinachse zu stabilisieren: Die Dorsalextension geht mit einer leichten Innenrotation des Unterschenkels einher. Bei gleichzeitiger Außenrotation des Oberschenkels wird dabei das Knie als Mittelgelenk dank dieser funktionellen Drehrichtungen aktiv stabilisiert.

In der Golfpraxis

Schon in der Ansprechposition unterstützt das Sprunggelenk – als ein Teil der Triple-Flexion des Beines – die Haltung unsichtbar. Im dynamischen Golfschwung wird diese Funktion noch deutlicher: Auf den beiden aufgesetzten Füßen neigen sich die Unterschenkel des rechten und linken Beins aus den Sprunggelenken heraus wechselweise nach hinten und nach vorne. Beim Aufschwung neigt sich der linke Unterschenkel mehr nach vorne und der rechte mehr nach hinten. Im Durchschwung bis zum Treffmoment ist es umgekehrt.

Je beweglicher die Sprunggelenke sind, desto harmonischer verlagert der Spieler sein Gewicht und kann in der dynamischen Bewegung den Körper kontrolliert drehen. Zudem helfen bewegliche Sprunggelenke, dem Oberkörper Raum zu geben, die Kraft von den Beinen abzuziehen und die Balance zu halten, um sauber bis zum Treffmoment durchschwingen zu können. Diese Korrelation gilt auch umgekehrt. Je unbeweglicher die Sprunggelenke, desto mehr müssen andere Körperteile dieses Defizit ausgleichen, wodurch der Spieler aus der Balance gerät. Im Aufschwung zeigt sich das konkret im Verlust der Körperwinkel. Beim Durchschwung richtet sich dann der Körper des Golfspielers schon vor dem Treffmoment auf. Der Körper verliert dabei den festen Stand, die Drehung des Körpers wird nicht mehr koordiniert ausgeführt. Aus all diesen Gründen arbeiten wir in diesem Kapitel intensiv an der Beweglichkeit der Sprunggelenke.

Fechter-Kniestand

ZIEL: Beugung des Sprunggelenks mit progressiver Belastung

AKTION: Im Kniestand stellen Sie ein Bein um 45° außen gedreht vor sich auf. Der Fuß steht stabil am Boden, d.h. die Ferse ist lotrecht, die Grundgelenke der großen und kleinen Zehe haben Bodenkontakt. Das Knie des aufgestellten Beins befindet sich lotrecht über dem Fuß. Richten Sie das Becken auf und bauen Sie Längsspannung in der Wirbelsäule auf. Verlagern Sie Ihr Gewicht in einer fließenden Bewegung einatmend auf das aufgestellte Bein und ausatmend zurück in die Ausgangsstellung.

AUFGEPASST: Die Bewegung kommt aus dem Sprunggelenk, der Fuß bleibt stabil stehen, ohne nach innen zu kippen.

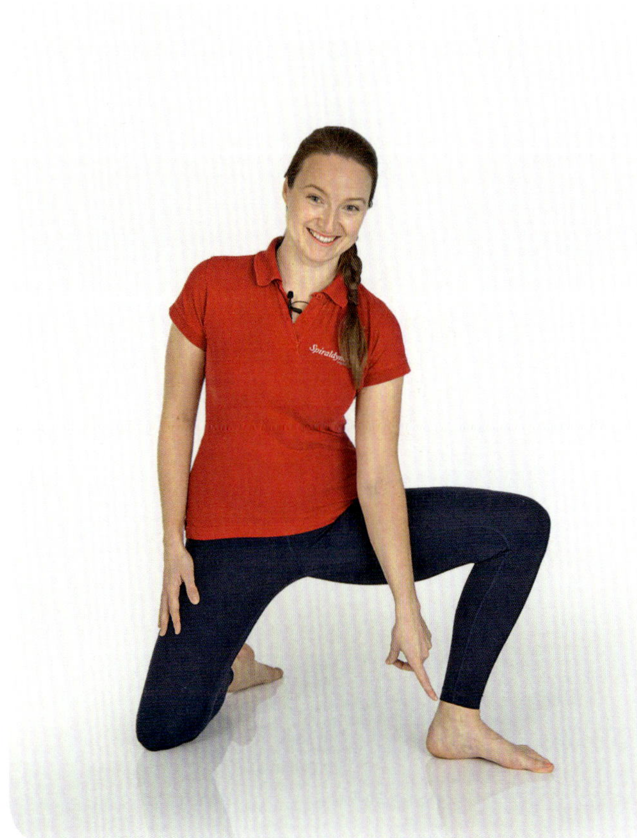

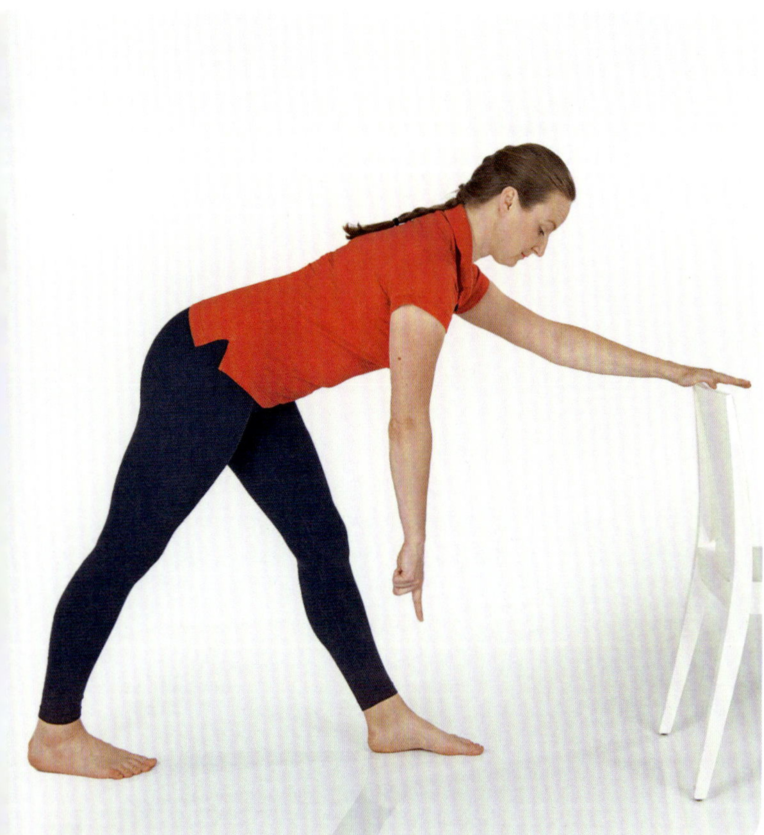

Schritt-Wippe

ZIEL: Streckung des Sprunggelenks in der Belastung

AKTION: Stellen Sie sich in Schrittstellung hinter einen Stuhl mit den Händen auf der Lehne. Ihr hinteres Bein ist gestreckt, das vordere gebeugt, der Rücken ist gerade. Beide Füße stehen stabil mit der gesamten Fläche auf dem Boden, die Fußspitzen nach vorne ausgerichtet. Verlagern Sie nun Ihr Gewicht einatmend auf den hinteren Fuß; dabei strecken Sie das vordere Bein und das Sprunggelenk. Ausatmend kommen Sie wieder nach vorn. Kommen Sie in eine rhythmische Bewegung. Mit zunehmender Übung können Sie die Hände von der Stuhllehne nehmen.

AUFGEPASST: Strecken Sie das vordere Knie nie völlig durch.

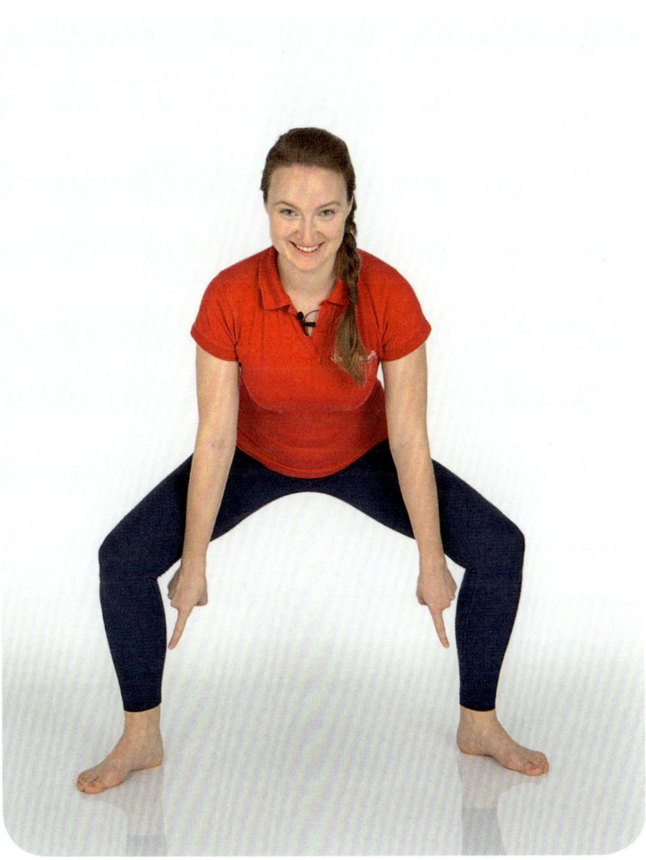

Sumo-Squat

ZIEL: Beugung und Streckung der Sprunggelenke symmetrisch

AKTION: Sie stehen im breiten Stand, die Fußspitzen um 45° nach außen gekehrt, die Hände in den Hüften. Beugen Sie sich nach vorne und stellen Sie eine Triple-Flexion in Sprung-, Knie- und Hüftgelenk her. Vertiefen Sie die Beugung der Knie und Sprunggelenke, indem Sie das Gesäß bis auf zirka Kniehöhe absenken. Strecken Sie dann Sprung-, Knie- und Hüftgelenke wieder und kommen Sie zurück in den aufrechten Stand. Wiederholen Sie diese Bewegung mehrmals. Die Füße bleiben während der gesamten Übung stabil.

AUFGEPASST: Achten Sie darauf, die Knie nicht nach innen kippen zu lassen.

Schwunggelenk

ZIEL: Dynamischer Wechsel zwischen Beugung und Streckung

AKTION: Sie stehen im hüftbreiten Stand in Triple-Flexion mit leicht vorgebeugtem Oberkörper. Das rechte Bein ist etwas mehr nach außen geöffnet als das linke. Halten Sie ein rechts seitlich von sich auf Hüfthöhe befestigtes Widerstandsband mit beiden Händen und machen Sie eine Golfschwungbewegung vor dem Körper. Dabei beugen und strecken Sie abwechselnd die Sprunggelenke, der Oberkörper macht die Bewegung mit. Die Füße bleiben stabil, die Knie kippen nicht nach innen oder außen.

AUFGEPASST: Die Bewegung kommt aus den Sprunggelenken, nicht aus den Armen.

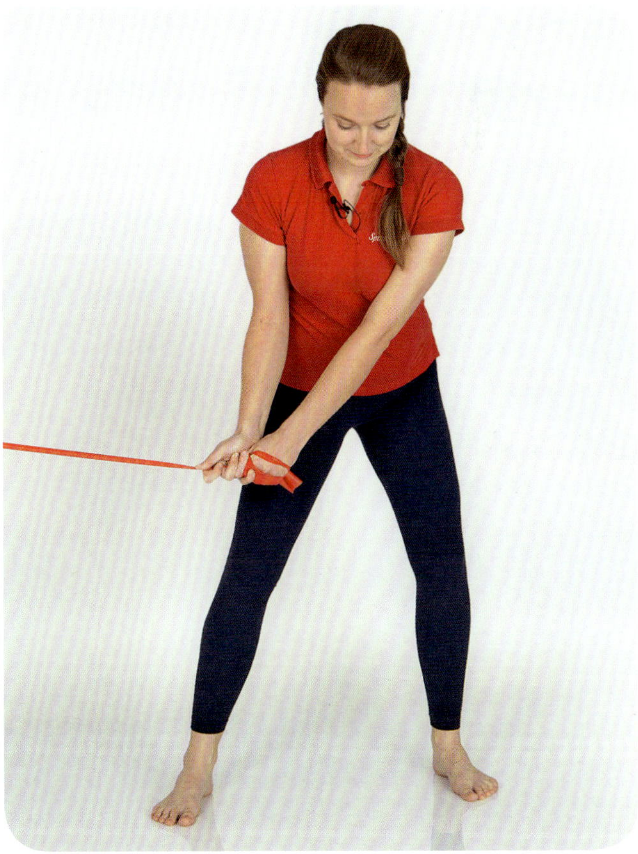

Tiefe Beuge

ZIEL: Beugung im Sprunggelenk bis zur Beweglichkeitsgrenze

AKTION: Sie stehen im hüftbreiten Stand, die Fersen leicht erhöht (z.B. auf zwei Büchern). Beugen Sie sich in der Triple-Flexion nach vorn und gehen Sie dann in eine tiefe Kniebeuge, bis Sie an die Grenze Ihrer Beweglichkeit stoßen. Richten Sie sich dann wieder auf. Wiederholen Sie diese Bewegung mehrmals in einer flüssigen Bewegung.

AUFGEPASST: Gehen Sie nicht über die Grenze Ihrer Beweglichkeit. Wenn Ihre Knie sich nach innen bewegen oder der Rücken sich rundet, sind Sie zu weit gegangen.

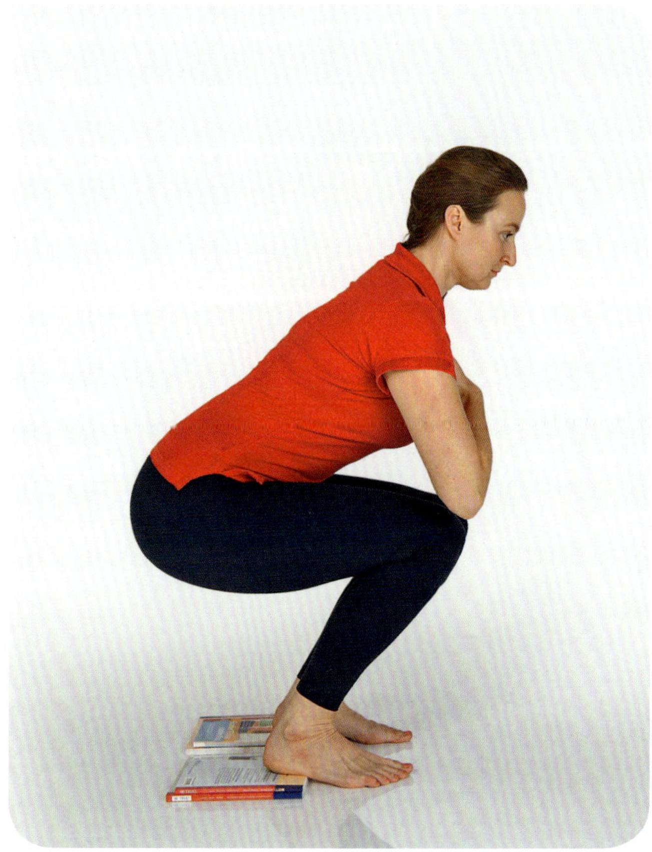

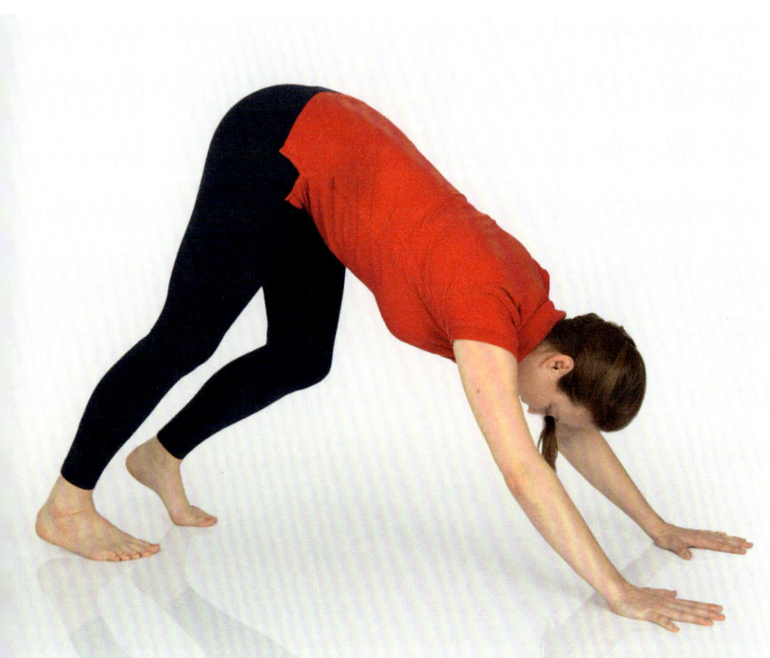

Bärengang

ZIEL: Beugung und Streckung des Sprunggelenks mit Wadendehnung

AKTION: Sie beginnen im Vierfüßlerstand, die Schultern über den Händen, die Hüften über den Knien, die Fußspitzen aufgestellt. Richten Sie sich über Längsspannung in der Wirbelsäule in den Bärenstand auf (Stand auf Füßen und Händen mit leicht gebeugten Knien). Dabei heben die Fersen vom Boden ab. Senken Sie nun abwechselnd die Fersen zum Boden. So strecken und beugen Sie die Sprunggelenke und dehnen gleichzeitig Ihre Waden.

AUFGEPASST: Lassen Sie Ihre Knie nicht nach innen kippen und strecken Sie die Knie nie vollständig durch. Ein runder Rücken oder zu viel Gewicht auf den Händen sind ein Warnsignal.

Anwendung: Mit Nachdruck!

ZIEL: Kraftentwicklung aus dem Sprunggelenk

AKTION: Ein Teil der explosiven Kraft, die für einen gelungenen Durchschwung notwendig ist, wird aus dem rechten Sprunggelenk entwickelt. Verwenden Sie daher Zeit auf das Einüben des richtigen Timings. Synchron mit der rotierenden Hüftbewegung drückt sich der rechte Fuß aus dem Sprunggelenk heraus vom Boden ab, um so maximale Explosivkraft zu entwickeln.

AUFGEPASST: Das Lösen der Ferse vom Boden dient zunächst der Kraftentwicklung für den Durchschwung, erst danach wird die Ferse voll angehoben.

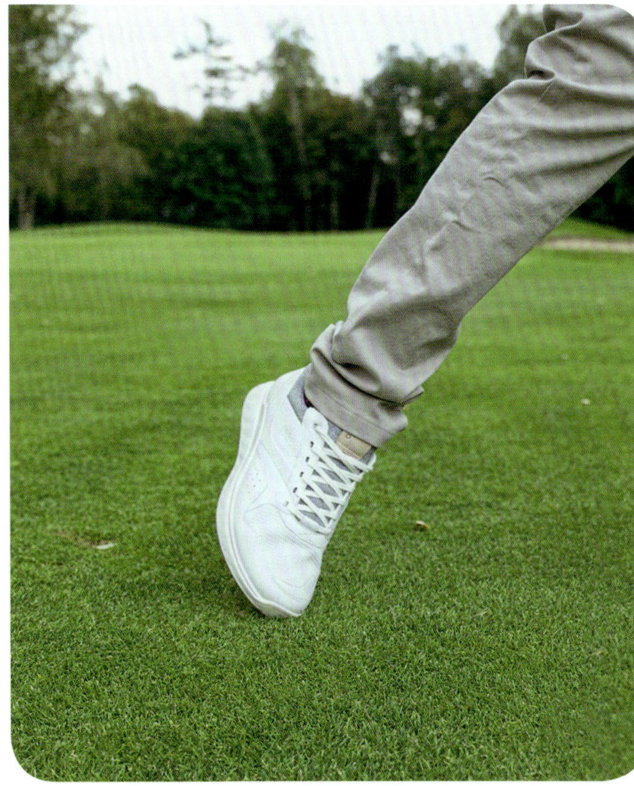

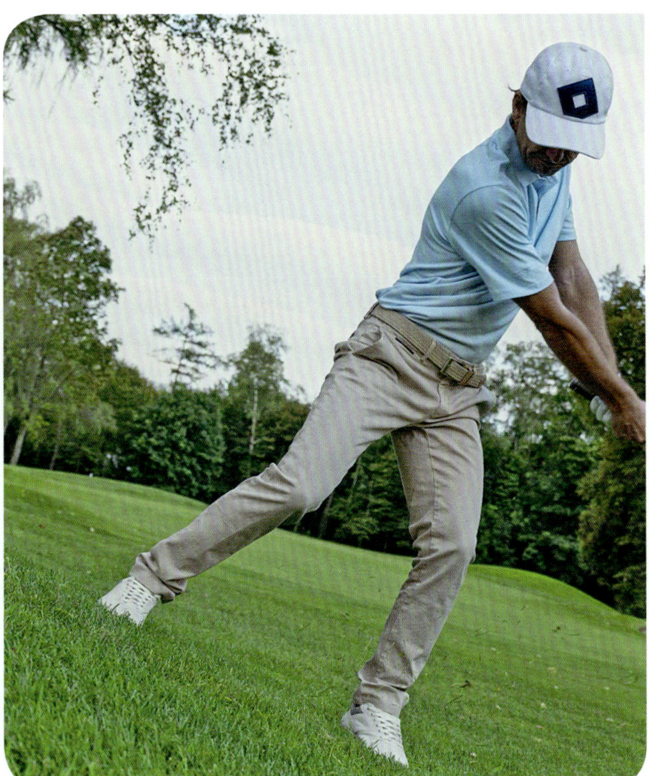

Anwendung: Stabiles Fundament

ZIEL: Stabilisierung des linken Fußes am Hang

AKTION: Am Hang müssen Sie immer dem linken Fuß besondere Aufmerksamkeit schenken, da er hier immense Stabilisierungsarbeit leisten muss. Beginnen Sie in der Ansprechposition und führen Sie den Aufschwung aus. Verlagern Sie nun Ihr Gewicht auf den linken Fuß und achten Sie auf eine stabile Verankerung: Lassen Sie den Fuß keinesfalls nach außen kippen, da Sie dann Ihre Schwungebene verlieren. Üben Sie bewusst Druck auf den Boden aus, speziell auf das Großzehengrundgelenk.

AUFGEPASST: Die Schwungbewegung ist am Hang verkürzt, da Sie ansonsten das Gleichgewicht verlieren.

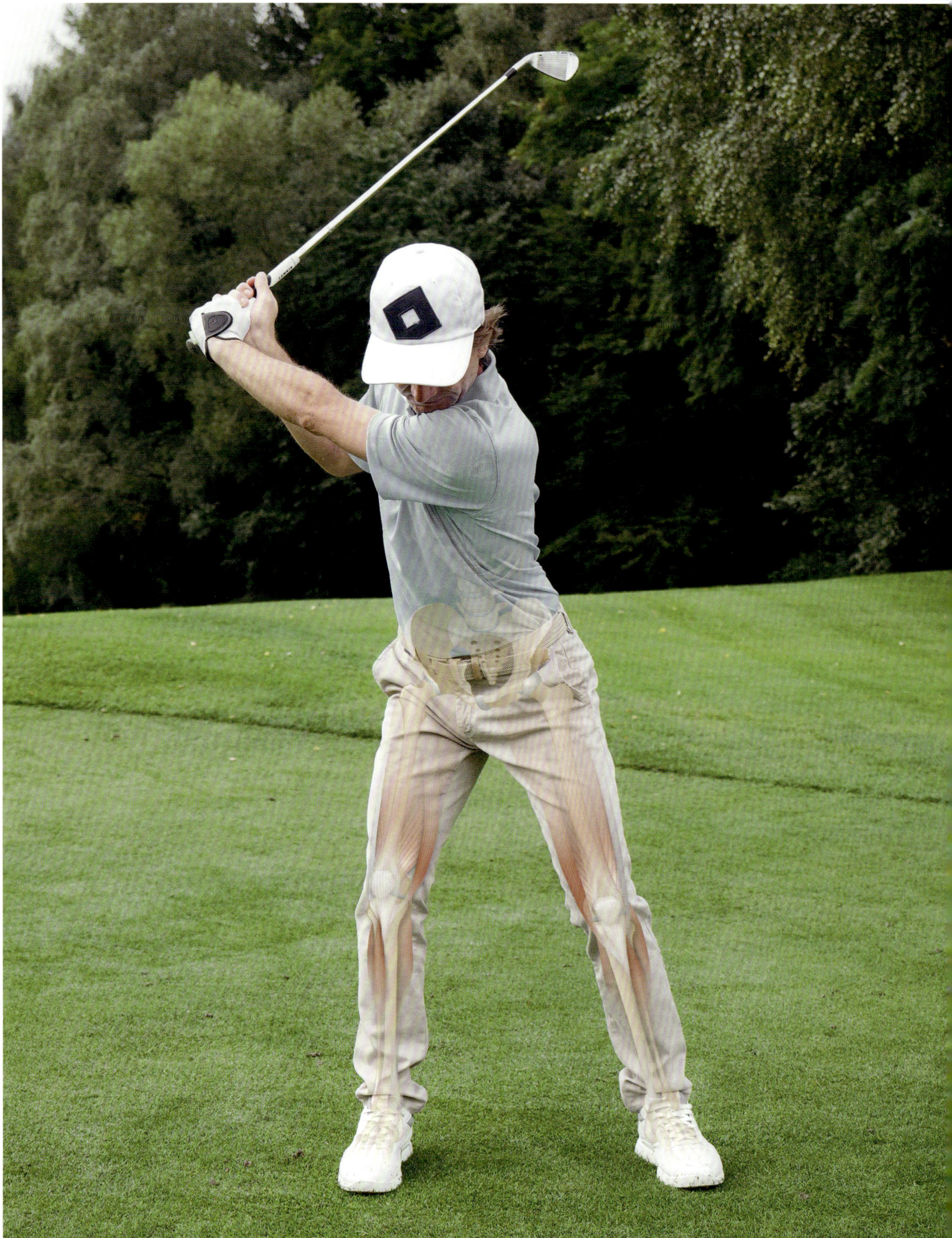

Die Kniegelenke: Kraft durch den richtigen Dreh

Beim Golfschwung wirken große Kräfte auf die Knie. In den einzelnen Phasen des Golfschwungs sind das rechte und linke Knie unterschiedlich belastet. Damit sie die Belastung gut absorbieren können, müssen sie während der gesamte Rumpfbewegung gebeugt bleiben, ohne diese Haltung wesentlich zu verändern. Technisch gesehen braucht es dazu die richtige Ausführung der Gewichtsverlagerung und Körperdrehung. Medizinisch gesehen braucht es eine stabile Beinachse, eine korrekte Verschraubung von Oberschenkel und Unterschenkel und eine koordinierte Zusammenarbeit zwischen Hüftgelenk und Fuß. So wird der Druck auf den Knorpel, Menisken und Kreuzbänder gleichmäßig verteilt und das Verletzungsrisiko reduziert.

Das Knie als Teil der Beinachse

Das Knie verbindet den Oberschenkelknochen mit dem Schien- und Wadenbein. Es ist das größte Gelenk des menschlichen Körpers und verfügt über eine äußerst komplexe Biomechanik. Damit es als Drehscharniergelenk koordiniert funktionieren kann, braucht es zwei Voraussetzungen: zum einen eine stabile Beinachse und zum anderen die Kombination von beweglichem Hüftgelenk und standstabilen Füßen.

Die sogenannte Beinachse bezeichnet die Ausrichtung von Hüft-, Knie- und Sprunggelenk. Man kann sie sich als Linie vorstellen, die sich im Beinskelett gerade durch die Mitte des Hüftgelenkes, die Spitze der Kniescheibe und zwischen dem zweiten und dritten Zehenstrahl hindurchzieht. Optimal befinden sich alle Punkte dieser Linie übereinander und die Kniescheibe zeigt genau nach vorne (gerade Beinachse). Die Belastung kann so in der Statik und in dynamischen Bewegungen auf alle Gelenke optimal verteilt werden.

Die anatomisch vorgegebenen Drehrichtungen von Ober- und Unterschenkel unterstützen die gerade Beinachse und halten das Knie fit und gesund. Gemäß dem Spiralprinzip dreht sich der Oberschenkel nach außen und der Unterschenkel nach innen. Diese spiralige Verschraubung der Beinknochen verstärkt sich beim Beugen, beim Strecken vermindert sie sich, ohne ganz zu verschwinden oder sogar ins Gegenteil zu kippen.

Das Kniegelenk ist ein Drehscharniergelenk: Es beugt und streckt, gleichzeitig findet eine Rotationsbewegung um die Beinlängsachse statt. Bei korrekter Verschraubung wandert der Drehpunkt des Knies in der Beuge etwas nach innen. Richtig ausgeführt ist diese Gelenkbewegung für den inneren und äußeren Meniskus gesund und führt nicht zu Verletzungen. Die im Inneren des Knies liegenden Kreuzbänder wickeln sich bei gebeugtem Kniegelenk straff umeinander. Die beiden Gelenkpartner werden zusammengepresst und das Knie bekommt inneren Halt.

In der Golfpraxis

Beim Aufschwung müssen die Beinachse und die Stellung des rechten Knies unverändert bleiben. Es darf nicht nach innen kippen oder nach außen drehen, der Winkel der Kniebeugung soll im Vergleich zur Ansprechposition nicht wesentlich verändert werden. Besonders ungünstig ist die überstreckte Knieposition, welche den Körper aus der Balance bringt und besonders für den unteren Rücken ein Verletzungsrisiko birgt.

Der Durchschwung beginnt mit einer Gewichtsverlagerung vom Innenrand des rechten Fußes auf den Außenrand des linken Fußes. Dadurch ist das linke Knie führend und wird im Treffmoment bis zum Finish größeren Belastungen ausgesetzt. Deshalb ist es wichtig, den Durchschwung mithilfe der Muskelketten auf der linken Körperseite zu bremsen und alle Körperteile koordiniert einzusetzen.

Beintwist

ZIEL: Wahrnehmung der Drehrichtungen von Ober- und Unterschenkel in der Beugung

AKTION: Sie sitzen im »halben Schneidersitz«, ein Bein strecken Sie vor sich aus. Eine Hand liegt auf dem Oberschenkel, die andere auf dem Unterschenkel. Ziehen Sie das Bein an, beugen Sie das Knie und spüren und unterstützen Sie mit den Händen die entgegengesetzten spiraligen Drehungen im Bein: Der Oberschenkel dreht in der Beugung nach außen, der Unterschenkel nach innen. Diese Verschraubung garantiert die funktionelle Stabilisierung des Kniegelenks.

AUFGEPASST: Diese Übung erfordert Konzentration. Trainieren Sie Ihre Körperwahrnehmung.

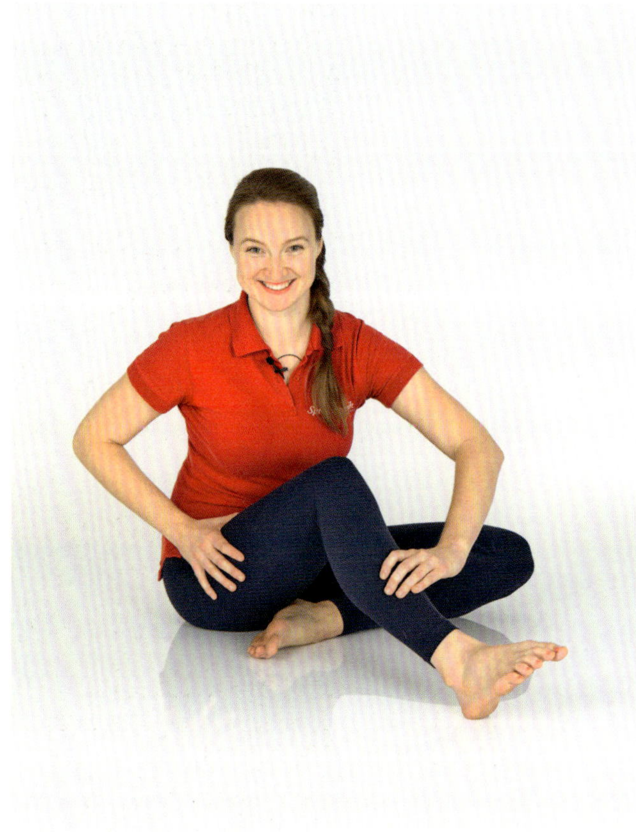

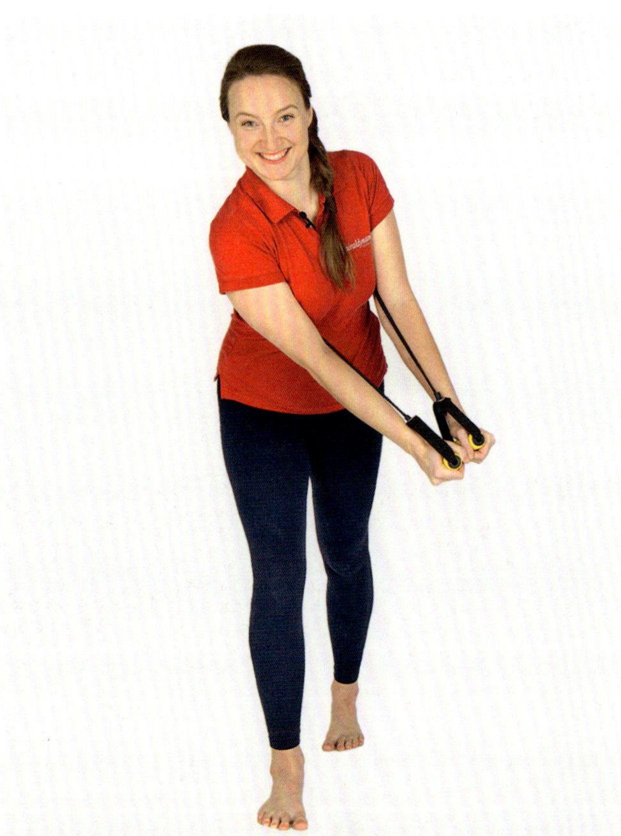

Standbeinspirale

ZIEL: Rotationsstabilität des Beins in der Schwungbewegung

AKTION: Sie beginnen in Schrittstellung, den Oberkörper nach vorn gebeugt. Ein Fitnesstube mit Griffen liegt um Ihren Rumpf, die Griffe halten Sie mit gestreckten Armen vor dem Körper. Verlagern Sie Ihr Gewicht auf den vorderen Fuß und beugen Sie das Knie. Beginnen Sie, die Arme nach Art des Golfschwungs vor dem Körper zu schwingen. Die Beinachse bleibt in der Bewegung stabil. Lassen Sie das Knie nicht wegkippen.

AUFGEPASST: Sie können die Bewegung nur mit dem Oberkörper machen oder bei zunehmender Übung auch das Becken leicht mitbewegen; letzteres ist anspruchsvoller.

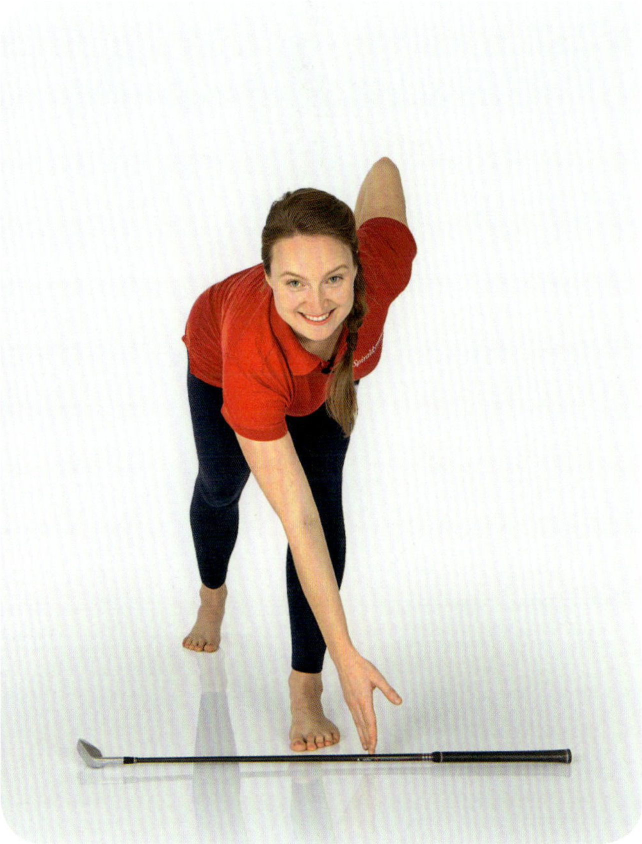

Cross-Touchdown

ZIEL: Rotationsstabilität im Bein bei Rumpfdrehung

AKTION: Sie stehen in Schrittstellung, das Gewicht ist auf das vordere, gebeugte Bein verlagert. Das Knie ist stabil und befindet sich im Lot über dem Sprunggelenk. Vor Ihnen liegt ein Golfschläger. Greifen Sie nun abwechselnd mit den Händen nach dem Schläger, und zwar über Kreuz: mit der rechten Hand greifen Sie weit nach links, mit der linken weit nach rechts. Es ist nicht wichtig, ob Sie ihn erreichen – wichtig ist die Stabilität im Knie.

AUFGEPASST: Bewegen Sie nicht nur den Oberkörper, sondern bewegen Sie das Becken mit. Der Körper leitet die Bewegung ein, der Arm folgt.

Standwaage dynamisch

ZIEL: Rotationsstabilität im Bein in der dynamischen Bewegung

AKTION: Sie stehen in Schrittstellung, das Gewicht ist auf das vordere Bein verlagert, das vordere Knie ist gebeugt und stabil. Der Rumpf ist nach vorn gebeugt, in der Wirbelsäule bauen Sie Längsspannung auf. Heben Sie nun das hintere Bein mehrmals vom Boden ab in eine Standwaage und setzen Sie den Fuß wieder ab. Die Standbeinachse bleibt erhalten, das Knie stabil.

AUFGEPASST: Achten Sie darauf, nicht ins Hohlkreuz zu fallen. Behalten Sie die Stabilität im Rumpf bei.

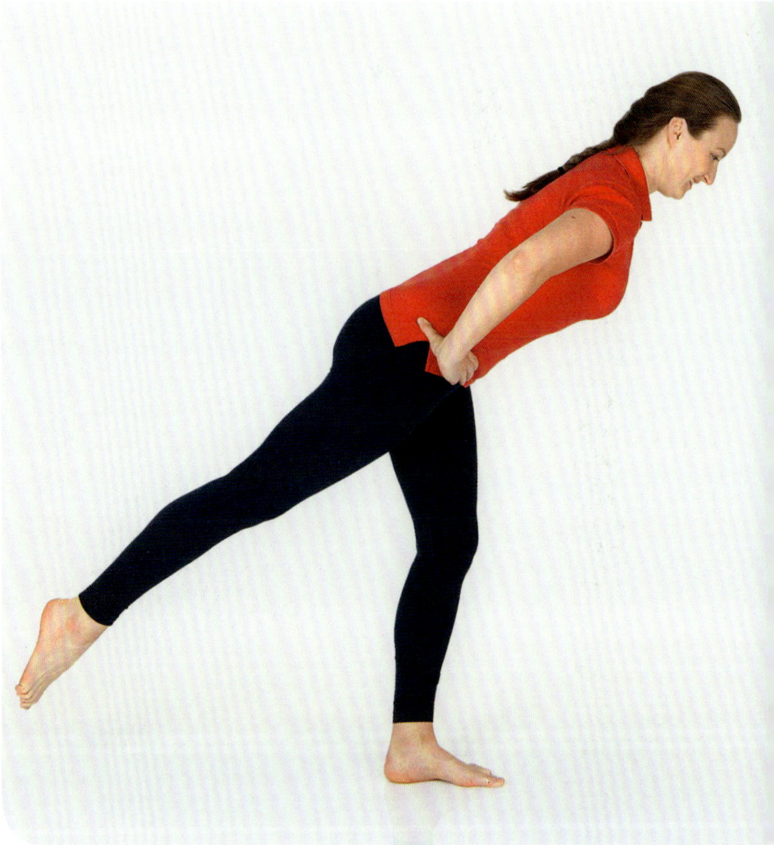

Lunges dynamisch

ZIEL: Rotationsstabilität im Bein in der dynamischen Bewegung kombiniert mit Armbewegung

AKTION: Sie beginnen im hüftbreiten Stand mit zwei Kurzhanteln in den Händen, die Arme hängen locker neben dem Körper. Machen Sie mit einem Bein einen Ausfallschritt nach vorn und beugen Sie das vordere Knie. Winkeln Sie in der Vorwärtsbewegung die Ellbogen an und führen Sie die Hanteln zu den Schultern. Drücken Sie sich dann mit dem vorderen Fuß ab und kommen Sie zurück in die Ausgangsstellung. Die Arme lassen Sie wieder sinken.

AUFGEPASST: Konzentrieren Sie sich darauf, das Knie stabil zu halten.

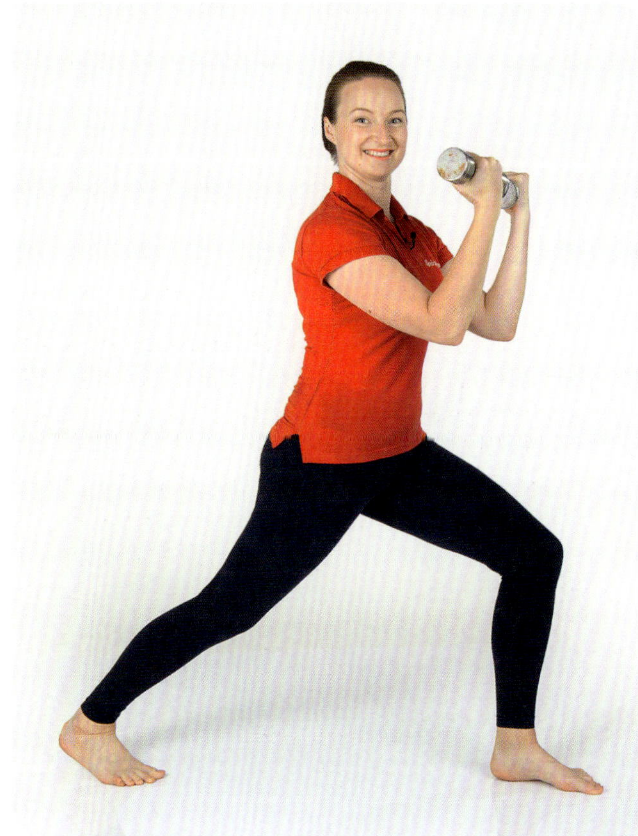

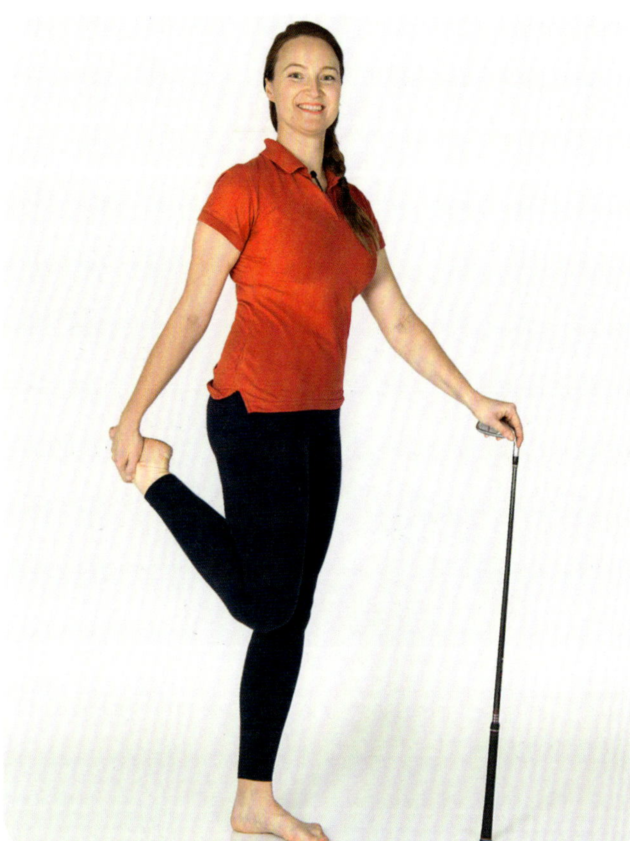

Q-Stretch

ZIEL: Dehnung des Quadrizeps

AKTION: Sie beginnen im aufrechten Stand. Bauen Sie Längsspannung in der Wirbelsäule auf. Heben Sie einen Fuß an und führen Sie die Ferse zum Gesäß. Fassen Sie den Fuß mit der Hand und ziehen Sie ihn ans Gesäß heran. Die Knie berühren einander. Nutzen Sie wenn nötig einen Golfschläger als Gleichgewichtshilfe. Mit dieser Haltung dehnen Sie den über Hüft- und Kniegelenk laufenden Quadrizeps sehr effizient.

AUFGEPASST: Lassen Sie das Knie des gedehnten Beines nicht nach außen ausweichen und fallen Sie keinesfalls ins Hohlkreuz.

Anwendung: Bein im Lot

ZIEL: Stabilität im rechten Kniegelenk

AKTION: Stellen Sie sich in die Ansprechposition und legen Sie Ihre Hände über Kreuz auf die Schultern. Gehen Sie in die Rotationsbewegung, als wollten Sie einen Aufschwung ausführen. Bringen Sie Ihre linke Schulter durch Rumpfdrehung unter das Kinn. Das Körpergewicht wird dabei auf das rechte Bein verlagert. Konzentrieren Sie sich bewusst auf die Stabilisierung Ihres rechten Kniegelenks, das im Lot zwischen Sprunggelenk und Hüfte bleibt.

AUFGEPASST: Das rechte Knie darf weder nach außen noch nach innen kippen.

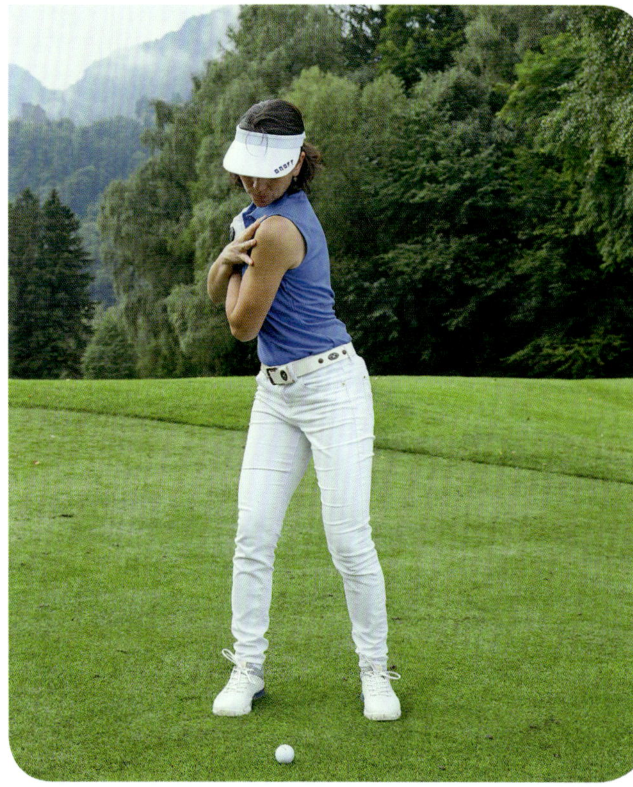

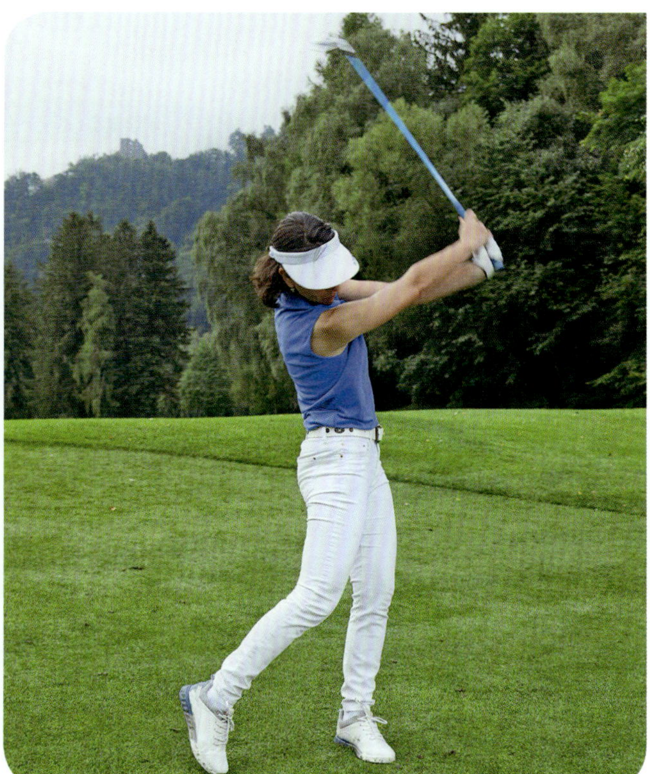

Anwendung: Das linke Knie als Basis des Durchschwungs

ZIEL: Stabilität im linken Kniegelenk

AKTION: Beim Durchschwung entwickelt der Golfspieler eine hohe Geschwindigkeit, die das Knie- und Fußgelenk des linken Beins abfangen müssen. Begeben Sie sich in die Aufschwungsposition und führen Sie in Zeitlupe einen Durchschwung aus. Am Anfang ist das linke Knie leicht gebeugt. Bei der Gewichtsverlagerung und Rotation der Hüfte bewegt sich das rechte Knie zum linken Knie. Dabei beginnt sich das linke Knie sukzessive zu strecken – bis zum Finish.

AUFGEPASST: Wird das linke Knie zu früh gestreckt, geht die Energie weg und die Schwungebene verloren.

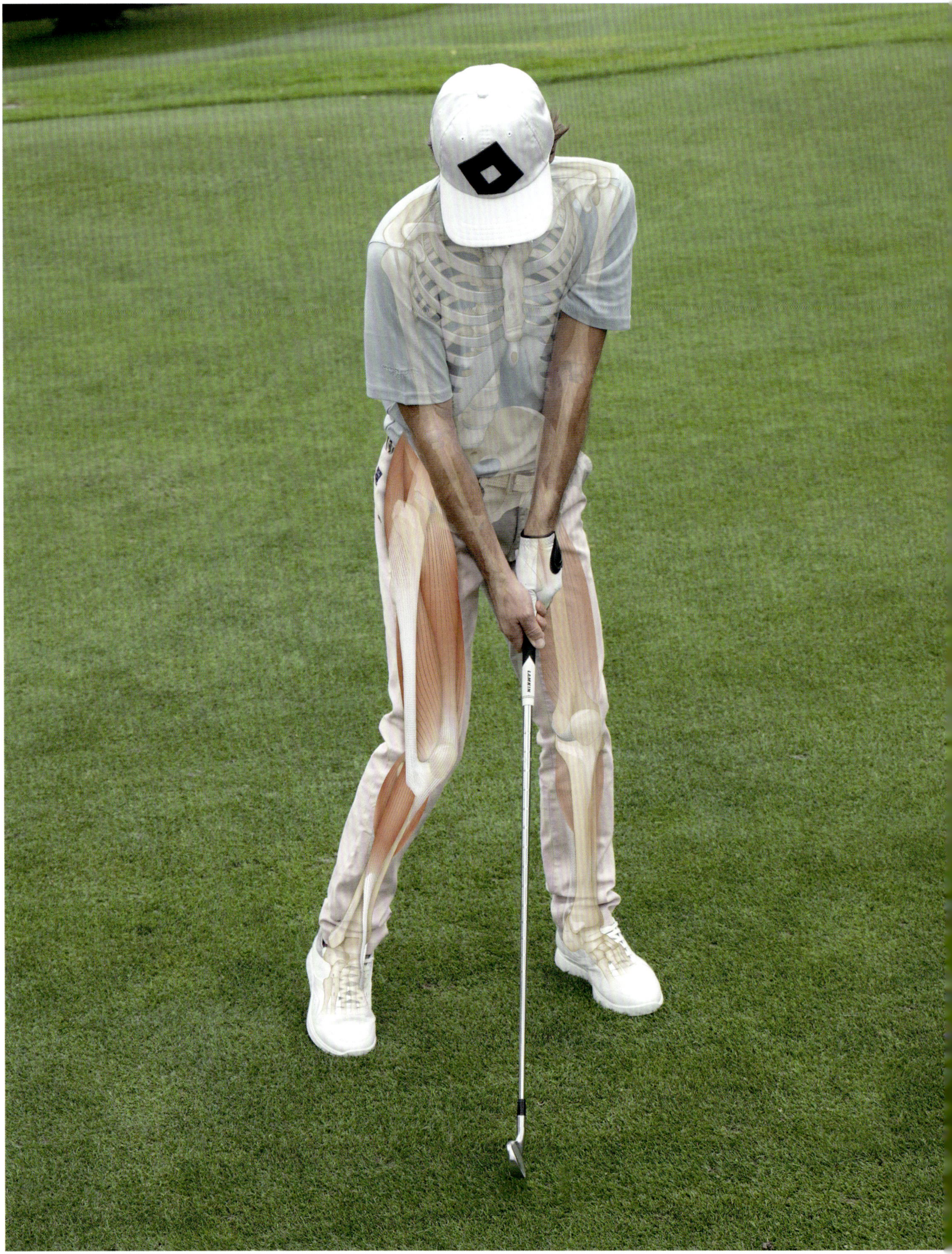

Das Becken und die Hüftgelenke: Bewegung in 3-D

4

Beim Golfschwung lässt sich perfekt das faszinierende dreidimensionale Zusammenspiel im Hüftgelenk beobachten. Die Bewegung der Hüften spielt eine wichtige Rolle bei der Drehung des Körpers, trägt zur richtigen Gewichtsverlagerung bei und erlaubt es dem Spieler, die Rumpf- und Armbewegung optimal auszuführen. Dabei besteht ein großer Kontrast zwischen dem Ausmaß und der Wichtigkeit der Hüftbewegung – man sieht sie kaum, aber sie ist zentral.

Motoren der Bewegung

Das Hüftgelenk ist ein Kugelgelenk, welches dreidimensionale Bewegungen zulässt und uns eine große Beweglichkeit ermöglicht. Der Oberschenkelknochenkopf und das Hüftbein bilden die zwei knöchernen Partner des Gelenks. Der kugelförmige Gelenkkopf passt perfekt in die vorne und seitlich liegende Pfanne des Hüftbeins hinein. Bei Bewegungen, bei denen ein Fuß oder beide Füße auf dem Boden stehen bleiben und der Körper sich dagegen dreht, ist die dreidimensionale Beweglichkeit zwischen Kugelkopf und Pfanne gefordert.

Steht der Fuß auf dem Boden und der Rumpf dreht, handelt es sich streng genommen um eine Bewegung im Hüftgelenk. Von außen sichtbar ist die Beckenrotation: Das Becken dreht, der Fuß behält die Verbindung zum Boden. Das Bein kann wahlweise mit dem Fuß stehen bleiben oder mit dem Becken mitdrehen. Die Becken- und damit die Rumpfdrehung können um die Körperlängsachse nach rechts oder links stattfinden. Durch einen koordinierten Bewegungsablauf erhält der Körper zugleich Stabilität und Beweglichkeit, Geschmeidigkeit und Leistungsfähigkeit.

Von einer guten Beweglichkeit im Hüftgelenk profitieren zwei weitere Körperteile: Das Knie wird daran gehindert, nach innen oder außen zu kippen, was es vor gefährlichen Fehlbelastungen schützt. Außerdem wird die Lendenwirbelsäule vor einer Überlastung geschützt: Da schon eine »Etage« weiter unten – in den Hüftgelenken – gedreht wird, werden die kleinen Zwischenwirbelgelenke vor zu starken Drehbewegungen geschützt.

In der Golfpraxis

Beim Aufschwung folgt das Becken der Rotation des Oberkörpers, der Schultern und dem Schwung der Arme. Das Becken dreht nach rechts hinten, was im rechten Hüftgelenk mit einer Innenrotation und im linken Hüftgelenk mit einer Außenrotation verbunden ist. Klingt etwas kompliziert, ist aber auf den zweiten Blick logisch: Dreht das Becken im Zweibeinstand nach rechts, kommt es – von oben betrachtet – in beiden Hüftgelenken zu einer Rotation im Hüftgelenk. Diese dreidimensionale Beweglichkeit in beiden Hüftgelenken stabilisiert die Beinachse und macht dem Oberkörper und der linken Schulter Platz, sodass deren gesamter Bewegungsumfang ausgenutzt werden kann.

Im Durchschwung verlagert sich zuerst das Gewicht auf den linken Fuß, die Hüften verschieben sich um wenige Zentimeter seitlich zum Ziel. Fast zeitgleich dreht die linke Hüfte nach hinten, was dafür sorgt, dass das Becken und der Körper beginnen, sich zum Ziel zu drehen. Wiederum kommt es durch die Becken- und Rumpfrotation nach links zu einer Rotation in beiden Hüftgelenken, diesmal genau andersrum wie beim Aufschwung: es kommt zur Innenrotation im linken und zur Außenrotation im rechten Hüftgelenk. Dadurch kann der Schlägerkopf im Treffmoment mit voller Energie auf dem Ball auftreffen und der Körper kann bis zum Finish die Energie aus den Hüften nutzen. Grund genug, die Beweglichkeit der Hüftgelenke mit den folgenden Übungen gezielt und nachhaltig zu trainieren.

Fersensitz

ZIEL: Progressive Hüftbeugung

AKTION: Begeben Sie sich auf Hände und Knie in den Vierfüßlerstand. Die Schultern stehen über den Händen, die Hüften über den Knien. Die Knie stehen zirka drei Fäuste weit auseinander, die Füße liegen etwas näher aneinander auf dem Spann auf. Bauen Sie Längsspannung in der Wirbelsäule auf. Schieben Sie nun Ihr Gesäß nach hinten, Richtung Fersen, so weit es Ihnen möglich ist. Halten Sie die Endposition einige Atemzüge und kommen Sie dann wieder nach vorn hoch. Wiederholen Sie die Übung mehrmals.

AUFGEPASST: Achten Sie darauf, dass Ihr Rücken sich bei der Übung nicht rundet oder Sie ins Hohlkreuz fallen.

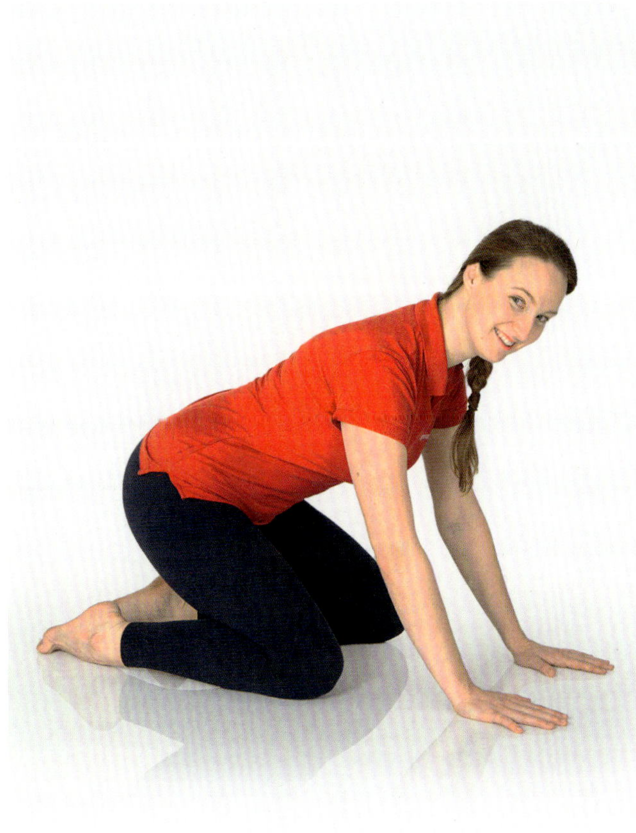

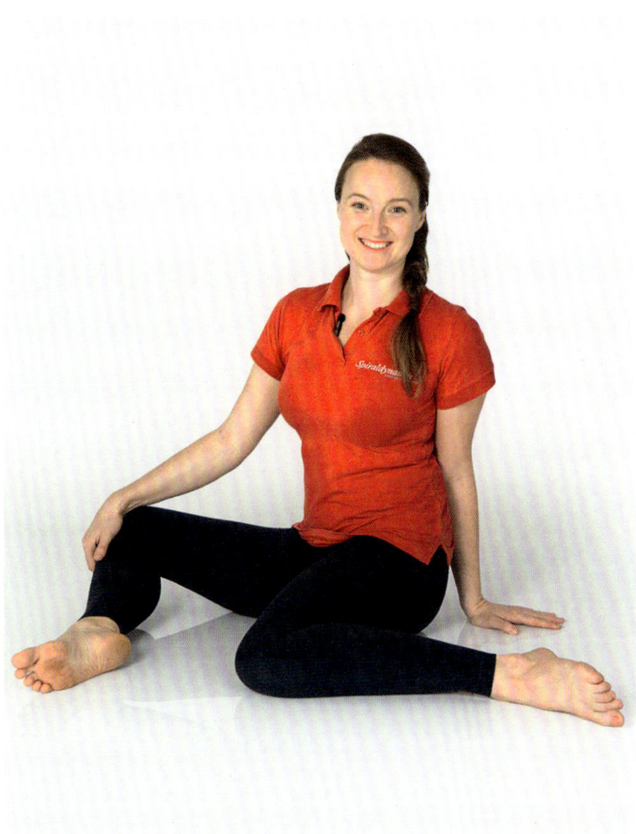

Synchron-Hüftrollen

ZIEL: Rotationsfähigkeit der Hüftgelenke nach außen und innen

AKTION: Sie sitzen auf dem Boden. Ein Bein liegt vor Ihnen, der Oberschenkel zeigt nach vorn, der Unterschenkel im rechten Winkel zur Seite. Der andere Oberschenkel liegt parallel zu diesem Unterschenkel, der Fuß weist nach hinten. Heben Sie die Knie an und wechseln Sie die Beinposition, indem Sie die Beine »herumklappen«. Kommen Sie in eine rhythmische Hin-Her-Bewegung. Sie können sich bei Bedarf mit den Händen hinter dem Gesäß abstützen.

AUFGEPASST: Konzentrieren Sie sich auf die Bewegung im Hüftgelenk. Zwingen Sie Ihre Knie nicht bis zum Boden, sondern respektieren Sie die aktuellen Grenzen Ihrer Beweglichkeit.

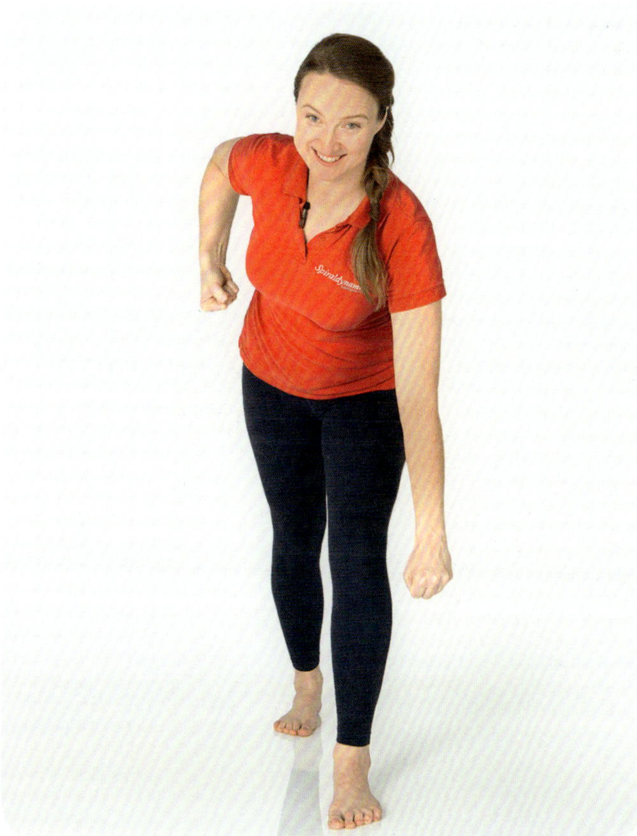

Boxing

ZIEL: Beweglichkeit des Hüftgelenks kombiniert mit einer stabilen Beinachse

AKTION: Sie stehen in Schrittstellung, das vordere Knie ist gebeugt, das Knie ist stabil. Der Rumpf ist leicht nach vorn gebeugt. Machen Sie mit den Armen nun abwechselnd Boxschläge schräg nach unten. Dabei sollte der Impuls nicht aus den Armen, sondern aus dem Rumpf kommen, der sich abwechslungsweise nach links und nach rechts dreht. Durch die Rotation des Beckens bei stabilen Beinachsen entsteht in den beiden Hüftgelenken eine wechselseitige Rotation.

AUFGEPASST: Lassen Sie das Knie nicht zur Seite wegkippen.

Turnout

ZIEL: Dreidimensionale Beweglichkeit im Hüftgelenk nach außen

AKTION: Begeben Sie sich in den einbeinigen Kniestand. Der aufgestellte Fuß wird etwas nach außen versetzt, sodass die Hüfte geöffnet wird, die Fußspitze weist im 45°-Winkel nach außen. Bauen Sie Längsspannung in der Wirbelsäule auf. Beugen Sie sich leicht nach vorn über das aufgestellte Bein und rotieren Sie dann Ihren Oberkörper zur anderen Seite. So kommt es zur Außenrotation im Hüftgelenk des aufgestellten Beines. Das Knie des aufgestellten Beines schiebt sich ein wenig nach vorn.

AUFGEPASST: Das aufgestellte Knie bleibt in der Vorwärtsbewegung stabil über dem Fuß, es kippt nicht nach innen oder außen.

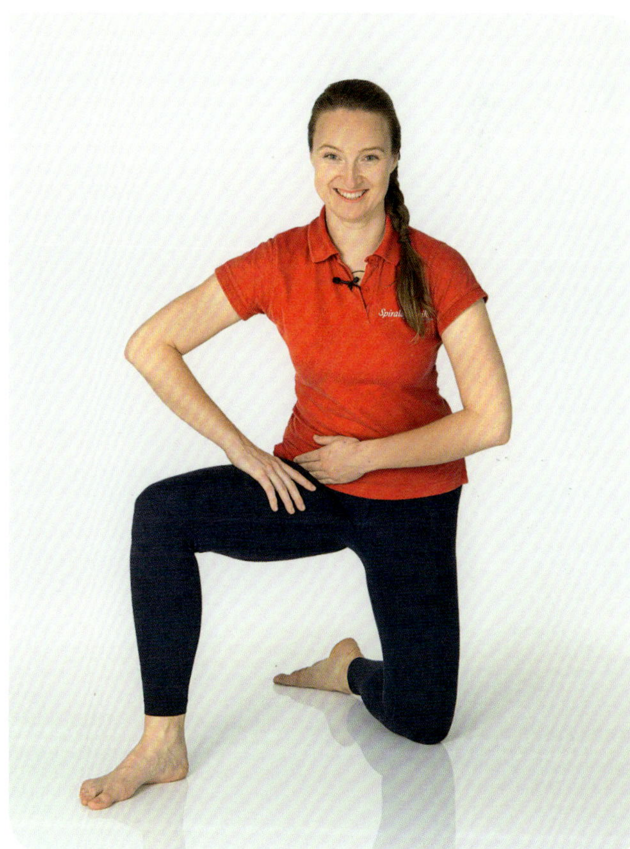

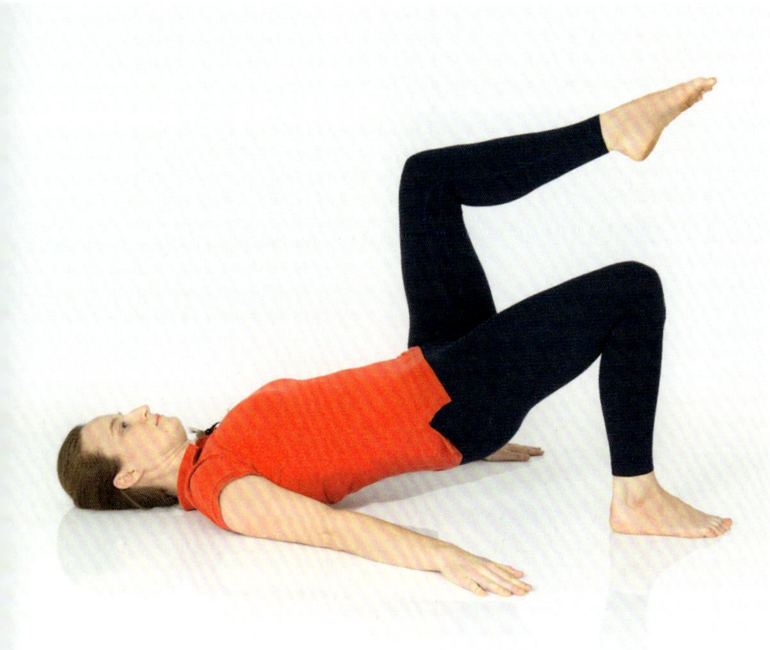

Brücke einbeinig

ZIEL: Kräftigung des Gesäßmuskels kombiniert mit Streckung des Hüftgelenks

AKTION: Stellen Sie in Rückenlage die Füße nah am Gesäß auf, die Arme liegen stützend neben dem Körper. Rollen Sie das Becken ein und heben Sie Wirbel für Wirbel vom Boden ab. Strecken Sie die Hüften durch und heben Sie durch Einsatz der Gesäßmuskulatur Ihren Körper in eine gerade Linie von den Schultern bis zu den Knien. Heben Sie nun ein Bein vom Boden ab. Es folgt eine dynamische Auf-Ab-Bewegung: Senken Sie Ihr Gesäß bis kurz vor den Boden ab und drücken Sie sich mithilfe der Gesäßmuskulatur wieder nach oben.

AUFGEPASST: Achten Sie darauf, nicht ins Hohlkreuz zu fallen.

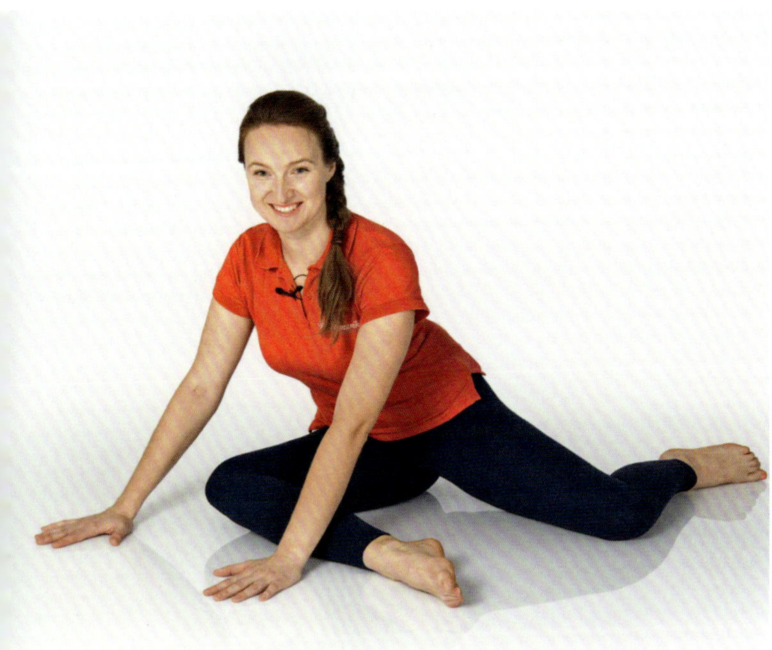

Klappmesser

ZIEL: Dehnung der Außenrotatoren des Hüftgelenks

AKTION: Sie sitzen auf dem Boden. Ein Bein liegt vor Ihnen, der Oberschenkel zeigt nach vorn, der Unterschenkel im rechten Winkel zur Seite. Der andere Oberschenkel liegt parallel zu diesem Unterschenkel, der Fuß weist nach hinten. Beide Knie bilden einen Winkel von 90°. Drehen Sie Ihr Becken nach vorn zu Ihrem vorderen Bein, wodurch Ihr Gesäß sich teilweise vom Boden abhebt, und beugen Sie sich über Ihr vorderes Knie, soweit es Ihnen möglich ist. Die Hände stützen Sie auf dem Boden ab.

AUFGEPASST: Respektieren Sie die Grenze Ihrer Beweglichkeit. Kontrollieren Sie das Ausmaß der Dehnungsbewegung durch die stützenden Hände.

Anwendung: Timing beim Aufschwung

ZIEL: Richtiges Timing der Hüftbewegung beim Aufschwung

AKTION: Begeben Sie sich in die Ansprechposition. Starten Sie eine Aufschwungsbewegung und achten Sie dabei bewusst auf das Timing: Die Bewegung wird eingeleitet über die linke Hand, es folgt der linke Arm und dann die Schultern. Diese leiten die Drehbewegung des Rumpfes von oben ein, das Becken folgt der Bewegung passiv. Starten Sie langsam und trainieren Sie das Timing der Aufschwungsbewegung öfters.

AUFGEPASST: Ein Hinweis darauf, dass die Beckenbewegung zu früh erfolgt, ist ein Überstrecken des rechten Knies.

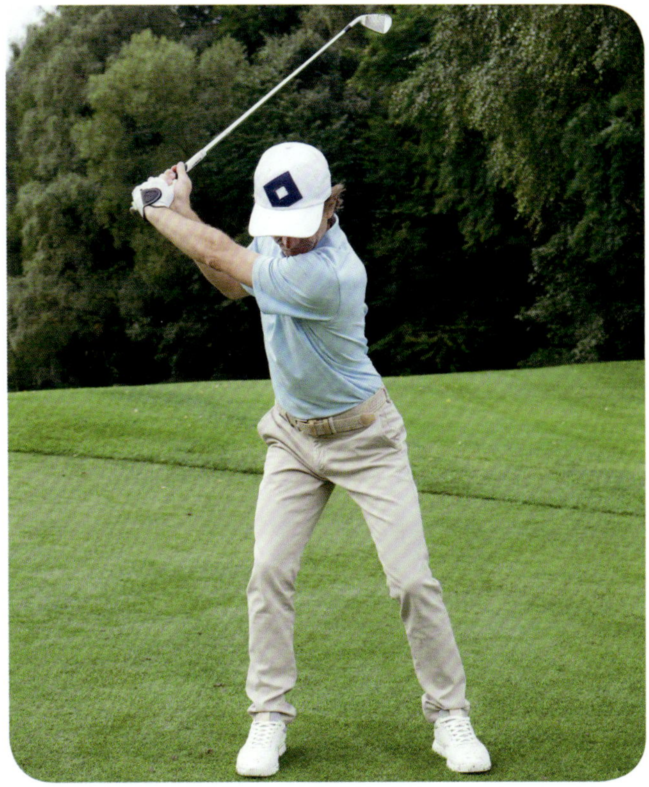

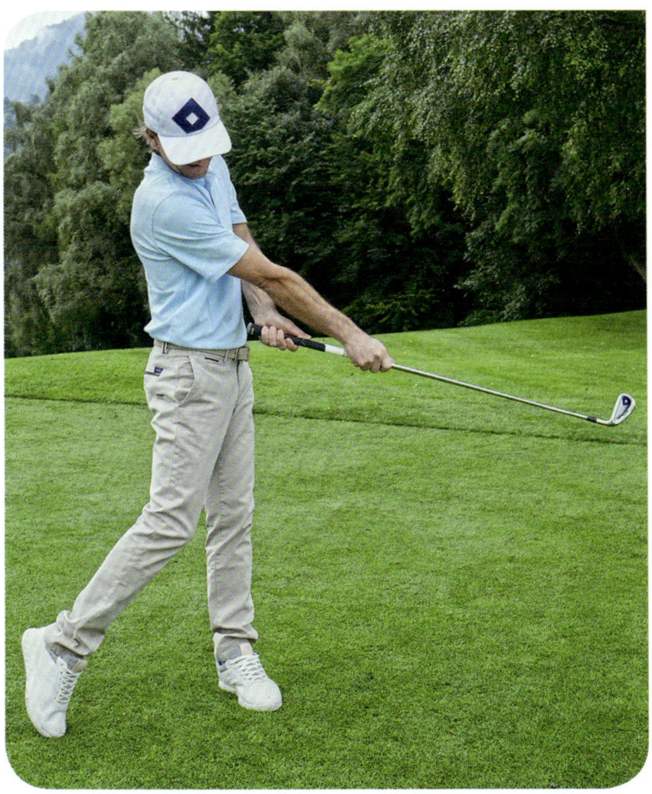

Anwendung: Timing beim Durchschwung

ZIEL: Richtiges Timing der Hüftbewegung beim Durchschwung

AKTION: Sie stehen am Endpunkt des Aufschwungs: Jetzt lösen Sie den Durchschwung durch eine Gewichtsverlagerung von der Innenseite des rechten Beines auf die Außenseite des linken Beines aus. Es folgt der aktive Einsatz des Beckens, um die Linksdrehung des Rumpfes von unten nach oben zu vollführen. Die rechte Beckenseite ist die aktive und dreht sich nach vorne zum Ziel. Beginnen Sie in Zeitlupe zu üben, dann steigern Sie das Tempo.

AUFGEPASST: Achten Sie darauf, das linke Knie nicht zu früh zu überstrecken.

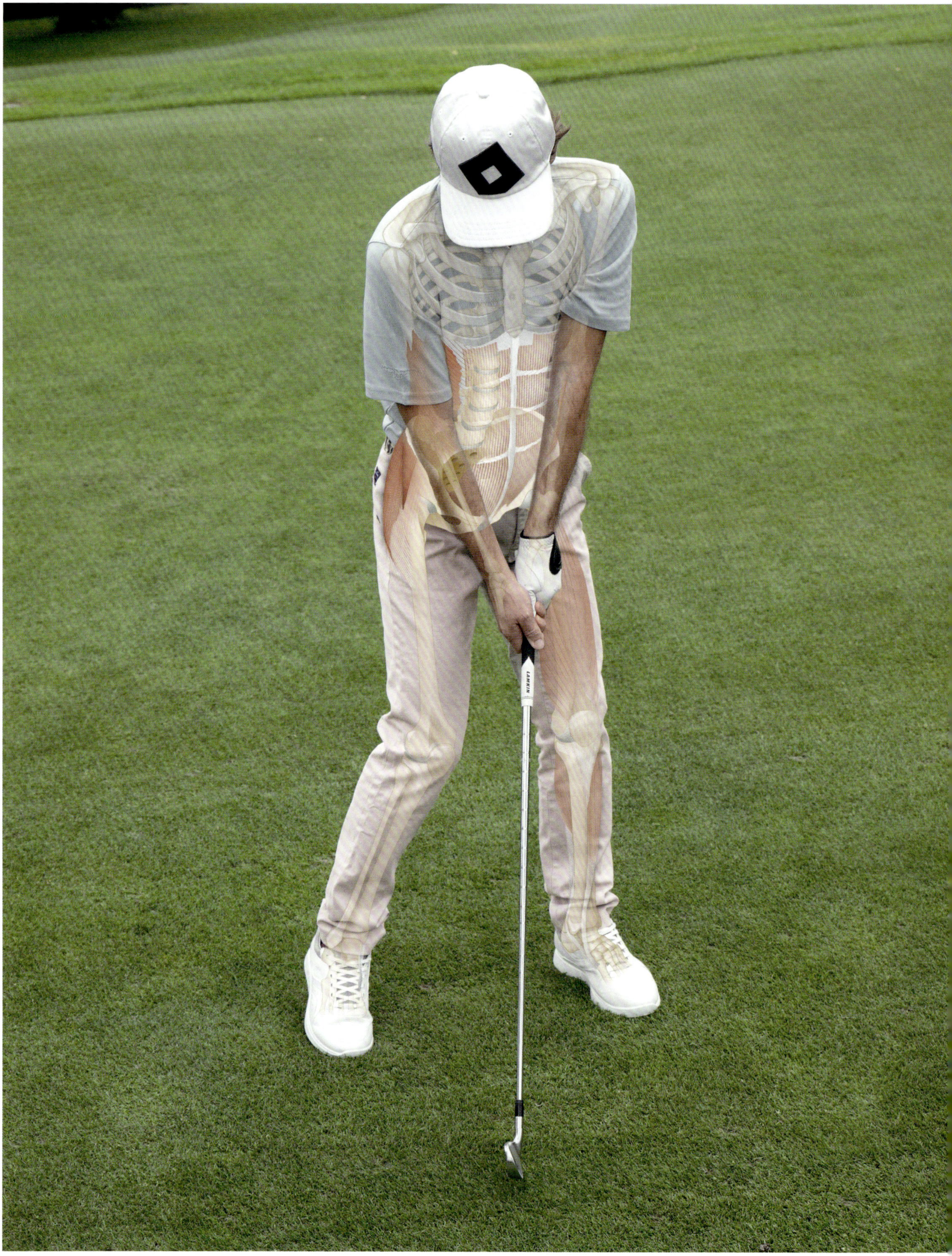

5 Das Kreuz: stabile Brücke zwischen Hüfte und Oberkörper

Das Kreuz entspricht der Mitte des menschlichen Körpers, es überträgt alle Impulse zwischen Körper und Schläger. Idealerweise vermittelt das Kreuz dem Körper in der dynamischen Schwungbewegung ein ausreichend stabiles Zentrum, ohne den Bewegungsfluss einzuschränken. Hat der Golfspieler verstanden, wie er beim Schwung die kluge Konstruktion in seinem unteren Rücken einzusetzen hat, kann er seine geliebte Sportart lange und ohne Rückenschmerz ausüben.

Eine stabile Basis

Die Wirbelsäule ist eine Säule, die wirbeln kann und will. Die Stabilität erfolgt durch die Säule der Wirbelkörper, die Mobilität durch die Bandscheiben und die weiter hinten gelegenen kleinen Wirbelgelenke. Die Lendenwirbelsäule mit ihren fünf massiven und breiten Wirbeln ist dafür konzipiert, der gesamten Wirbelsäule starken Halt und eine gute Basis zu geben. In der Aufrichtung werden die großen Wirbelkörper axial, also in Richtung der Wirbelsäulenachse, belastet und tragen so zur Rumpfstabilität bei. Die Lendenwirbelsäule kann sich gut nach vorne, nach hinten und zur Seite bewegen, das Ausmaß der möglichen Drehung hingegen ist relativ gering, es beträgt in der Lendenwirbelsäule nur 1° pro Wirbel.

Diese insgesamt 5° Rotation spielen für die Drehfähigkeit der gesamten Wirbelsäule dennoch eine wichtige Rolle, sie garantieren die Balance zwischen Stabilität und Mobilität in der Drehbewegung. Genau so soll es beim Golfschwung funktionieren. Falls die Lendenwirbelsäule in der Rotation zu starr gehalten wird, führt dies zum Versteifen der Wirbel, die fehlenden 5° Drehung müssen von anderen Körperteilen mit Kraft ausgeglichen werden. Verlieren die Wirbel angesichts der massiv wirkenden Drehmomente ihre muskulär kontrollierte Rotationsstabilität, wird in der Lendenwirbelsäule zu stark gedreht, wofür sie nicht ausgelegt ist, weshalb sie früher oder später Schaden nimmt.

In der Golfpraxis

Beim Golfschwung verbindet die Lendenwirbelsäule zwei Körperregionen, die stark bewegt werden: Becken und Hüftgelenke auf der einen Seite mit Brustwirbelsäule und Schulterblättern auf der anderen Seite. Sie unterstützt die Bewegungen der beiden Regionen als stabilisierender Faktor und wirkt so gesehen als Brücke, welche die entstehenden Kräfte im System Körper-Griff-Schläger-Impact-Ballflug in beiden Richtungen wirken lässt. Daher arbeiten wir in diesem Kapitel verstärkt an der Stabilisation des Kreuzes.

Beim Aufschwung dreht sich der Körper um das rechte leicht gebeugte Bein, was mit der Gewichtsverlagerung nach rechts synchronisiert wird. Die Hüft- und Schulterdrehung sind an der Gewichtsverlagerungsbewegung maßgeblich beteiligt und helfen, wenn sie richtig ausgeführt werden, am Ende des Aufschwungs die Lendenwirbelsäule in der anspruchsvollen Position zu stabilisieren und vor Verdrehungen zu schützen. Die Lendenwirbelsäule muss in der Vorbeuge mit Rotation die entstehenden Kräfte absorbieren und weiterleiten. Jeder kleine Fehler besonders in der Gewichtverlagerung belastet die Lendenwirbelsäule am Ende des Aufschwungs übermäßig, was meist zu Schmerz und Verspannung führt.

Beim Durchschwung bis zum Finish reagiert die Lendenwirbelsäule stark auf die Impulse der Gewichtsverlagerung auf den linken Fuß. Falls alles optimal läuft, wird die rotierende Lendenwirbelsäule nicht zusätzlich durch eine verstärkte seitliche Beugung belastet, was eine massive Fehlbelastung bedeuten würde. Kurzum: Rotation in der Achse schützt das Kreuz vor Verletzung und Überlastung.

Beckentwister

ZIEL: Achsenstabilität der Lendenwirbelsäule in der Rotation

AKTION: Sie stehen hüftbreit, die Knie sind gestreckt, aber nicht durchgestreckt. Das Becken ist aufgerichtet, der Kopf ebenfalls, der Blick ist nach vorn gerichtet. Bauen Sie Längsspannung in der Wirbelsäule auf. Der Brustkorb ist gestreckt. Drehen Sie das Becken abwechselnd und rhythmisch nach links und nach rechts und rotieren Sie so den Rumpf, die Arme schwingen locker mit. Das Kreuz bleibt in der Bewegung stabil.

AUFGEPASST: Fallen Sie hier keinesfalls ins Hohlkreuz.

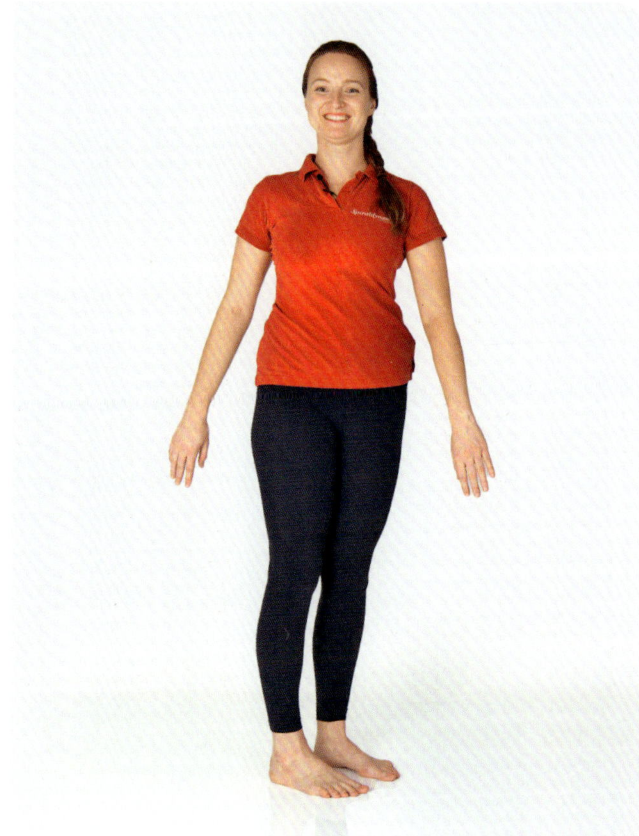

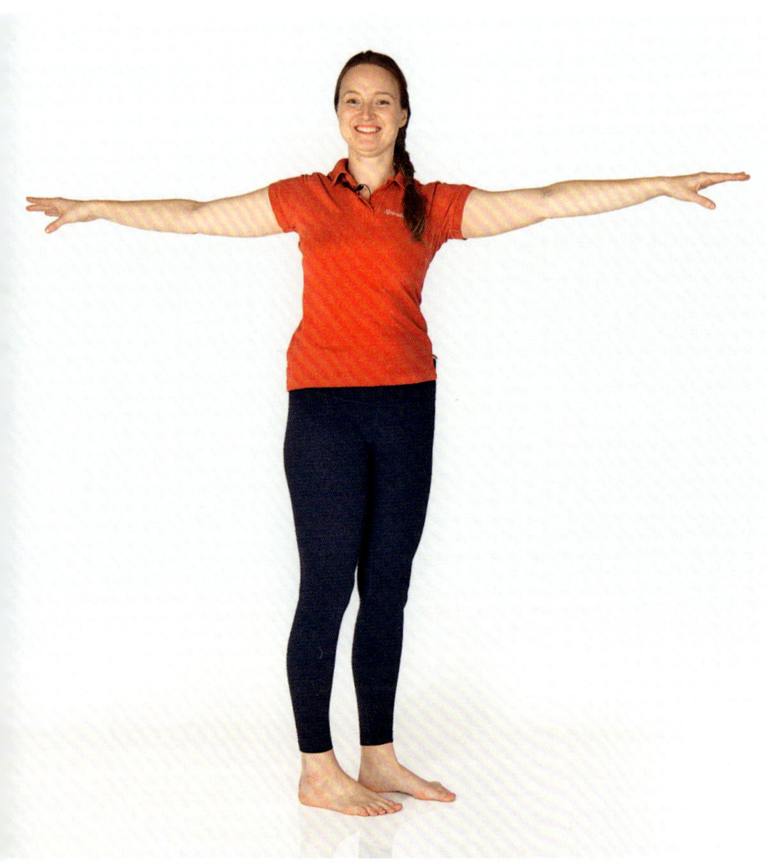

Kreisel

ZIEL: Achsenstabilität der Lendenwirbelsäule in der Rotation mit Armschwingen

AKTION: Sie stehen wie beim Beckentwister hüftbreit, die Knie sind gestreckt, das Becken ist aufgerichtet, ebenso der Brustkorb und die Kopfhaltung. Bauen Sie Längsspannung in der Wirbelsäule auf. Heben Sie die Arme über den Kopf. Drehen Sie Becken und Rumpf zu einer Seite und beginnen Sie gleichzeitig eine Kreisbewegung der Arme – ein Arm kreist nach vorn, einer nach hinten. Drehen Sie Becken und Rumpf abwechselnd nach rechts und nach links, während die Arme flüssig die Kreisbewegung durchführen.

AUFGEPASST: Die Arme folgen der Bewegung des Körpers, nicht umgekehrt.

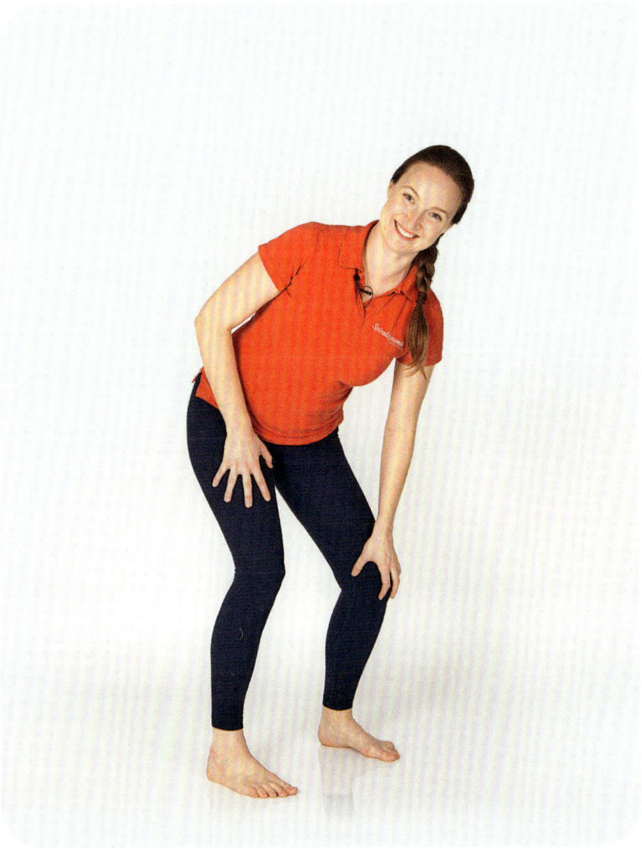

Schenkelreiber

ZIEL: Achsenstabilität der Lendenwirbelsäule in der dynamischen Bewegung

AKTION: Sie stehen im breiten Stand, Becken und Brustkorb sind aufgerichtet. Bauen Sie Längsspannung in der Wirbelsäule auf. Beugen Sie sich nach vorn, beugen Sie die Knie und stellen Sie so eine Triple-Flexion her. Die Hände liegen auf den Oberschenkeln oberhalb der Knie. Rotieren Sie nun in einer fließenden Bewegung abwechselnd Ihr Becken nach rechts und nach links. Dabei rutscht die Hand auf der Seite, zu der gedreht wird, auf dem Oberschenkel nach oben, das gegenüberliegende Knie wird etwas stärker gebeugt.

AUFGEPASST: Achten Sie darauf, dass Ihr Rumpf stabil bleibt.

Zweihändiger Schwung diagonal

ZIEL: Achsenstabilität der Lendenwirbelsäule in der diagonalen Bewegung

AKTION: Sie stehen im breiten Stand, Becken und Brustkorb sind aufgerichtet. Bauen Sie Längsspannung in der Wirbelsäule auf. Beugen Sie sich nach vorn, beugen Sie die Knie und stellen Sie so eine Triple-Flexion her. Rotieren Sie Ihr Becken und damit Ihren Rumpf und Brustkorb nach rechts und dann nach links. Schwingen Sie beide Arme wie beim Golfschwung mit der Bewegung diagonal nach links vorne durch. Kommen Sie in eine fließende Bewegung.

AUFGEPASST: Die Längsspannung der Wirbelsäule darf nicht verlorengehen.

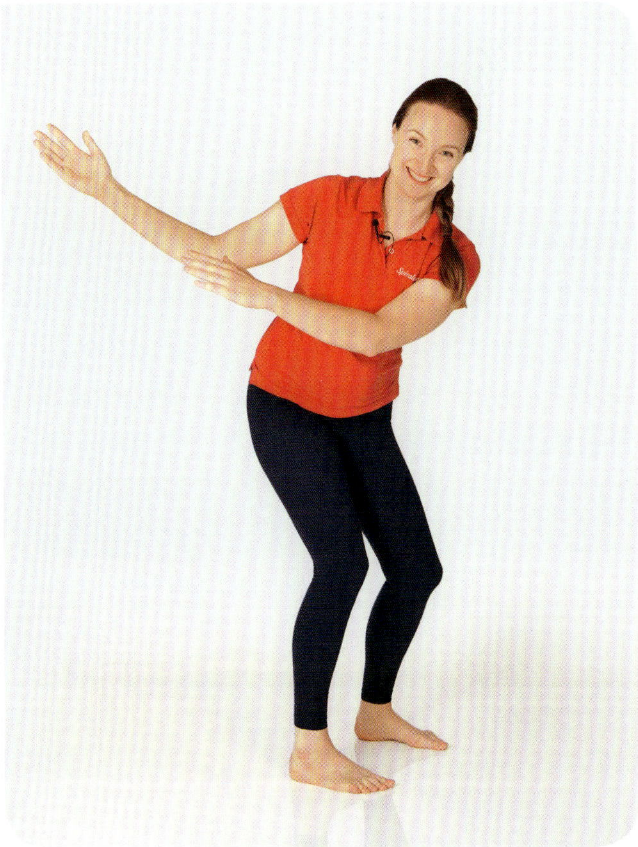

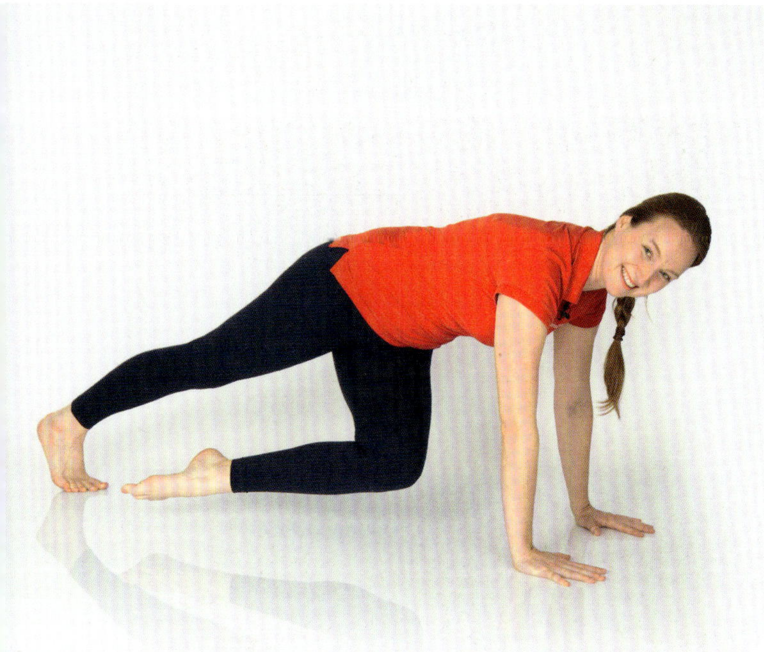

Plank-Kreuzen

ZIEL: Spannkraft der unteren Bauchmuskeln in der Rotation zur Stabilisierung der Lendenwirbelsäule

AKTION: Begeben Sie sich in eine Liegestützposition mit den Händen direkt unter den Schultern. Achten Sie auf Längsspannung in der Wirbelsäule. Beugen Sie ein Knie und ziehen Sie es diagonal zum gegenüberliegenden Ellbogen. Bauch- und Rumpfmuskeln stabilisieren den Rumpf und die Lendenwirbelsäule in der gekreuzten Bewegung.

AUFGEPASST: Achten Sie darauf, nicht ins Hohlkreuz zu fallen. Dies passiert, wenn die Bauchmuskeln ihre Spannung verlieren.

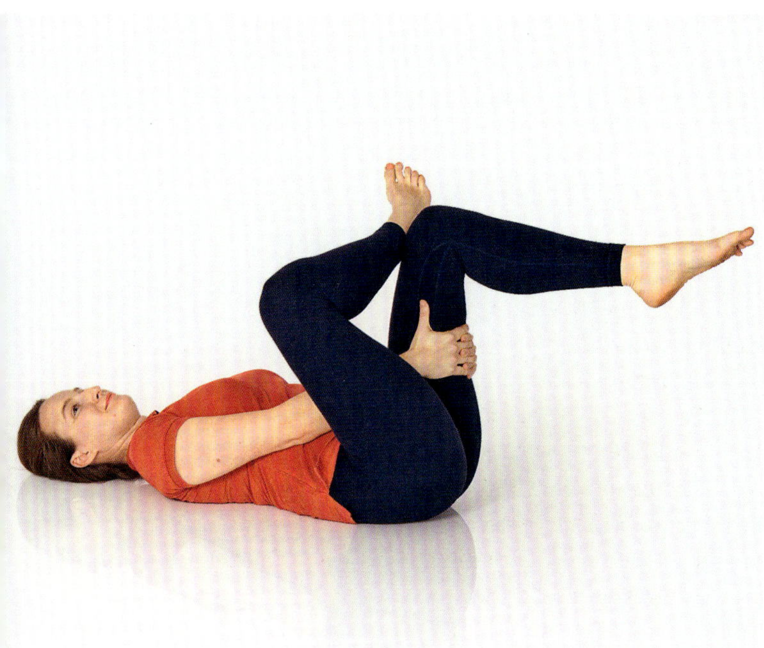

Piri-Stretch

ZIEL: Dehnung des Piriformis-Muskels (Teil der tiefen Außenrotatorenmuskulatur)

AKTION: Sie liegen auf dem Rücken mit aufgestellten Füßen. Legen Sie den rechten Fuß auf das linke Knie, das rechte Knie weist nach außen. Heben Sie nun den linken Fuß vom Boden ab und greifen Sie den linken Oberschenkel. Ziehen Sie das Bein sanft zu sich heran. Sie spüren eine Dehnung im rechten Piriformis-Muskel. Dieser kann, wenn verkürzt, beim Golfspielen die dreidimensionale Bewegung des Beckens im Hüftgelenk blockieren. Halten Sie diese Stellung für mehrere Atemzüge.

AUFGEPASST: Respektieren Sie die Grenze Ihrer Beweglichkeit und überdehnen Sie den Muskel keinesfalls, das nimmt er Ihnen übel.

Anwendung: Elastischer Aufschwung

ZIEL: Drehung des Rumpfes beim Aufschwung

AKTION: Stehen Sie in der Ansprechposition und halten Sie den Schläger waagrecht vor dem Körper. Linke Hand am Griff, linker Arm gestreckt. Die rechte Hand umfasst den Schaft ungefähr auf halber Länge. Ziehen Sie mit der rechten Hand nach oben wie zum Aufschwung und rotieren Sie dabei den Oberkörper mit. Wiederholen Sie die Bewegung mehrmals und steigern Sie das Tempo allmählich, um Ihr Kreuz, Ihren Rumpf und insbesondere auch Ihre Schultern elastisch zu machen.

AUFGEPASST: Fällt der Oberkörper nach vorne, müssen die Arme zur Kompensation vermehrt nach hinten ziehen – ein häufiger Fehler. Ziehen Sie gerade nach oben.

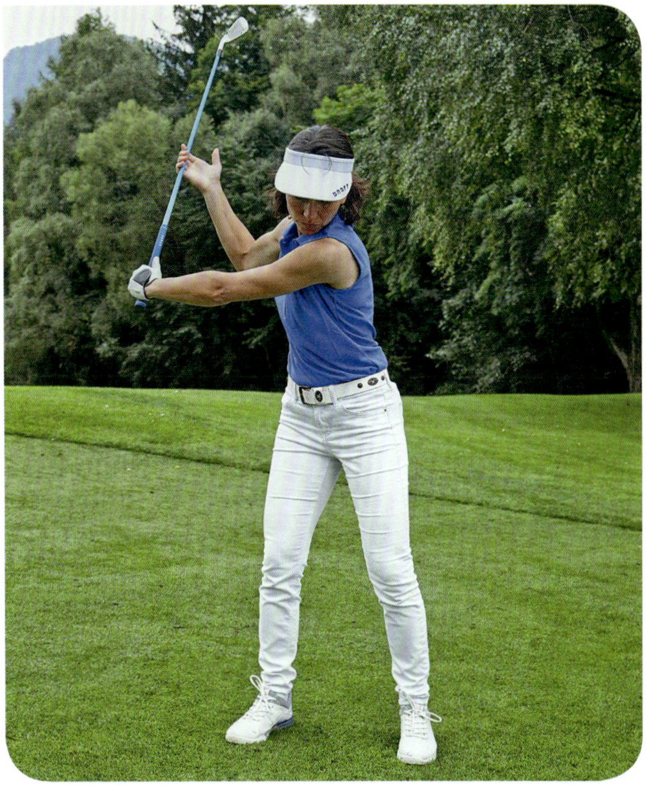

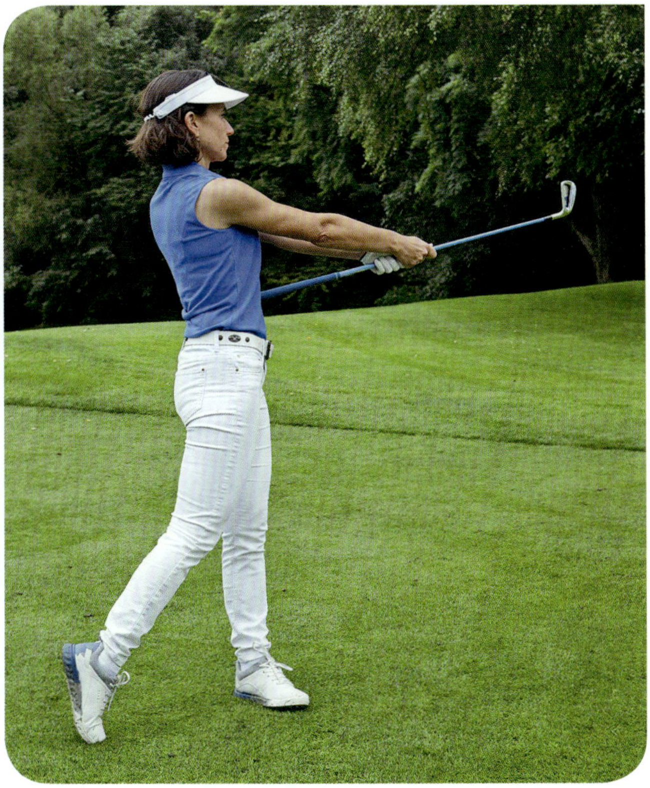

Twist it!

ZIEL: Rückenschonende Körperdrehung im Treffmoment und Finish

AKTION: Sie stehen in der Ansprechposition und halten Ihren Schläger horizontal mittig vor dem Körper. Greifen Sie den Schläger mit normalem Griff und drücken Sie das Ende des Schlägers gegen Ihren Bauch ungefähr auf Höhe einer imaginären Gürtelschnalle. Drücken Sie aus dieser Position den Schläger mit Einsatz der rechten Körperseite nach links wie zum Finish. Der Körper rotiert in die Endposition hinein. Wiederholen Sie die Bewegung mehrmals.

AUFGEPASST: Achten Sie auf die Einhaltung der Schwungebene, ohne nach unten oder oben abzuweichen. Achten Sie auf Stabilität in Beinen und Kreuz.

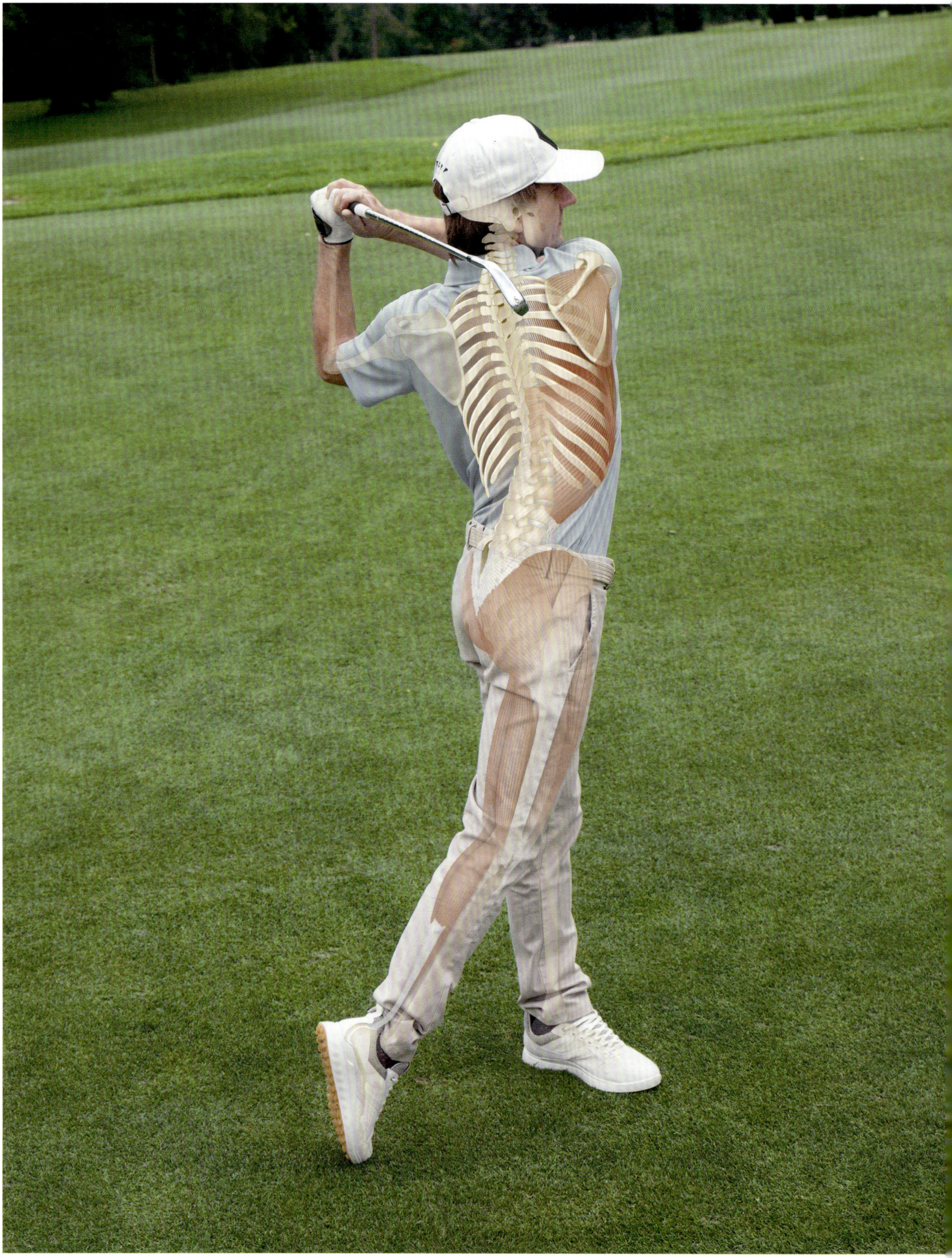

Die Brustwirbelsäule: Hier entsteht der Schwung!

Die plastisch-elastische Beweglichkeit des Brustkorbes bringt dem Körper diverse Vorteile. Allgemein steigert sie seine Bewegungsfreiheit und beeinflusst die Atmung positiv. Im Schwung sorgt ein beweglicher Brustkorb dafür, dass sich der Körper drehen und das ganze Armsystem effizient genutzt werden kann. Der Spieler kann dadurch die Schlagfläche besser kontrollieren, was zu präziseren Ballkontakten führt. Dazu hängt der Gesundheitszustand des Golfspielerrückens von der Rotationsbeweglichkeit des Brustkorbes ab. Je beweglicher der Brustkorb ist, desto besser kann er Probleme wie Nacken- und Kreuzschmerzen vermeiden und desto länger kann der Spieler auf dem Golfplatz das Spiel ohne Schmerzen genießen.

Die Königin der Rotation

Der Brustkorb besteht aus dem Brustbein, 12 Wirbeln und 12 Rippenpaaren. Die lange Brustwirbelsäule ist dank der Stellung ihrer Gelenkflächen und dank der vielen Wirbel auf ihrer gesamten Länge wie geschaffen zum Drehen. Dadurch und auch dank der großen Zahl von Wirbeln haben wir einen großen Bewegungsumfang. Die Brustwirbelsäule gilt als Königin der Rotation. Sie kann auf beiden Seiten eine Drehung um bis zu 50° ausführen. Diese Beweglichkeit erreichen allerdings nur Menschen, die keine Bewegungseinschränkungen haben und regelmäßig trainieren. Als gut bewegliche Brustwirbelsäule gilt heutzutage eine, welche 30–40° Rotation erreicht.

Jede Bewegung der Brustwirbelsäule bewirkt automatisch eine Mitbewegung der Rippen. Die Rippen sind paarige, mehr oder weniger gebogene und lange Knochen. Die ersten zehn Rippenpaare sind zwischen Wirbelsäule und Brustbein elastisch wie ein Korbgeflecht aufgespannt. Die letzten zwei Paare entspringen der Wirbelsäule und enden frei in der Muskulatur. In der Rotation werden die Rippen zueinander und auseinander gezogen. Dies wird durch die Rotation des Rumpfes und die Arbeit der Rumpfmuskelsysteme verursacht. Besonders die schrägen Muskelsysteme spielen dabei eine wichtige Rolle.

In der Golfpraxis

Woran erkennen Sie beim Golfschwung einen beweglichen Brustkorb? Am besten am harmonischen Bewegungsablauf des Körpers, der Schultern und Arme während des Golfschwungs. Ist der Brustkorb beweglich, fällt die Bewegungskoordination in allen beteiligten Körperteilen leicht.

Der Aufschwung im Detail: Die linke Schulter wird beim Aufschwung nach unten und nach rechts streben, was dem Körper hilft, sich zentriert um die eigene Achse zu drehen, ohne die Körperwinkel zu verändern. Der Rücken des Golfspielers zeigt zum Ziel. Der linke Arm bleibt relativ gestreckt, die rechte Schulter wird hingegen nach oben und links streben, was die Drehung nochmals unterstützt. Dabei winkelt sich der rechte Arm ab. Die Rumpfdrehbewegung wird von Brustkorb und Schulterblättern unterstützt: Am Ende des Aufschwungs hilft die asymmetrische Bewegung der Schulterblätter dem Brustkorb, die Rotation bis zum Ende des möglichen Bewegungsumfanges durchzuführen. So ist der Körper am Ende des Aufschwungs bereit, die ganze Energie der Kettenbewegungen in den Durchschwung zu legen. Je beweglicher der Brustkorb ist und je besser er in der Bewegung mitgeht, desto einfacher kann der Golfspieler seinen Körper bis zum Finish harmonisch bewegen. Deswegen ist in diesem Abschnitt Beweglichkeitstraining angesagt: Sie werden das Potenzial der Bewegungsfähigkeit der Brustwirbelsäule entdecken.

Brustwirbelsäulen-Twist

ZIEL: Maximale Beweglichkeit der Brustwirbelsäule

AKTION: Stellen Sie sich mit leicht gebeugten Knien hinter einen Stuhl und legen Sie einen Unterarm auf der Lehne ab. Die andere Hand platzieren Sie auf Ihrem Brustbein. Drehen Sie nun Becken und Rumpf wie im Golfschwung zu dieser Seite auf. Achten Sie darauf, den Brustkorb so weit wie möglich zur Seite zu drehen, um die Brustwirbelsäule zu mobilisieren.

AUFGEPASST: Respektieren Sie die Grenzen der Beweglichkeit Ihrer Brustwirbelsäule. Achten Sie darauf, nicht aus der Lendenwirbelsäule heraus zu drehen.

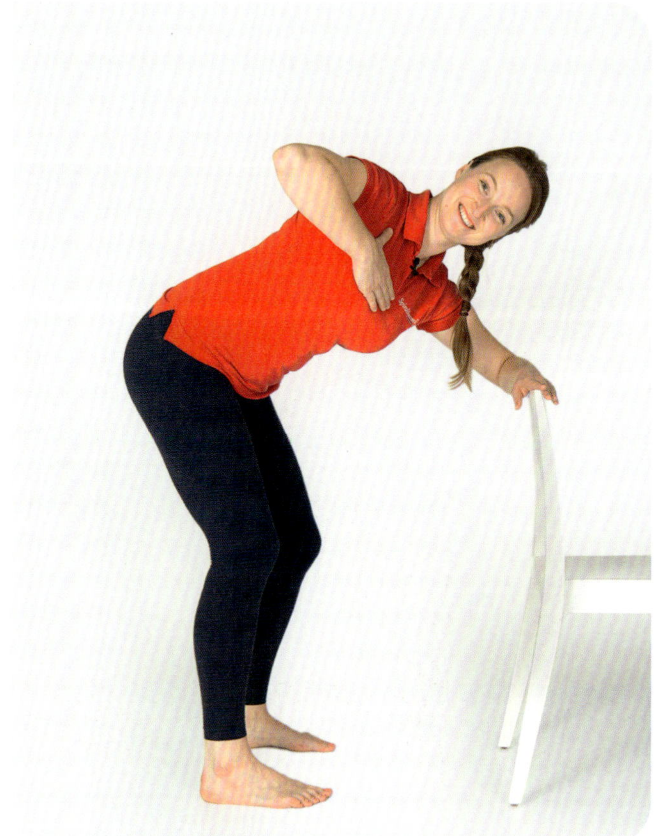

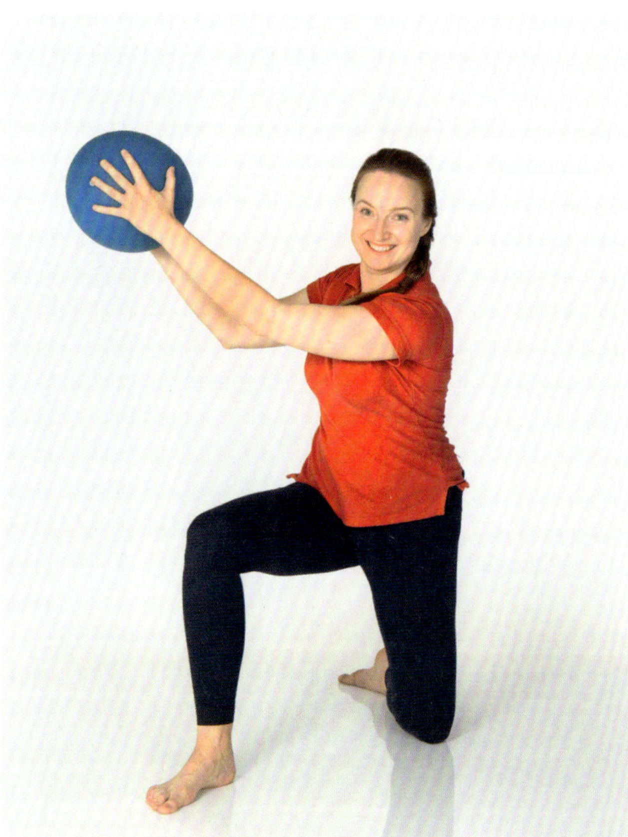

Diagonal-Schwung

ZIEL: Maximale Beweglichkeit der Brustwirbelsäule in der diagonalen Schwungbewegung

AKTION: Sie befinden sich im einbeinigen Kniestand mit einem Ball in den Händen. Bauen Sie Längsspannung in der Wirbelsäule auf. Führen Sie den Ball diagonal nach unten neben das kniende Bein. Dabei drehen sich Becken, Lendenwirbelsäule und Brustwirbelsäule mit. Führen Sie nun den Ball schwungvoll nach rechts oben, die Bewegung wird von Brustkorb und Schultern eingeleitet und verkettet sich bis zum Becken. Kommen Sie in eine fließende Bewegung.

AUFGEPASST: Achten Sie darauf, nicht ins Hohlkreuz zu fallen. Schieben Sie das Gesäß in der Bewegung nicht nach hinten.

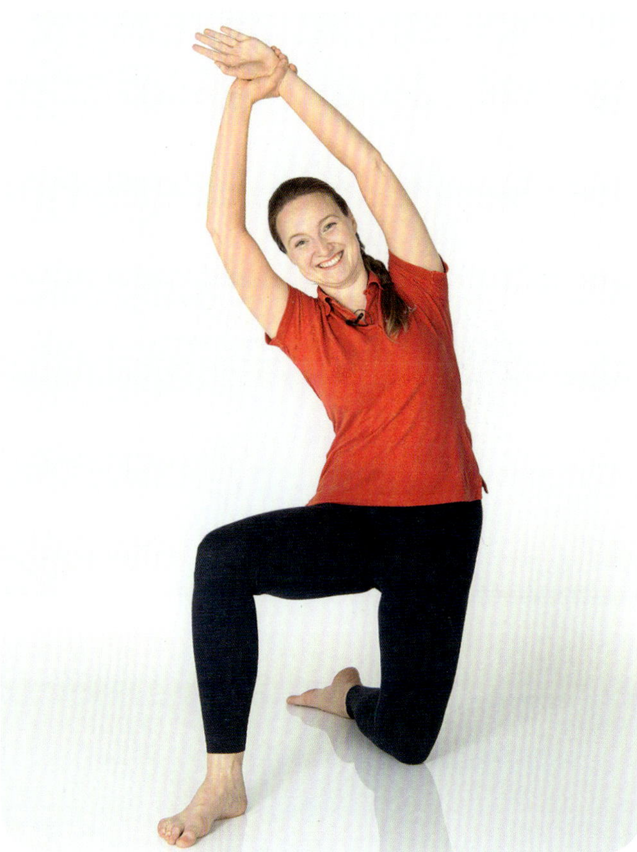

Seitneigung

ZIEL: Beweglichkeit der Brustwirbelsäule in der Seitneigung

AKTION: Sie stellen im einbeinigen Kniestand den rechten Fuß leicht nach außen versetzt auf, sodass die Hüfte etwas geöffnet wird. Bauen Sie Längsspannung in der Wirbelsäule auf. Strecken Sie Ihre Arme über den Kopf, die rechte Hand fasst das linke Handgelenk. Neigen Sie sich zur rechten Seite. Sie spüren dadurch eine Dehnung an der linken Körperseite, die Rippen werden auseinandergezogen. Halten Sie kurz die Dehnung und kommen Sie wieder ins Lot.

AUFGEPASST: Die Seitneigung darf nicht durch ein Abknicken im Lendenwirbelbereich erzielt werden, sie muss aus dem Brustbereich kommen.

Brusttwister

ZIEL: Maximale Beweglichkeit der Brustwirbelsäule

AKTION: Legen Sie im einbeinigen Kniestand einen Golfschläger hinter Ihren Rücken und greifen Sie die Enden mit beiden Händen. Bauen Sie Längsspannung in der Wirbelsäule auf. Rotieren Sie Ihren Brustkorb abwechselnd nach links und rechts. Ihr Blick bleibt nach vorn gerichtet, das Becken ist ebenfalls nach vorn ausgerichtet. Wechseln Sie dann die Stellung der Beine und wiederholen Sie die Übung.

AUFGEPASST: Drücken Sie sich nicht mithilfe des Golfschlägers ins Hohlkreuz.

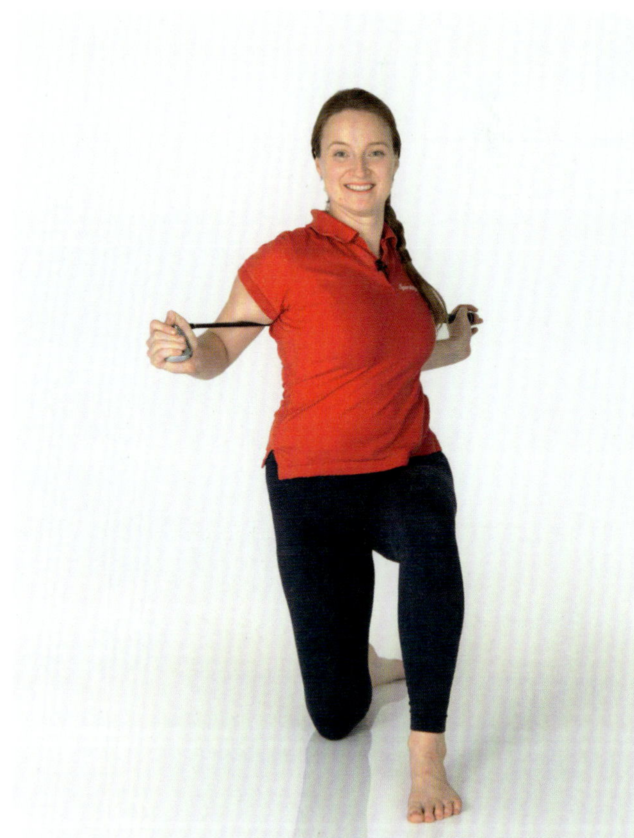

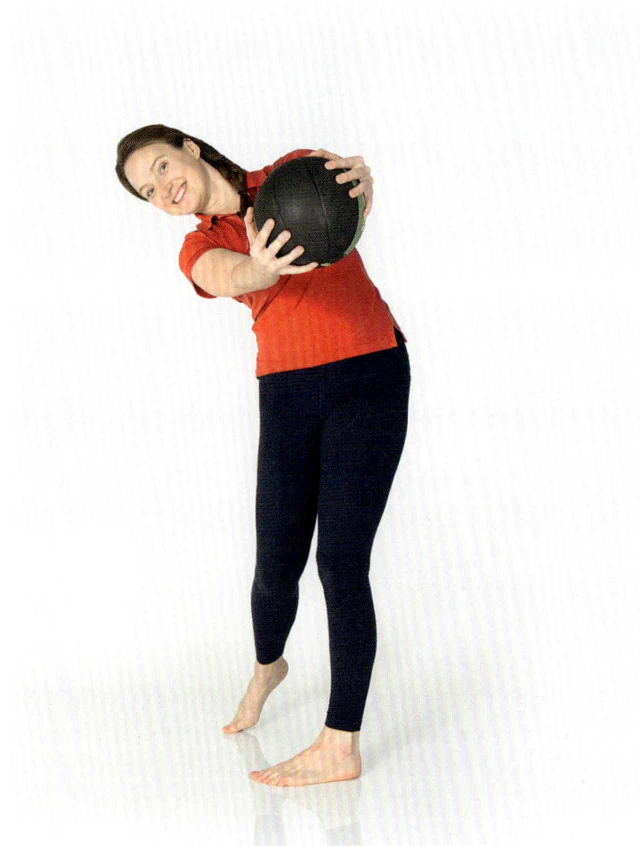

Medizinballschwung

ZIEL: Maximale Beweglichkeit der Brustwirbelsäule in dynamischer Bewegung

AKTION: Sie stehen in der Ausgangsstellung, vornübergebeugt, Beine in der Triple-Flexion. In den Händen halten Sie einen 4 kg schweren Medizinball. Mit zunehmender Übung können Sie mehr Gewicht nehmen. Schwingen Sie den Ball mit großen Bewegungen vor dem Körper von rechts nach links. Wenn Sie einen Partner haben, können Sie diesem den Ball zuwerfen und ihn anschließend wieder fangen.

AUFGEPASST: Der Körper muss im Schwung seine Stabilität behalten.

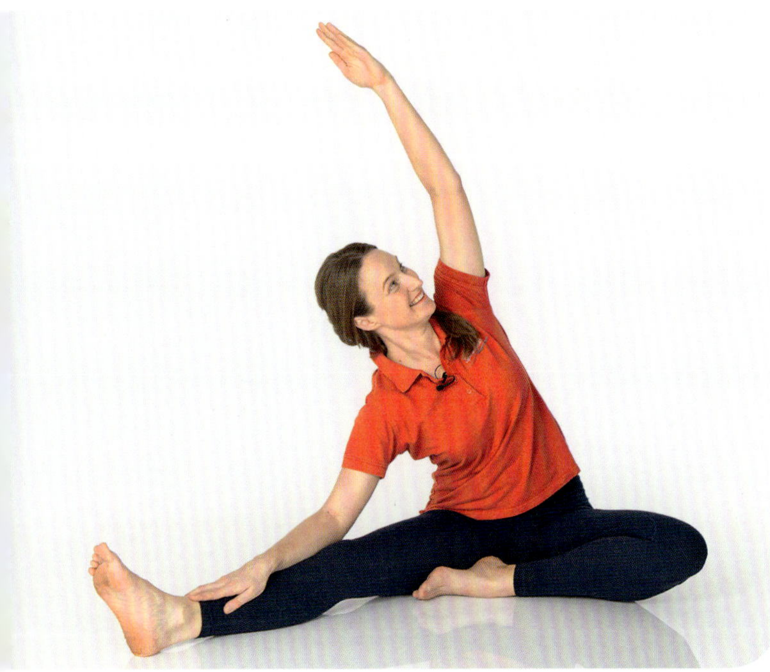

Grätsch-Twist

ZIEL: Mobilisierung der Brustwirbelsäule in Seitneigung und mit Rotation

AKTION: Sie sitzen auf dem Boden, das rechte Bein ist gestreckt, das linke angewinkelt, der linke Fuß liegt am rechten Oberschenkel an. Legen Sie die rechte Hand auf das rechte Bein, den linken Arm strecken Sie über den Kopf. Sehen Sie an diesem Arm entlang nach oben. Neigen Sie sich über das rechte Bein und rotieren Sie gleichzeitig den Rumpf nach links. Die rechte Hand gleitet dabei über das Bein nach vorn Richtung Fuß.

AUFGEPASST: Ziehen Sie sich nicht mit dem rechten Arm in die Seitneigung: Der Oberkörper führt, die Arme folgen. Die Neigung darf nicht aus der Lendenwirbelsäule kommen.

Anwendung: Twist mit Schläger

ZIEL: Beweglichkeit der Brustwirbelsäule beim Aufschwung und Durchschwung

AKTION: Sie stehen in der Ansprechposition. Legen Sie die Hände über Kreuz auf die Schlüsselbeine – legen Sie den Schläger dabei quer in die Ellbogenbeugen. Rotieren Sie den Oberkörper nach rechts und links. Der Kopf bleibt ruhig und entspannt. Vergrößern Sie die Drehung mit Schwerpunkt nach rechts, bis die linke Schulter unter dem Kinn ankommt. Die Hüfte folgt passiv.

AUFGEPASST: Die Augen bleiben auf den Ball gerichtet, aber Kopf und Nacken bleiben locker, der Kopf darf die Rotation leicht mitmachen. Ansonsten besteht die Gefahr von Kompensationsbewegungen im Oberkörper.

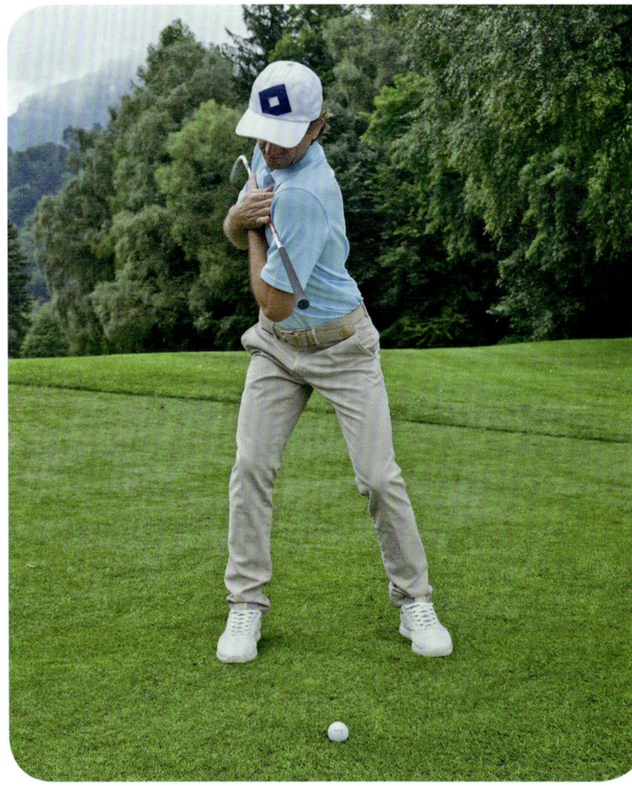

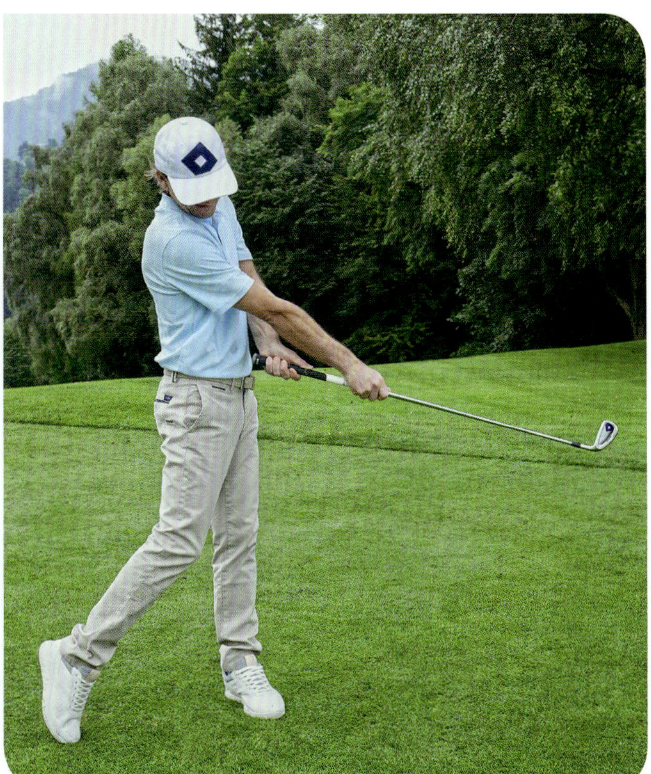

Anwendung: Schwungvoll durchschwingen

ZIEL: Rotation der Brustwirbelsäule im Durchschwung und Finish

AKTION: Sie stehen in der Ansprechposition und halten den Golfschläger waagrecht. Der linke Arm ist gestreckt, die rechte Hand greift unterhalb des Griffs. Führen Sie eine Durchschwungbewegung aus und konzentrieren Sie sich dabei auf den Wechsel des Führungsarms: Bis zum tiefsten Punkt des Schlägerkopfs führt der linke Arm, dann übernimmt der rechte Arm und führt unterstützt vom rotierenden Körper das Finish mit kräftigem Druck aus.

AUFGEPASST: Achten Sie darauf, dass der linke Arm die Schwungebene nicht verlässt. Konzentrieren Sie sich auf das Nachdrücken mit dem rechten Arm.

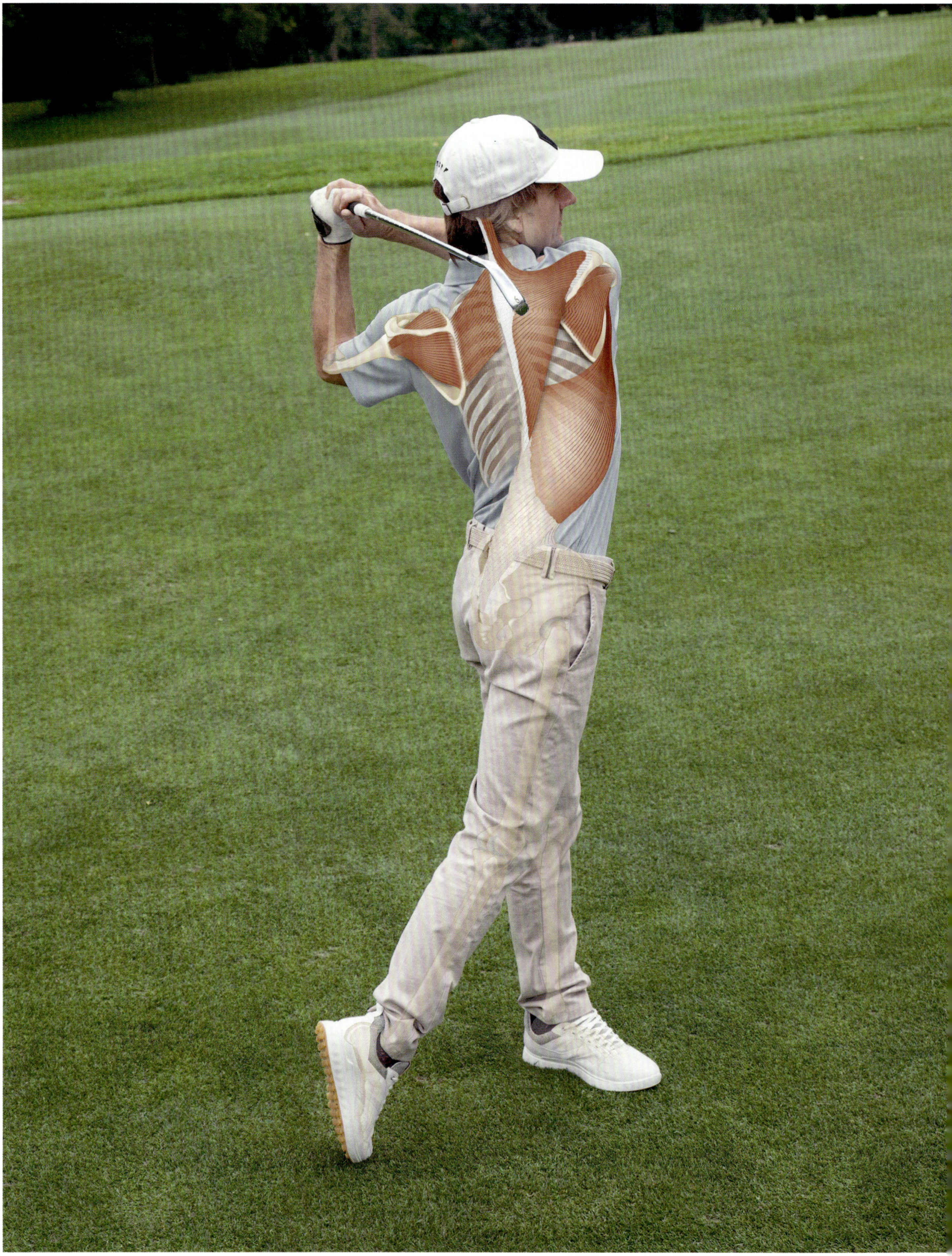

Die Schulterblätter: Rotationshelfer für den Rumpf

Während der Rumpfrotation bilden die Schulterblätter und der Brustkorb eine funktionelle Einheit. Die Koordination des restlichen Körpers mit dieser Einheit hilft dem Golfspieler, das Gewicht zwischen den Füßen präziser zu verlagern, den Körper effektiver zu drehen und die Arme locker schwingen zu lassen. Gleichzeitig hilft diese Harmonie, den Übergang zwischen Hals- und Brustwirbelsäule zu entlasten, um Hals- und Schulterproblemen vorzubeugen.

Bewegungskünstler Schulterblatt

Das Schulterblatt ist ein flacher dreieckiger Knochen, der sich beim Menschen auf dem Rücken befindet und für viele Muskeln als Ansatzfläche fungiert. Die Position der Schulterblätter hinten auf den Rippen des Brustkorbes ist einer der Gründe, warum viele Menschen Mühe haben, ihre Bewegungen wahrzunehmen: Was die Augen nicht sehen können, muss der Mensch mit anderen Sinnen entdecken: Körperwahrnehmung ist hier gefordert.

Anatomisch gesehen gehört das Schulterblatt zum Schultergürtel, welcher die ganze Schulterregion umfasst. Das Schlüsselbein beginnt gelenkig am Brustbein und endet am Schultereck. Mit dem Schulterblatt verbunden ist es automatisch an allen Bewegungen des Schulterblattes beteiligt. Diese Leichtbauweise mit einem einzigen knöchernen Kontakt zum Rumpf ermöglicht dem Schultergürtel seine enorme Bewegungsfreiheit. Das Bewegungsausmaß des Schulterblattes ist erstaunlich, insbesondere seine Fähigkeit zu Gleitbewegungen auf den Rippen. Dies ist möglich durch eine von Muskeln gebildete Gleitschicht zwischen den Rippen und dem Schulterblatt. Dazu formen die Muskeln rund um das Schulterblatt verschiedene Schlingen, welche die unterschiedlichen Bewegungen initiieren und stabilisieren.

Die wichtigste Gleitbewegung für Golfspieler ist das Vorwärts- und Rückwärtsführen des Schulterblattes. In der Fachsprache nennt man diese Bewegungen Protraktion und Retraktion. Das Schulterblatt führt dabei abwechselnd eine Verschiebung auf den Rippen »von der Wirbelsäule weg« und »zur Wirbelsäule hin« aus. Dabei müssen sich die Schulterblätter asymmetrisch und unabhängig voneinander bewegen können: Auf einer Seite wird das Schulterblatt auf den Rippen zur Wirbelsäule hingeführt. Auf der anderen Seite gleitet das Schulterblatt auf den Rippen vorwärts und entfernt sich dabei von der Wirbelsäule. Es ist daher für den Golfspieler zentral, die Schulterblätter bewusst asymmetrisch bewegen zu können.

In der Golfpraxis

In der Ansprechposition ist die linke Schulter etwas höher als die rechte, da die rechte Hand weiter unten am Griff des Schlägers ruht. Während des Aufschwungs bewegt sich die linke Schulter dank der Gewichtsverlagerung und der Rumpfrotation um die eigene Längsachse nach unten und vorne. Das Schulterblatt gleitet dabei auf den Rippen vorwärts und von der Wirbelsäule weg – die Protraktion wird gefördert. Die rechte Schulter bewegt sich gegenläufig nach hinten-oben und das Schulterblatt gleitet auf den Rippen rückwärts und zur Wirbelsäule (Retraktion). Beim Durchschwung läuft die Bewegung umgekehrt. Die synchrone und asymmetrische Bewegung der Schulterblätter hilft dem Golfspieler, die Drehung des ganzen Körpers zu vergrößern und die Funktion des Armsystems zu verbessern. Unter dem Strich bedeutet dies für Sie: besseres Treffmoment. Deshalb lohnt es sich, die Schulterblattbewegungen gezielt zu trainieren.

Schultergleiten

ZIEL: Wahrnehmung der symmetrischen Bewegung der Schulterblätter

AKTION: Sie sitzen aufrecht auf einem Stuhl, ohne sich anzulehnen. Bauen Sie Längsspannung in der Wirbelsäule auf und strecken Sie die Arme waagrecht vor sich aus. Ziehen Sie die Arme leicht nach vorne, dabei gleiten Ihre Schulterblätter auf den Rippen nach außen – weg von der Wirbelsäule. Rollen Sie die Schultern möglichst nicht nach vorne ein – die Schulterblätter bewegen sich in die Breite. Ziehen Sie im nächsten Schritt die Arme leicht nach hinten, dabei gleiten die Schulterblätter auf den Rippen zurück zur Wirbelsäule hin. Kommen Sie in eine fließende Hin-Her-Bewegung.

AUFGEPASST: Die Schultern bleiben während der Übung auf gleicher Höhe.

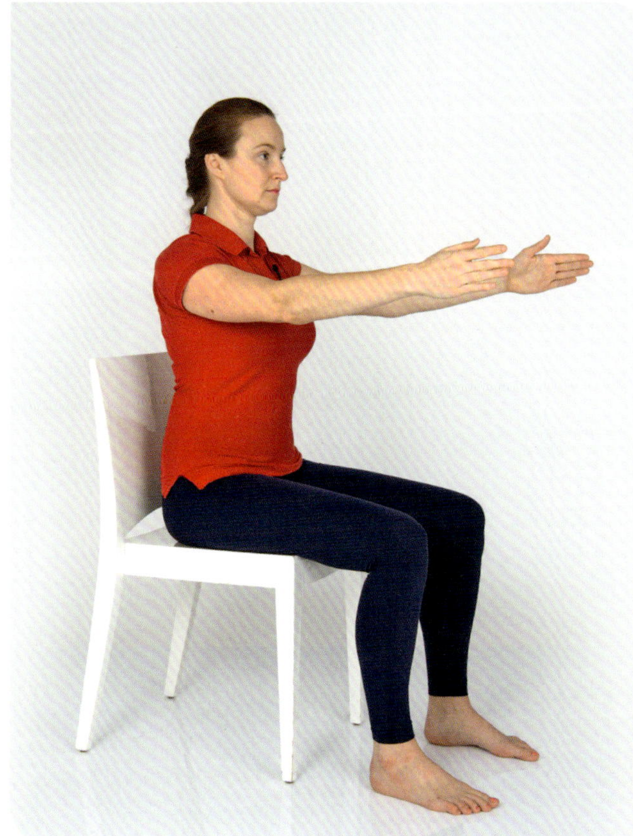

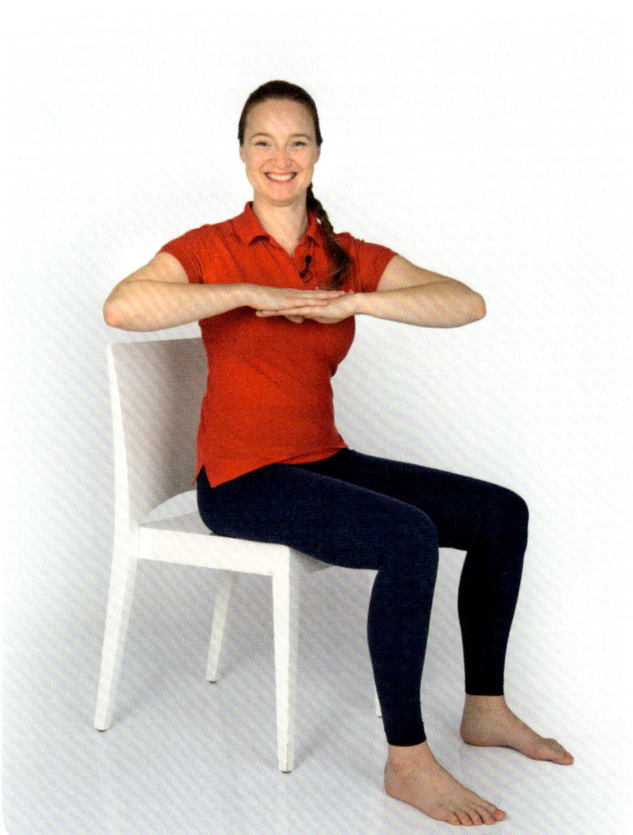

Drehsitz

ZIEL: Symmetrische Stabilisation der Schulterblätter während der Rumpfrotation

AKTION: Sie sitzen aufrecht auf einem Stuhl, der Brustkorb steht senkrecht zwischen Kopf und Becken. Machen Sie sich in den Schultern breit: Hinten gleiten die Schulterblätter auf den Rippen weg von der Wirbelsäule, vorne »verlängern« sich die Schlüsselbeine in die Breite. Jetzt heben Sie die Arme an und legen Sie die Hände vor dem Brustbein aufeinander. Die Ellbogen halten Sie auf Schulterhöhe. Rotieren Sie dann aus der Brustwirbelsäule den Oberkörper abwechselnd nach links und rechts. Dabei behalten die Schulterblätter ihre Position auf dem Rücken bei.

AUFGEPASST: Stabil heißt nicht rigide oder verkrampft, sondern präzise und entspannt.

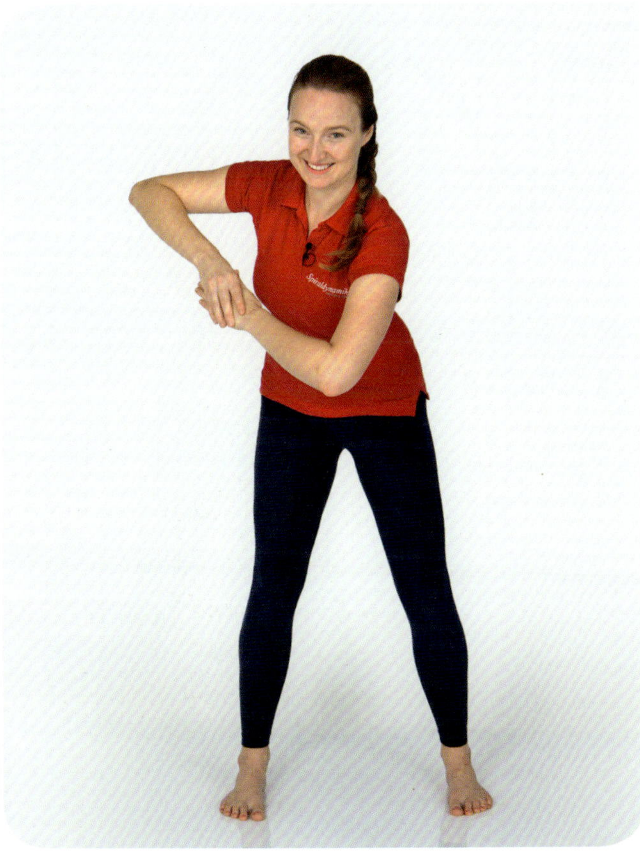

Schultergleiten asymmetrisch

ZIEL: Wahrnehmung der asymmetrischen Bewegung der Schulterblätter

AKTION: Sie stehen in der Ansprechstellung, Oberkörper leicht vorgeneigt. Legen Sie die Hände vor dem Brustbein übereinander, die Ellbogen sind auf Schulterhöhe. Bewegen Sie sich in den Rückschwung. Dabei gleitet das vordere linke Schulterblatt weg von der Wirbelsäule, das hintere rechte gleitet hin zur Wirbelsäule. Üben Sie die Bewegung in beide Richtungen.

AUFGEPASST: Achten Sie auf eine fließende Bewegung. Der Impuls geht von den Schulterblättern aus, der Rumpf bleibt stabil, das Becken dreht nicht mit.

Schau mal da!

ZIEL: Maximale asymmetrische Bewegung der Schulterblätter

AKTION: Sie stehen in Ansprechstellung. Legen Sie Ihre Hände vor dem Brustkorb aufeinander, die Ellbogen auf Schulterhöhe. Leiten Sie den Rückschwung ein. Um an Ihre Bewegungsgrenze zu kommen, strecken Sie am Ende der Drehbewegung den vorderen linken Arm aus und deuten Sie zur Seite; so wird Ihr Schulterblatt noch ein wenig mehr von der Wirbelsäule weggezogen. Den hinteren rechten Arm ziehen Sie 90°-gebeugt mit erhobener Hand noch etwas stärker nach hinten, sodass Ihr Schulterblatt sich zur Wirbelsäule hinbewegt. Es folgt ein Seitenwechsel, kommen Sie in eine fließende Hin-Her-Bewegung.

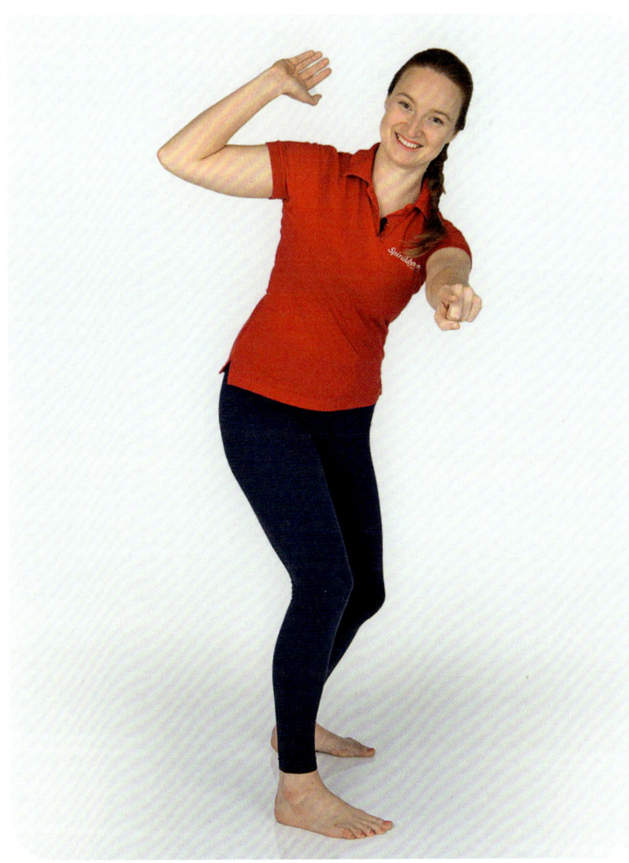

May the force ...

ZIEL: Kräftigung des Schultergürtels und der Rumpfmuskulatur

AKTION: Sie stehen in Ansprechstellung und halten den Golfschläger mit gestreckten Armen und sattem Griff vor Ihrem Körper. Rotieren Sie mit dem Körper in die Golfschwungbewegung, abwechselnd locker nach links und nach rechts schwingend. Jetzt eine Spezialaufgabe für Ihre Hände: Sie ziehen den Golfschläger mit den Händen wie ein Teleskop auseinander ... dann wieder drücken Sie ihn zusammen. Wechseln Sie jeweils zwischen Druck und Zug, nachdem Sie ein paar Mal hin und her geschwungen haben.

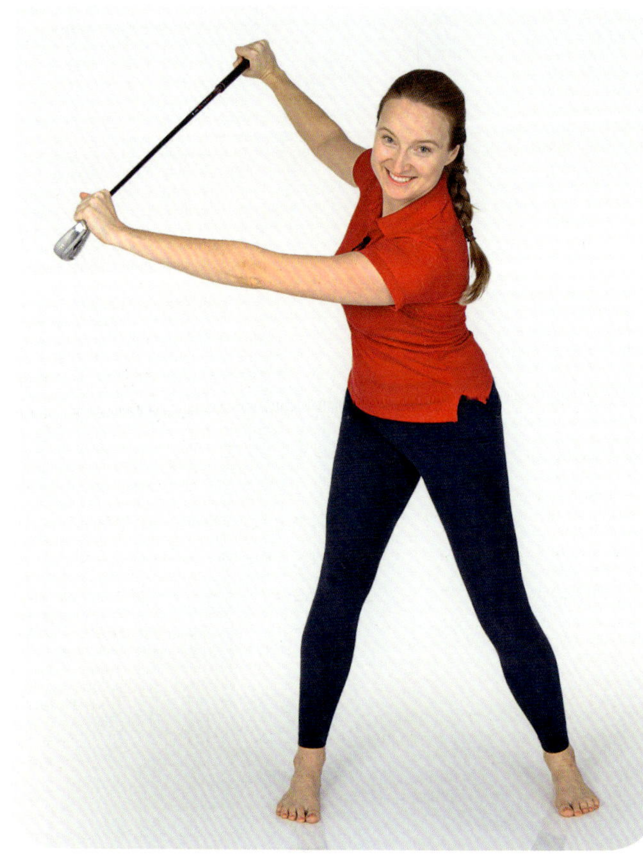

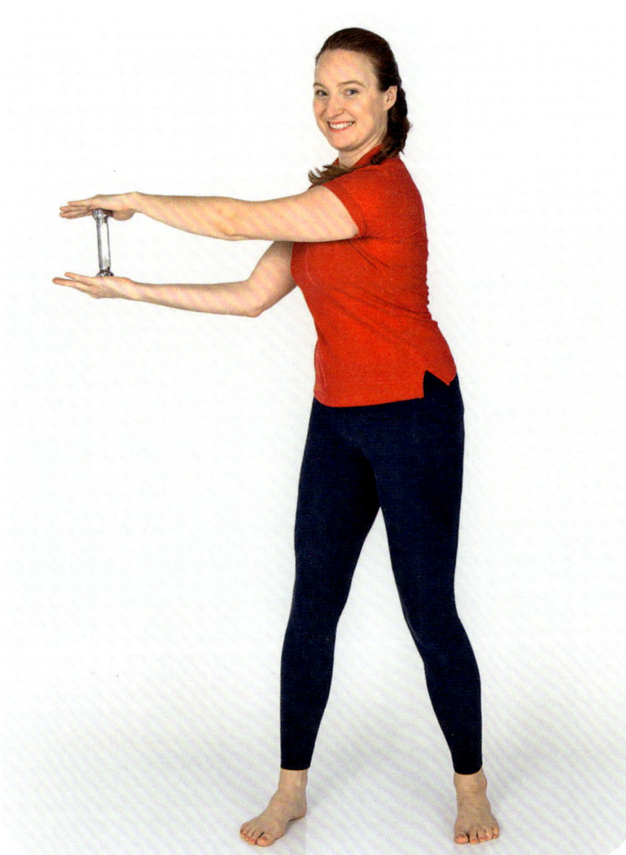

Hanteldrehen

ZIEL: Dehnung des Schultergürtels

AKTION: Sie stehen aufrecht und halten eine leichte Hantel mit gestreckten Armen waagrecht vor Ihrem Körper auf Schulterhöhe. Drehen Sie nun den Oberkörper abwechselnd nach links und rechts. Dabei drehen Sie jeweils die Hantel senkrecht oder gar schräg nach hinten, so dass der vordere Arm oben ist. Dabei wird das vordere Schulterblatt von der Wirbelsäule weggezogen und die Muskulatur zwischen Schulterblatt und Wirbelsäule wird gedehnt.

AUFGEPASST: Üben Sie unbedingt auf beiden Seiten.

Anwendung: Aufschwung-Schulterzug

ZIEL: Mobilisierung des Schultergürtels im Aufschwung

AKTION: Die rechte Hand greift die linke Schulter »von außen«. Führen Sie nun eine angedeutete Aufschwungsbewegung durch, die rechte Hand unterstützt die Rumpfrotation mit kräftigem Zug. Drücken Sie mit der linken Hand – in Verlängerung des Armes – weg vom Körper, um die Dehnung der Schultern und die Rotation des Rumpfes zu verstärken. Bleiben Sie in dieser Position 10 Sekunden und wiederholen Sie die Übung mehrmals.

AUFGEPASST: Heben Sie den Arm bei der Übung nicht ab. Rotieren Sie den Oberkörper, soweit es möglich ist.

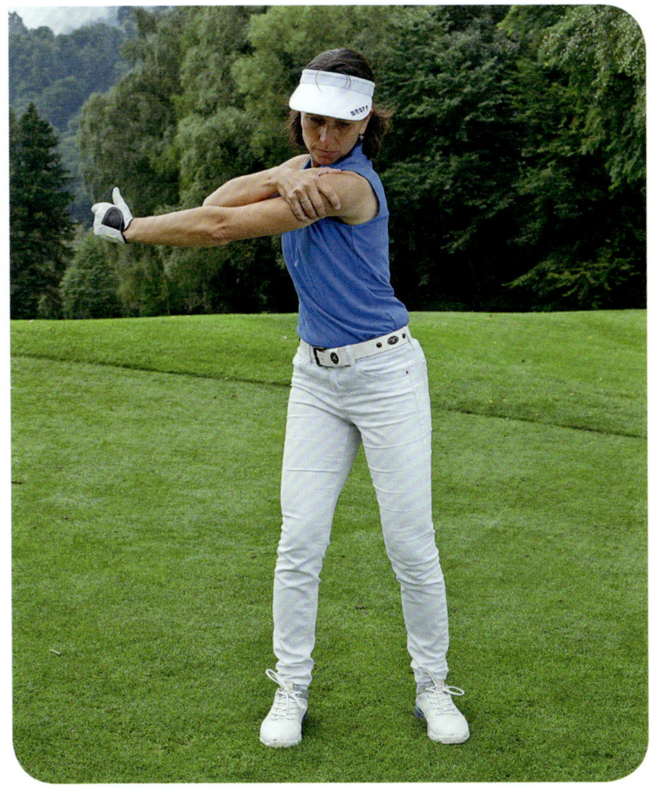

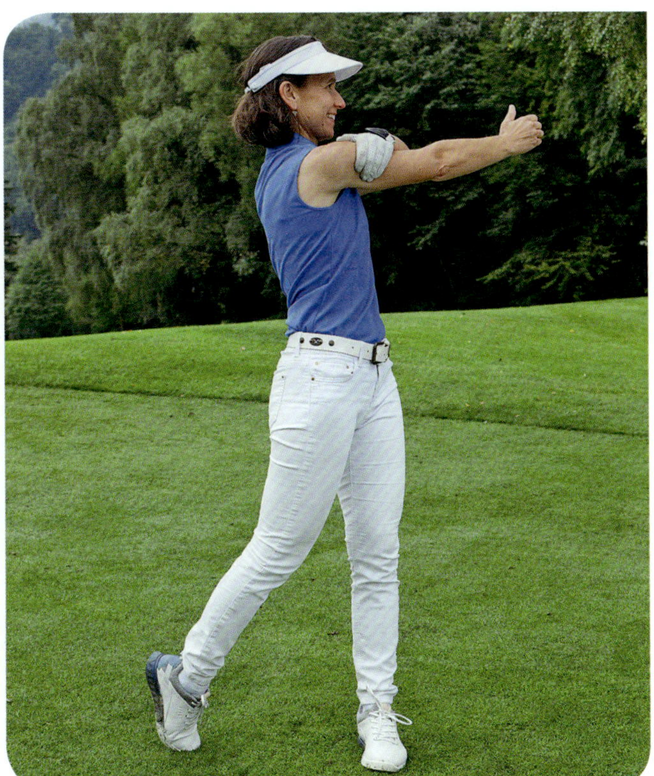

Anwendung: Finish-Schulterzug

ZIEL: Mobilisierung des Schultergürtels im Finish

AKTION: Ein gelungenes Finish verlangt lockere Schultern. Begeben Sie sich in die Ansprechstellung und greifen Sie mit der linken Hand an die rechte Schulter. Rotieren Sie in den Durchschwung bis zum Finish, die linke Hand unterstützt dabei mittels kräftigem Zug die Rumpfrotation. Lassen Sie den Körper voll rotieren, drücken Sie die rechte Hand vom Körper weg, um so die Dehnung und Rotation zu verstärken. Bleiben Sie in dieser Position 10 Sekunden.

AUFGEPASST: Bremsen Sie die Bewegung nicht zu früh ab, da ansonsten der Oberkörper durch Ausweichbewegungen kompensieren muss.

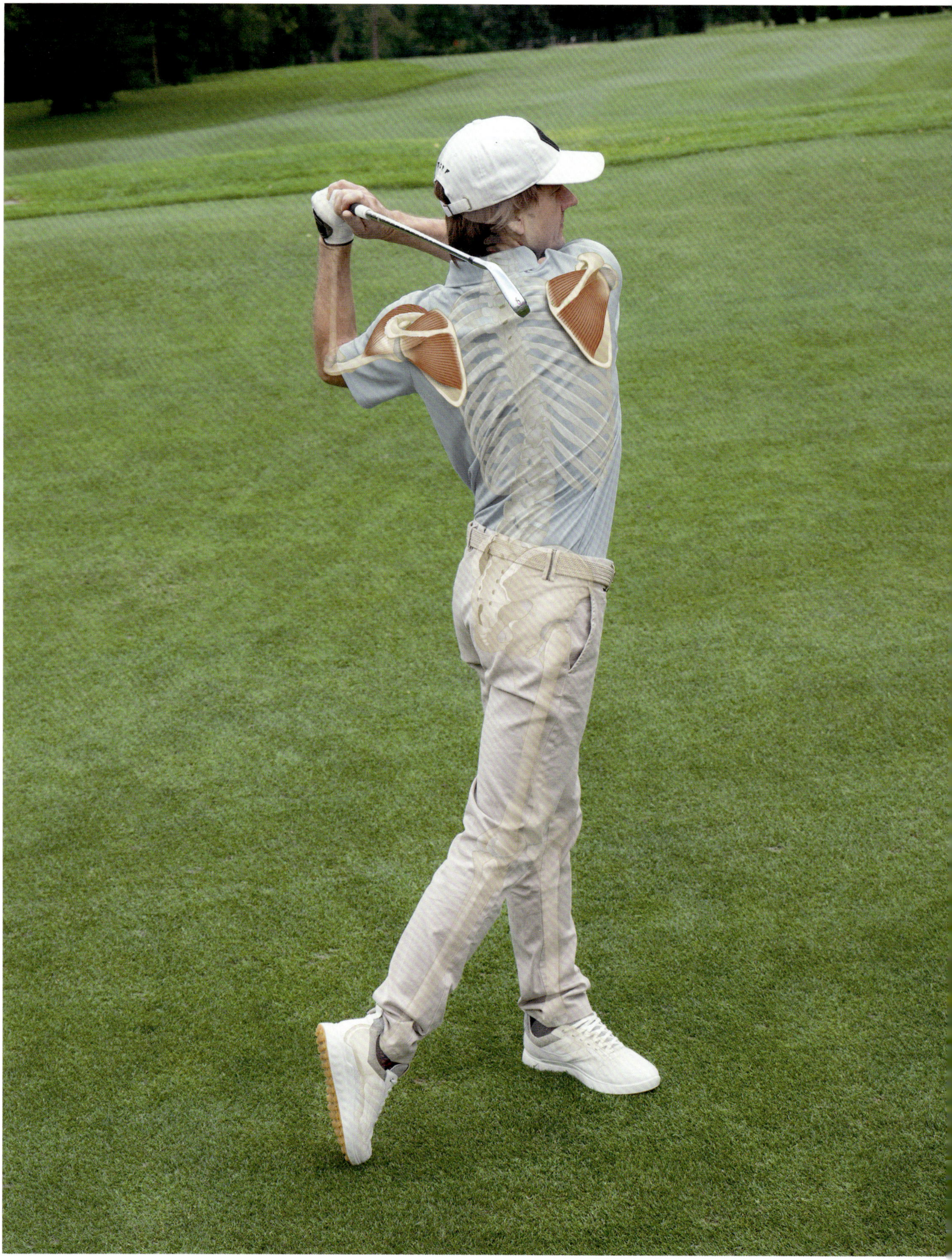

Die Schultergelenke: Schwungverstärker

Beweglichkeit, Stabilität und Kraft: In dieser Reihenfolge wird das Schultergelenk beim Golfschwung eingesetzt. Die Beweglichkeit des rechten Schultergelenks ist besonders beim Aufschwung zentral. In der Dynamik behält das Schultergelenk durch die anatomische Anordnung der Armknochen die Stabilität, ohne an Beweglichkeit zu verlieren. Je mehr Kraft die Armmuskeln haben, desto mehr Energie können sie aufbauen, um den Golfschlägerkopf vor dem Treffmoment zu beschleunigen. Damit die Kraft gezielt eingesetzt werden kann, muss die Bewegung im Armansatz, also der Schulter, beim Golfschwung mit der Gewichtsverlagerung und Drehung des Körpers optimal synchronisiert werden. Schlagen die Arme isoliert vom Körper, bringt das den Spieler aus dem Gleichgewicht und zerstört die Koordination. Dies kann zu technischen Fehlern und Muskelverspannungen führen.

Komplexes Zusammenspiel

Das Schultergelenk ist ein dreidimensionales Kugelgelenk, welches vom Oberarmkopf und der Schultergelenkpfanne gebildet wird. Es ist das beweglichste Gelenk des Körpers, was Stärke und Schwäche zugleich bedeutet. Die Beweglichkeit ermöglicht den Menschen eine große Handlungsfreiheit mit den Händen. Das Missverhältnis zwischen kleiner Gelenkpfanne und großem Oberarmkopf macht diesen Handlungsradius aber auch gefährlich; das Risiko von Ausrenkung ist groß. Die kleine und flache Gelenkpfanne muss sich zu dem viel größeren und runden Oberarmkopf immer möglichst optimal positionieren, damit Gelenkfläche und Gelenkpfanne bei allen Bewegungen optimal gleiten und in Kontakt bleiben.

Dazu muss die Koordination des gesamten Schultergürtels stimmen. Das Schulterblatt muss auf den Rippen in allen Richtungen frei gleiten können, zudem muss eine ausreichende Beweglichkeit der Schlüsselbeingelenke gegeben sein. Das Bewegungsspiel wird durch die Gelenkkapsel, mehrere Bänder und die Muskeln der Rotatorenmanschette gesichert. So kann die Kraftübertragung vom Arm zum Rumpf und vom Rumpf zum Arm in allen Situationen ohne Gefahr erfolgen.

Wird der Arm über den Kopf bewegt, wird die volle Beweglichkeit des Schultergelenks nach außen ausgereizt. Das Ausmaß der Auswärtsdrehung des Oberarmkopfes kann von 40° bis 90° reichen. Das anatomisch richtige Heben des Armes über den Kopf setzt ein voll bewegliches Schultergelenk, einen geöffneten Schlüsselbein- und Schulterbereich und einen beweglichen Brustkorb voraus. Letzterer muss zwischen Kopf und Becken – ohne Hohlkreuz – stabilisiert werden können. Nur so kann der Arm seinen Bewegungsradius über dem Kopf voll ausnutzen und der Bewegungsablauf im gesamten Schultergürtel geht reibungslos.

In der Golfpraxis

Mit einem seitlich auf 90° abgespreizten Oberarm erreicht das Schultergelenk eine Auswärtsdrehung von 70° bis 90°. Dieses Ausmaß an Beweglichkeit braucht jeder Golfspieler, damit der hintere Arm den Schläger oben gut stützen kann, bevor sich der Körper zum Ziel dreht.

Konkret heißt das: Der Arm ist im Schultergelenk 90° nach außen gedreht, der Ellbogen ist gebeugt und zeigt am Ende des Aufschwungs nach unten. Der linke Arm ist beim Aufschwung gestreckt. Beim Durchschwung folgen die Arme der Drehung des Körpers und werden nach dem Treffmoment gestreckt. Im Finish werden beide Arme in den Ellbogen gebeugt und der linke Arm braucht im Schultergelenk genügend Rotationsbeweglichkeit nach außen. Kurzum: Es stehen Beweglichkeitsübungen an, um all diesen Anforderungen gerecht werden zu können!

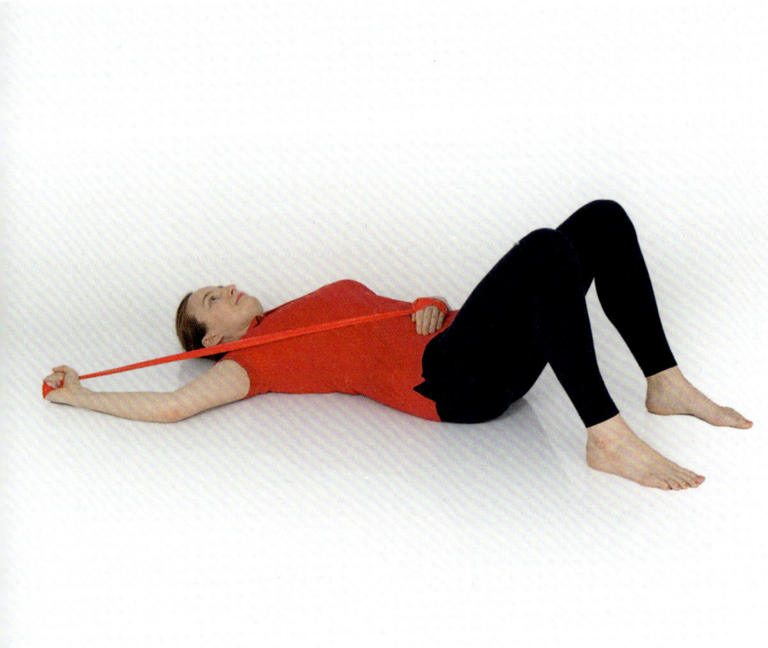

Hände hoch!

ZIEL: Beweglichkeit des Schultergelenks in der Außenrotation

AKTION: Sie liegen auf dem Boden, die Füße sind aufgestellt. Wickeln Sie sich ein Theraband um die Hände, der Abstand der Hände beträgt etwa Hüftbreite. Legen Sie eine Hand auf den Bauch, den anderen Arm legen Sie rechtwinklig neben den Körper, der Unterarm weist nach oben. Führen Sie nun den Unterarm nach hinten zum Boden und straffen so das Band. Dabei werden Oberarm und Schulter nach außen rotiert.

AUFGEPASST: Zwingen Sie den übenden Arm nicht auf den Boden. Respektieren Sie die Grenze Ihrer Beweglichkeit, ansonsten können Verletzungen die Folge sein.

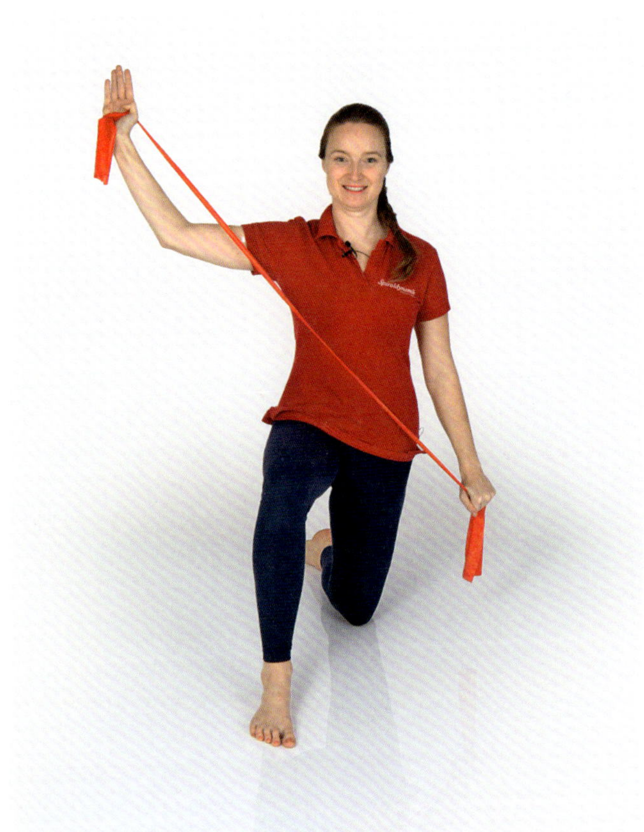

Schwertziehen

ZIEL: Beweglichkeit des Schultergelenks in der Außenrotation

AKTION: Sie befinden sich im einbeinigen Kniestand. Der vordere Fuß steht unter dem Knie, das hintere Knie unter der Hüfte. Becken und Brustkorb sind aufgerichtet. Bauen Sie Längsspannung in der Wirbelsäule auf. Wickeln Sie ein Theraband um die Hände, der Abstand der Hände beträgt etwa Hüftbreite. Die hintere Hand halten Sie neben dem Oberschenkel; den vorderen Arm ziehen Sie vom vorderen Oberschenkel aus nach oben und außen, als zögen Sie ein Schwert aus der Scheide. Kommen Sie in eine fließende Bewegung.

AUFGEPASST: Achten Sie auf die Grenze Ihrer Beweglichkeit.

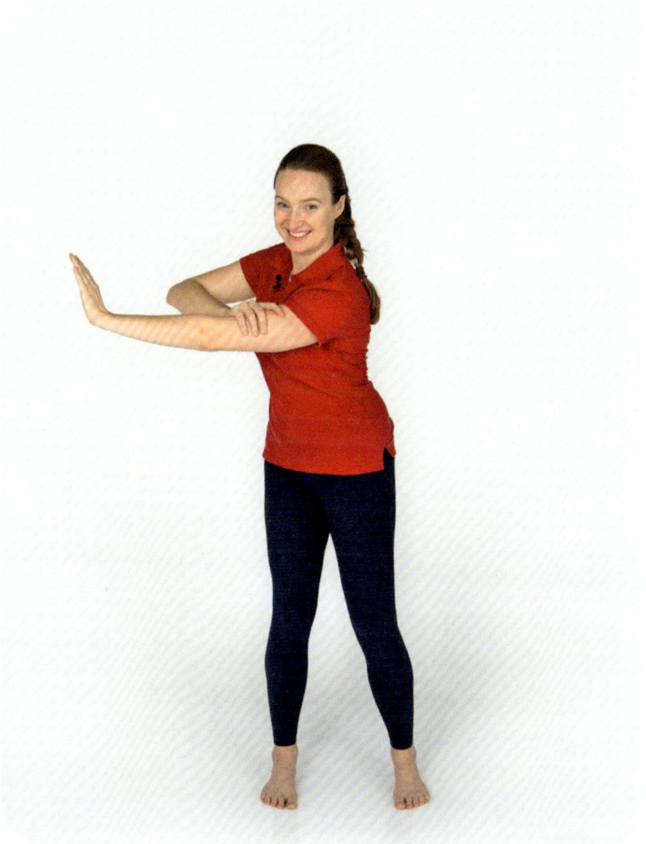

Luft wegschieben

ZIEL: Funktionale Streckung des Armes und Schultergelenks im Aufschwung

AKTION: Sie stehen aufrecht mit hüftbreiten Füßen. Heben Sie den Arm, der im Aufschwung Ihr vorderer Arm ist, mit zu sich gerichteter Handfläche und beugen Sie den Ellbogen. Drehen Sie sich zur Seite, als wollten Sie einen Aufschwung ausführen, drehen Sie dabei die Handfläche von innen nach außen und strecken Sie den Arm vor sich aus. Beugen Sie dann den Ellbogen und drehen Sie die Handfläche wieder zu sich. Der Körper dreht sich zurück in die neutrale aufrechte Haltung. Kommen Sie in eine fließende Bewegung.

AUFGEPASST: Rollen Sie die Schulter nicht nach vorn. Es dürfen keine Schmerzen im Schultergelenk auftreten.

Hanteln stemmen

ZIEL: Beweglichkeit des Schultergelenks kombiniert mit Latissimus-Zug und -Dehnung

AKTION: Sie stehen aufrecht mit zwei Hanteln in den Händen. Beugen Sie die Ellbogen und heben Sie die Hanteln vor dem Körper auf Schulterhöhe. Strecken Sie dann die Arme nach oben zur Decke. Die Ellbogen müssen nicht vollständig gestreckt sein. Führen Sie die Bewegung rückwärts aus und kehren Sie in die Ausgangsstellung mit neben dem Körper gesenkten Armen zurück. Kommen Sie in eine fließende Bewegung.

AUFGEPASST: Achten Sie auf Längsspannung in der Wirbelsäule und einen aufrechten Brustkorb. Ziehen Sie die Schultern nicht hoch. Die Ellbogen müssen nicht gestreckt sein.

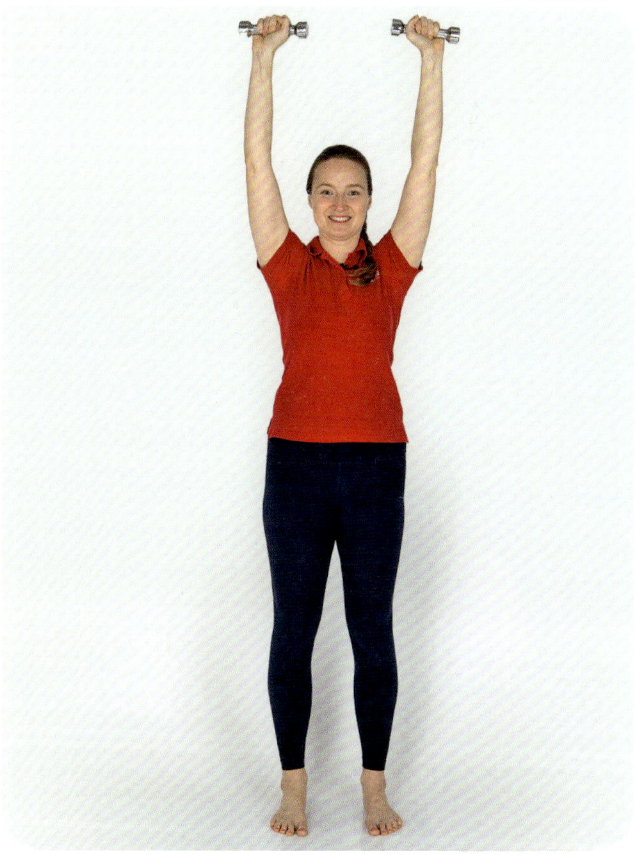

Vorwärtsstoß

ZIEL: Kräftigung der Armmuskulatur

AKTION: Befestigen Sie ein zusammengeknotetes Theraband etwa auf Hüfthöhe und stellen Sie sich seitlich davon so auf, dass der rechte Arm zur Befestigung weist. Ihr rechter Arm ist vor dem Körper angewinkelt, die Handfläche weist nach links, die rechte Hand greift in das Theraband. Verlagern Sie Ihr Gewicht auf das linke Bein, drehen Sie den Körper und schieben Sie den rechten Arm vor dem Körper nach links in die Streckung. Halten Sie eine Sekunde und kehren Sie dann in die Ausgangshaltung zurück.

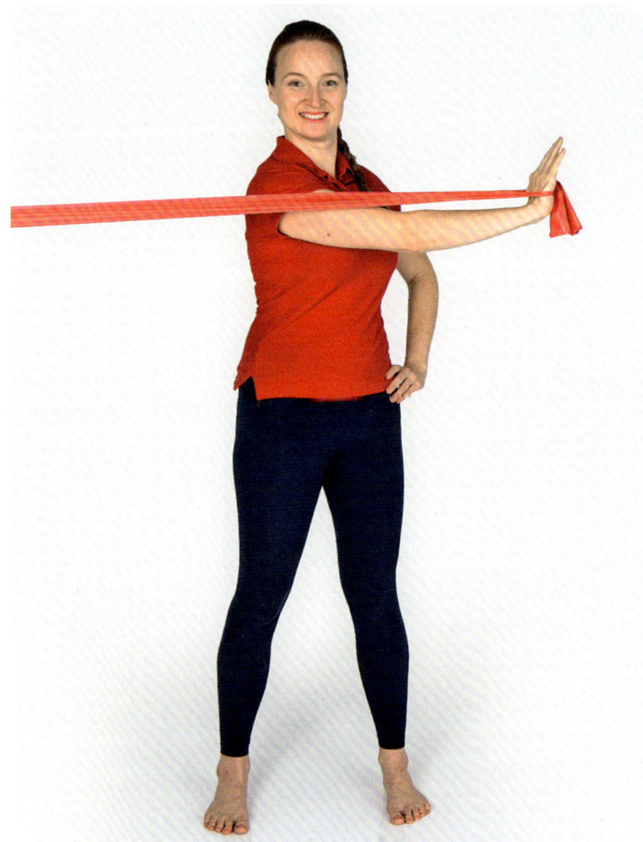

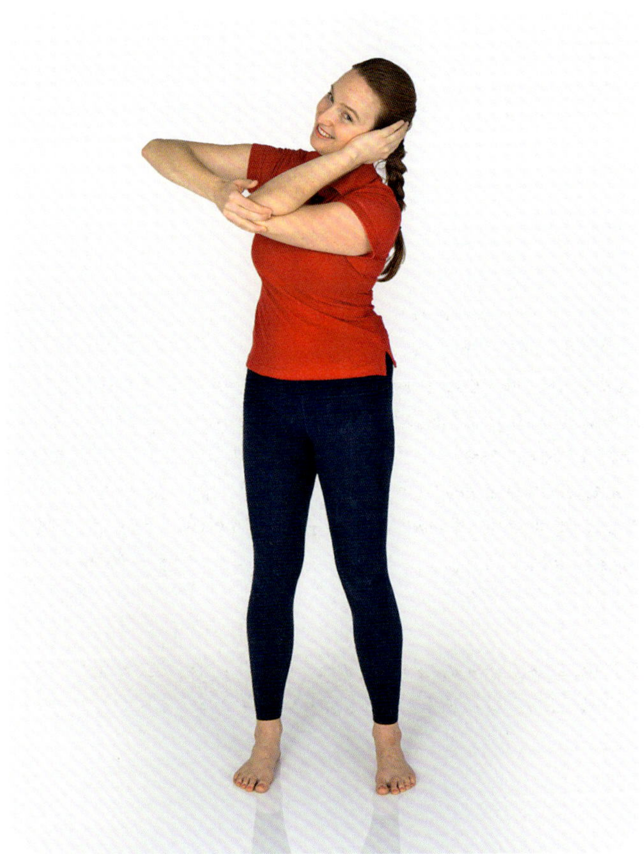

Power Nap

ZIEL: Dehnung der hinteren Kapsel des Schultergelenks

AKTION: Sie stehen aufrecht und heben einen Arm angewinkelt vor dem Körper an, der Unterarm weist senkrecht nach oben, der Handrücken weist nach vorn. Greifen Sie den Ellbogen mit der anderen Hand und ziehen Sie den Arm horizontal vor den Körper. Drehen Sie dann den Arm in der Schulter nach außen und legen Sie Ihre Wange in die Handfläche, als wollten Sie ein Schläfchen machen. Hierdurch wird die hintere Kapsel des Schultergelenks gedehnt. Machen Sie die Übung abwechselnd auf beiden Seiten in einer fließenden Bewegung.

Anwendung: Rechte Schulter schwingt

ZIEL: Die Arbeit der rechten Schulter im Golfschwung

AKTION: Die Beweglichkeit des rechten Schultergelenks ist beim Golfschwung elementar. Stellen Sie sich in die Ansprechposition und halten Sie mit dem linken gestreckten Arm den Driver oder einen Stab vor dem Körper. Simulieren Sie die Aufschwungbewegung mit dem rechten Arm. Schwingen Sie mit dem rechten Arm unter dem gestreckten linken Arm hindurch. Der rechte Arm streckt sich beim Durchschwung. Entsprechend verlagert sich das Körpergewicht nach links, der Oberkörper rotiert mit. Wiederholen Sie die Übung mehrmals.

AUFGEPASST: Halten Sie während der Übung die Vorneigung des Oberköpers.

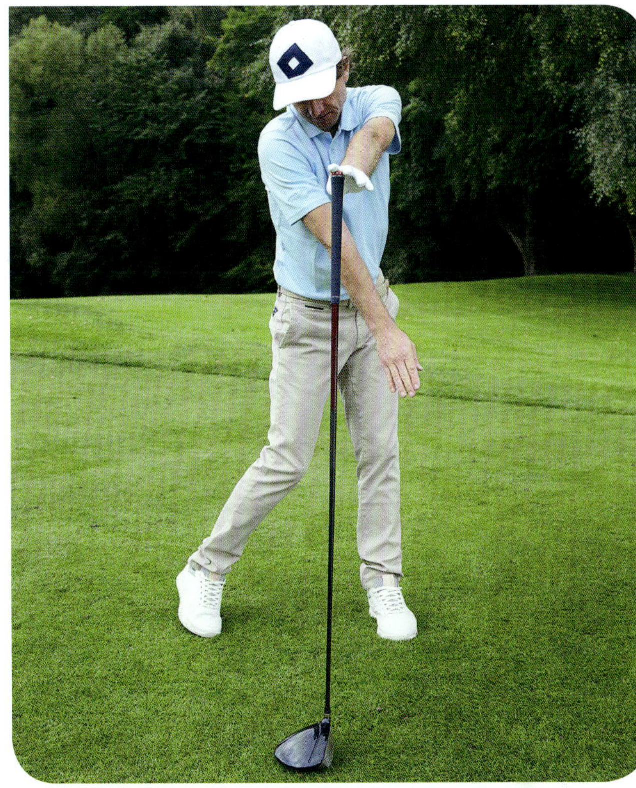

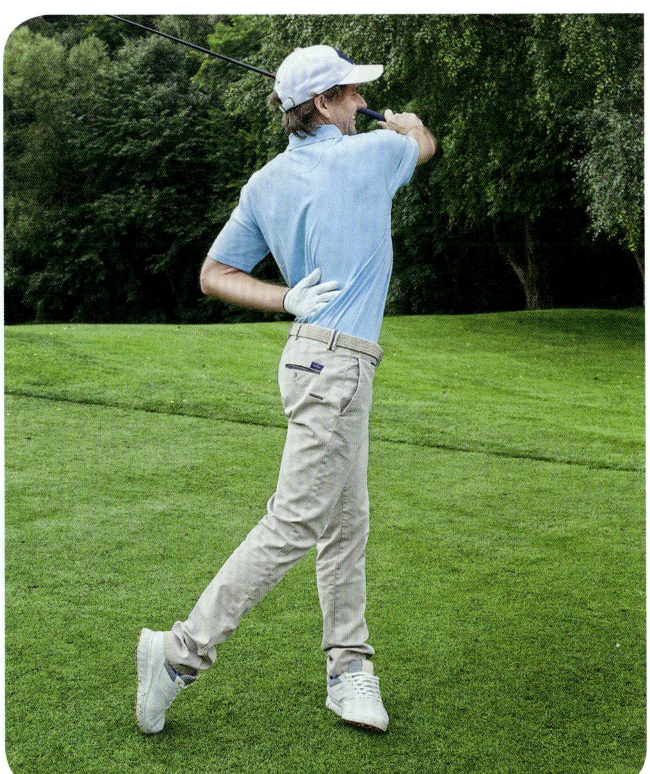

Anwendung: Finish it!

ZIEL: Korrekte Bewegung der rechten Schulter im Durchschwung und Finish

AKTION: Begeben Sie sich in die Ansprechposition und halten Sie den Schläger in der rechten Hand, der rechte Arm ist gestreckt. Die linke Hand liegt auf dem Kreuz und spürt so die Rumpf-Rotation. Vollführen Sie rechtshändig einen Durchschwung bis zum Finish mit der entsprechenden Gewichtsverlagerung von rechts nach links. Lassen Sie die Zentrifugalkraft ihre Wirkung entwickeln, ohne Ihre Drehachse auf dem Standbein links zu verlieren.

AUFGEPASST: Achten Sie auf das richtige Timing und finden Sie eine stabile Finishposition.

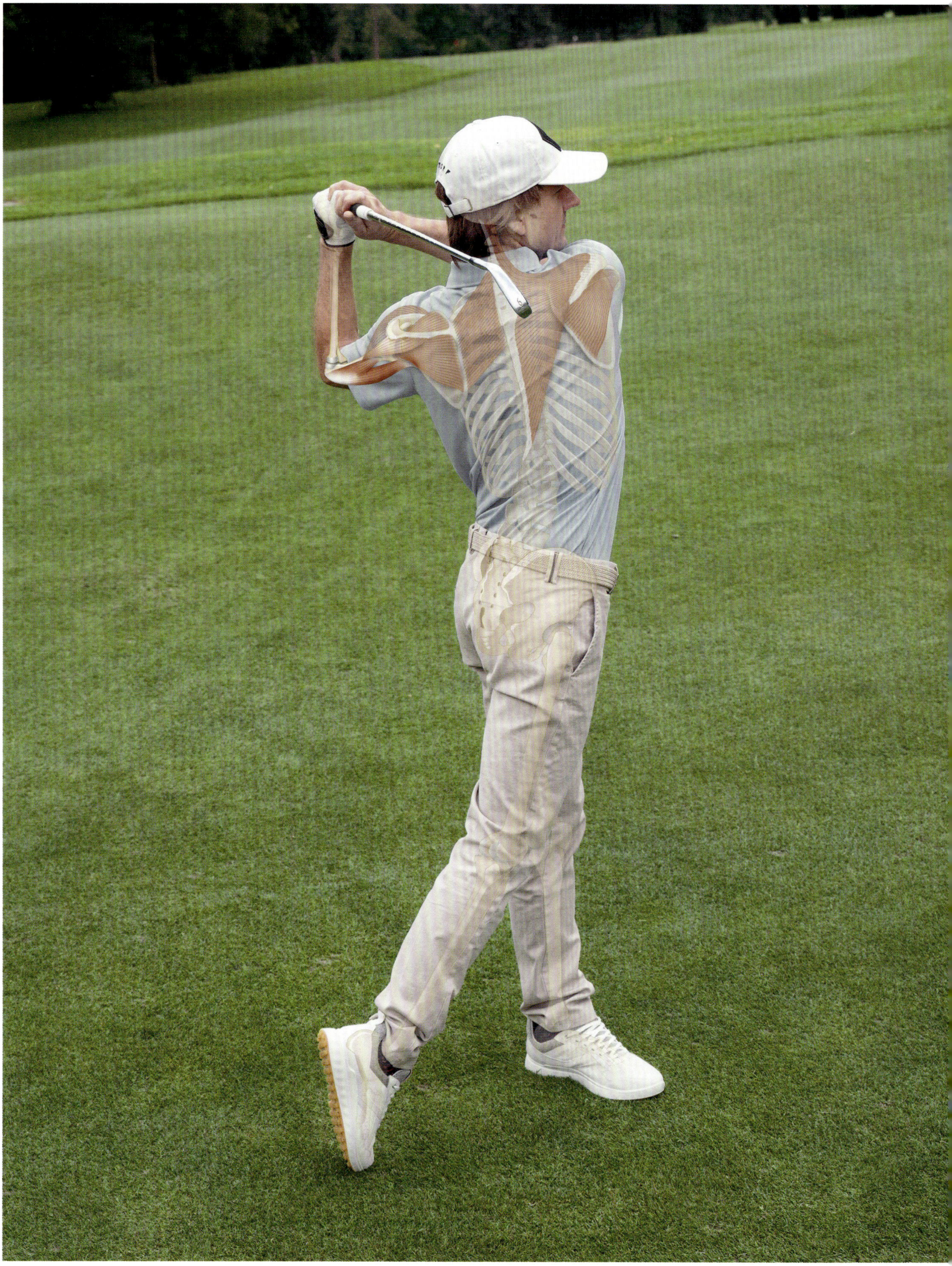

Die Ellbogen: Bewegliche Gelenke, guter Flug!

Ziel jedes Hobbygolfspielers ist, den Ball mit möglichst wenigen Schlägen ins Loch zu bringen. Ein wichtiger Schritt auf dem Weg zu diesem Ziel sind konstante, gerade und lange Schläge. Dafür muss die Schlagfläche den Ball mit hoher Geschwindigkeit rechtwinklig treffen. Der Zusammenhang zwischen einem guten Abschlag und der Ausnutzung der vollen Beweglichkeit der Ellbogen ist groß. Die Muskeln der Unterarme, die von den Ellbogen zu den Fingerspitzen reichen, geben dem Schläger einen entscheidenden Impuls für die Schlagflächenstellung im Treffmoment und zur maximalen Beschleunigung des Schlägerkopfes.

Das Drehscharnier Ellbogen

Das Ellbogengelenk ist ein Drehscharniergelenk: Es kann sich beugen und strecken, aber auch drehen. Aus der neutralen Stellung kann sich der Ellbogen bis zu 150° beugen und wieder strecken. Die hohe Beweglichkeit des Ellbogens unterstützt die Bewegungsvielfalt des ganzen Armes und gibt der gesamten Anordnung der Armknochen als Zwischengelenk zusätzlich Stabilität.

Der Ellbogen beteiligt sich funktionell mit zwei konkreten Drehbewegungen des Unterarmes an den Handbewegungen. Die sogenannte Pronationsbewegung wird durch eine Drehung der Handfläche nach unten und die Positionierung der Daumen nach innen zur Körpermitte hin definiert. Bei dieser Bewegung des Unterarms überkreuzen sich Elle und Speiche. Die gegenläufige Auswärtsbewegung der Hand, bei der der Unterarm nach außen rotiert, der Daumen nach außen vom Körper weg weist und die Handfläche nach oben, wird als Supination bezeichnet. Im aufrechten Stand mit entspannt hängendem Arm befindet sich die Handfläche in einer Mittelstellung zwischen Pronation und Supination.

Die Bewegungskoordination des Armes zeigt in der Beugung und Streckung eine Verschraubung von Unter- und Oberarm in Spiralform. Während der Beugung dreht der Oberarm nach innen und der Unterarm nach außen in die Supination. Diese Art von Verschraubung können Sie erleben, wenn Sie einen Apfel zum Mund führen. Die sogenannte Hand-zum-Mund-Bewegung gehört zu den wichtigsten Armbewegungen. Bei einer Streckung sind die Drehrichtungen genau umgekehrt: der Oberarm dreht nach außen und der Unterarm nach innen in die Pronation. Diese Art von Verschraubung wird bei Stützbewegungen benötigt, oder wenn Sie etwas vor sich herschieben möchten.

In der Golfpraxis

Die Beweglichkeit der Ellbogen ist beim Golfschwung enorm wichtig, besonders im Treffmoment, denn sie helfen den Handgelenken, den Schläger freizugeben. Dadurch erfolgt die Impulsübertragung zwischen Schlägerblatt und Ball. Die langen und schlanken Unterarmmuskeln geben den Impuls für die Drehbewegung der Unterarme und die gewünschte Bewegung der Handgelenke.

Schon beim Aufschwung muss die Bewegung stimmen. Der linke Ellbogen bleibt am Ende des Aufschwungs gestreckt oder leicht gebeugt, der Unterarm dreht sich in die Pronation. Der rechte Ellbogen wird fast 90° angewinkelt und zeigt zum Boden. Beim Durchschwung folgen die Ellbogen der Bewegung des Körpers: Der linke Ellbogen bleibt gestreckt und dreht sich von Pronation in die Supination. Der rechte Ellbogen bleibt nah am Körper und verliert etwas von seiner Beugung. Nach dem Treffmoment werden sich beide Ellbogen strecken und der Drehung des Körpers bis zum Finish folgen. Für all diese Anforderungen muss das Ellbogengelenk beweglich und perfekt koordiniert sein.

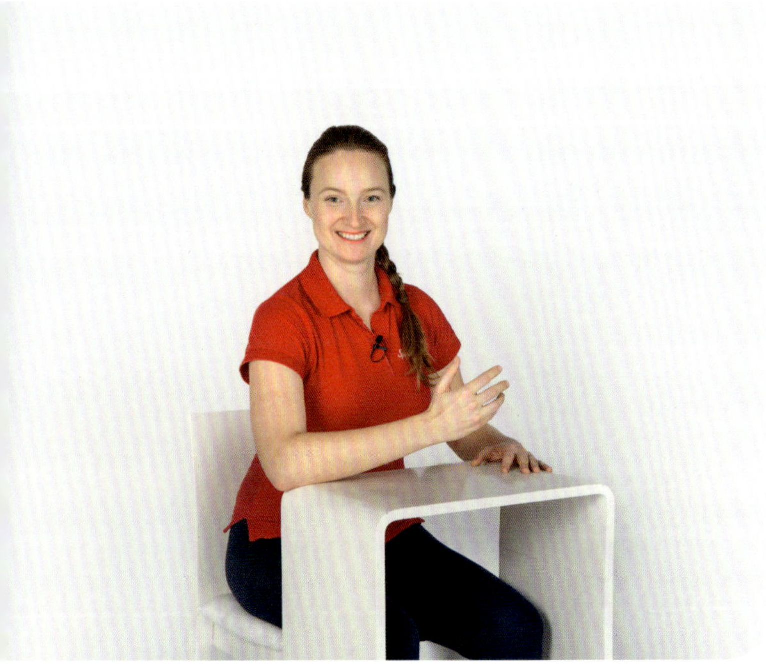

Guten Appetit!

ZIEL: Bewegungskoordination im Ellbogengelenk

AKTION: Sie sitzen an einem Tisch und legen die Unterarme auf der Tischplatte ab. Drehen Sie einen Unterarm liegend, so dass die Handfläche nach oben weist (Supination) und wieder zurück (Pronation). Kombinieren Sie die Übung nach einigen Drehungen mit einer Beuge- und Streckbewegung: Führen Sie in der Supination den Arm nach oben, als wollten Sie einen Bissen zum Mund führen, in der Pronation strecken Sie ihn, als wollten Sie nach etwas greifen. Der Ellbogen bleibt auf dem Tisch liegen.

AUFGEPASST: Achten Sie darauf, dass die Drehung aus dem Ellbogen kommt. Verdrehen Sie nicht das Handgelenk.

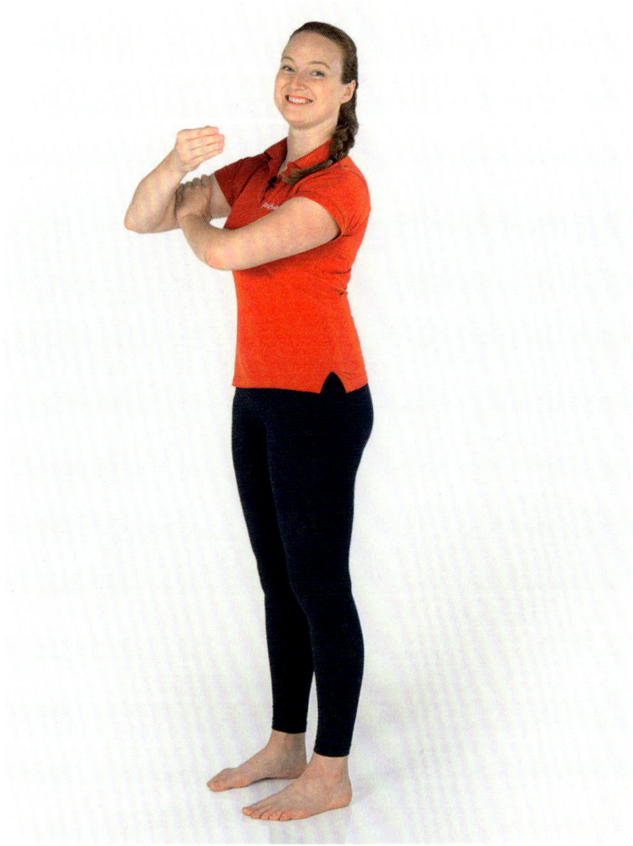

Erntezeit

ZIEL: Mobilisation und Koordination des Ellbogengelenks in der dreidimensionalen Bewegung

AKTION: Machen Sie im aufrechten Stand Greifbewegungen in verschiedenen Richtungen im Raum – über Kopfhöhe, seitlich, unten etc., als müssten Sie Äpfel vom Baum pflücken oder Dinge vom Boden aufheben. Führen Sie nach jeder Greifbewegung den Arm zurück in die Supination, als wollten Sie etwas zum Mund führen. Achten Sie darauf, dass der Oberarm deutlich abspreizt, der Ellbogen mehr als 90° gebeugt wird und die Hand des übenden Armes sich zum Gesicht dreht.

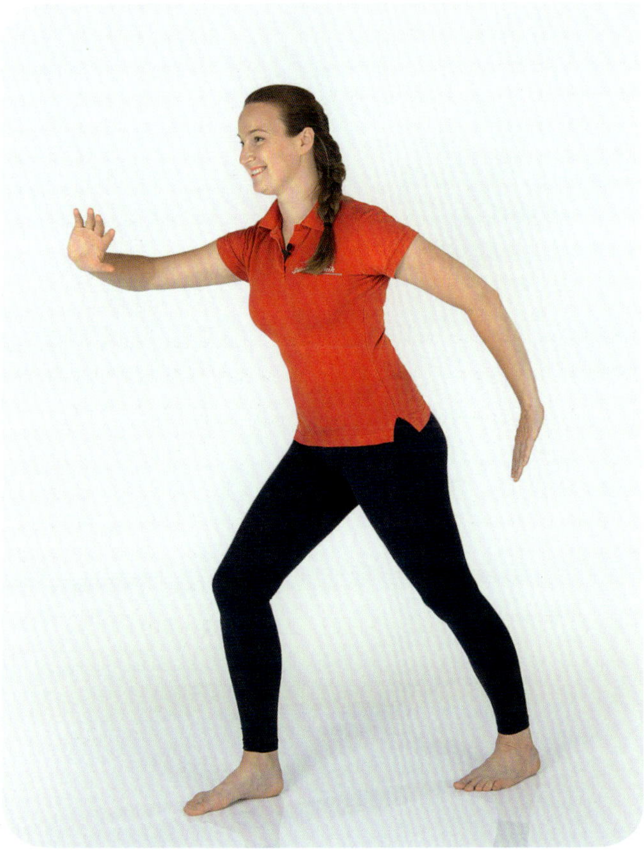

Schrank schieben

ZIEL: Maximale Reichweite des Arms in der Streckung

AKTION: Stellen Sie sich vor, Sie müssten einen Schrank mit einem Arm von sich wegschieben. Stellen Sie sich aufrecht mit leicht gebeugten Knien hin und heben Sie einen Arm gebeugt vor dem Körper an (Supination). Bringen Sie dann den Arm vor dem Körper in die Streckung und schieben Sie den imaginären Schrank weg, dabei dreht die Handfläche weg vom Körper. Die Orientierung von Schulter- und Handgelenk bestimmen die Bewegung, das Ellbogengelenk ist lediglich »Zwischenscharnier«. Das Schultergelenk wird während der Stoßbewegung nach hinten stabilisiert, während sich die Hand nach vorn bewegt.

Push up!

ZIEL: Dynamischer Wechsel zwischen Beugung und Streckung

AKTION: Sie liegen in Rückenlage mit aufgestellten Füßen. Ihre Ellbogen liegen etwa zwei Fäuste breit vom Körper entfernt, die Unterarme weisen nach oben zur Decke, in den Händen halten Sie Hanteln, die Handflächen weisen zueinander. Strecken Sie die Arme nach oben und drehen Sie dabei die Handfläche nach vorne. Kommen Sie dann wieder in die Ausgangsstellung, wobei Sie die Hanteln entsprechend zurückdrehen. Kommen Sie in eine fließende Bewegung.

AUFGEPASST: Rollen Sie die Schulter nicht nach vorne, sondern behalten Sie Bodenkontakt.

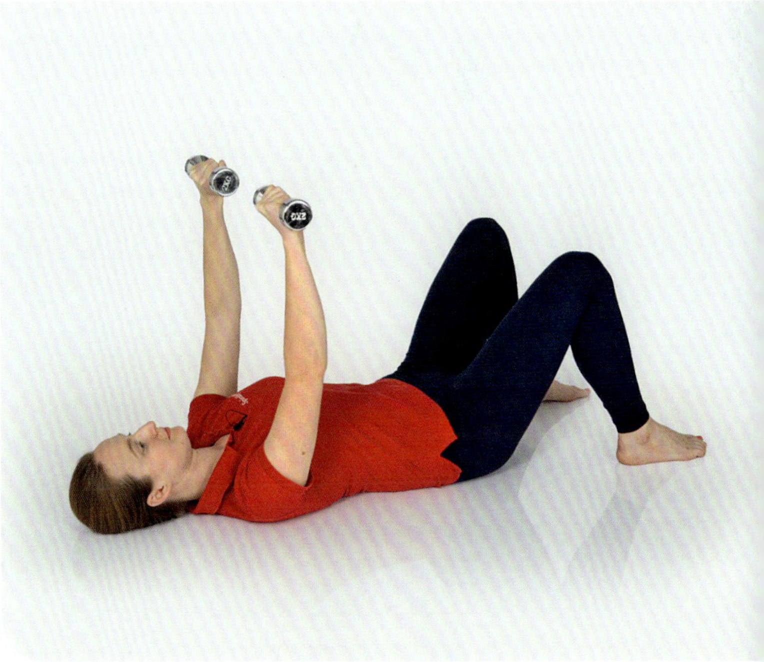

Kugelstoßen

ZIEL: Kräftigung der Armmuskulatur kombiniert mit Beugung und Streckung des Ellbogengelenks

AKTION: Sie stehen mit einem Fuß auf einem Theraband, das andere Ende halten Sie auf derselben Seite in der Hand, den Arm halten Sie gebeugt neben dem Körper, Unterarm und Handfläche weisen nach oben. Machen Sie eine Bewegung wie beim Kugelstoßen: Holen Sie durch Gewichtsverlagerung auf das Bein mit dem Theraband Schwung und drücken Sie den Arm in eine Streck- und Pronations-Bewegung am Körper vorbei nach schräg oben zur Decke. Dabei verlagern Sie das Gewicht auf das andere Bein. Führen Sie die Bewegung fließend und dynamisch mehrmals aus.

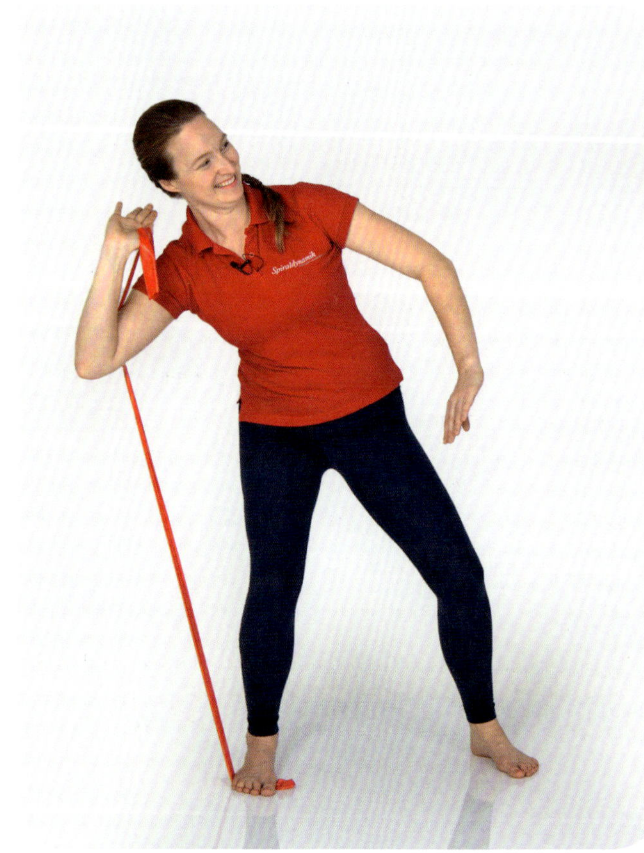

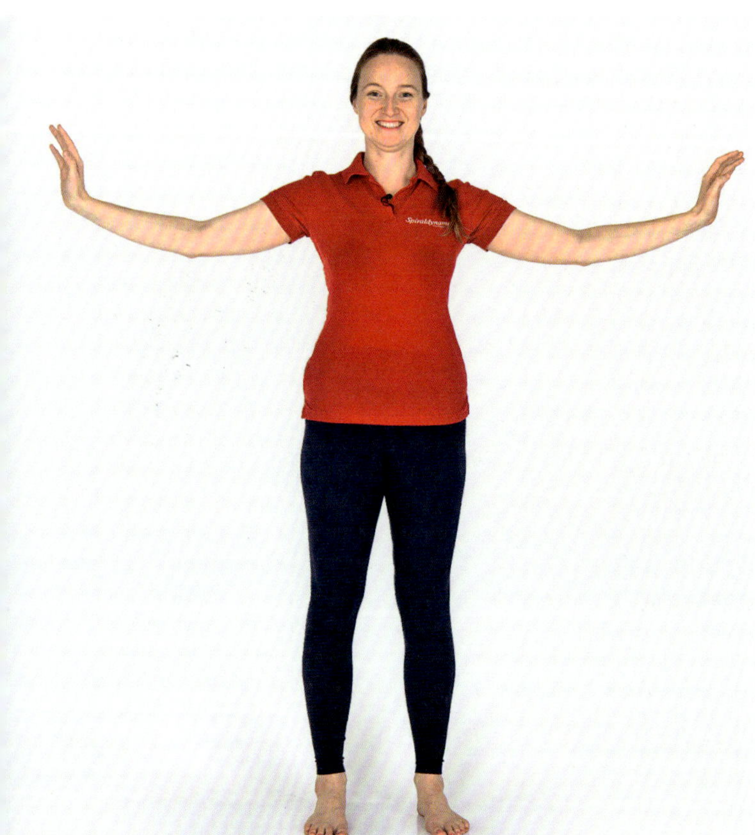

Platz da

ZIEL: Dynamischer Wechsel zwischen Beugung und Streckung, kombiniert mit Dehnung der Armmuskulatur

AKTION: Sie stehen hüftbreit mit gestreckten Knien. Bauen Sie Längsspannung in der Wirbelsäule auf. Beugen Sie die Arme vor dem Körper, die Handflächen zeigen zu Ihnen. Drehen Sie die Handflächen aus den Ellbogen heraus nach außen und drücken Sie die Handflächen zur Seite. Handgelenke und Schultergelenke auseinanderziehen. Für mehr Dynamik können Sie den Oberkörper in der Bewegung rotieren.

AUFGEPASST: Strecken Sie die Ellbogen nicht durch, wenn dies dazu führt, dass Sie die Schultern hochziehen. Unangenehmes Ziehen im Arm (Nervenschmerz) meiden.

Anwendung: Swing it!

ZIEL: Finden der persönlichen Schwungebene

AKTION: Stehen Sie in der Ansprechposition und strecken Sie Ihren linken Arm. Kreuzen Sie den rechten Arm unter dem linken durch und legen Sie die Handrücken aneinander. Drücken Sie nun mit der rechten Hand den linken Arm nach rechts, der linke Arm bleibt dabei gestreckt. Dies hilft Ihnen, Ihre eigene passende Schwungebene zu finden. Je nachdem, wie aufrecht Sie sind, fällt die Schwungebene steiler oder flacher aus. Machen Sie diese Übung mehrmals. Nehmen Sie gerne auch einen Golfschläger oder mehr Gewicht in die linke Hand.

AUFGEPASST: Achten Sie auf Stabilität von Rumpf und Beinen.

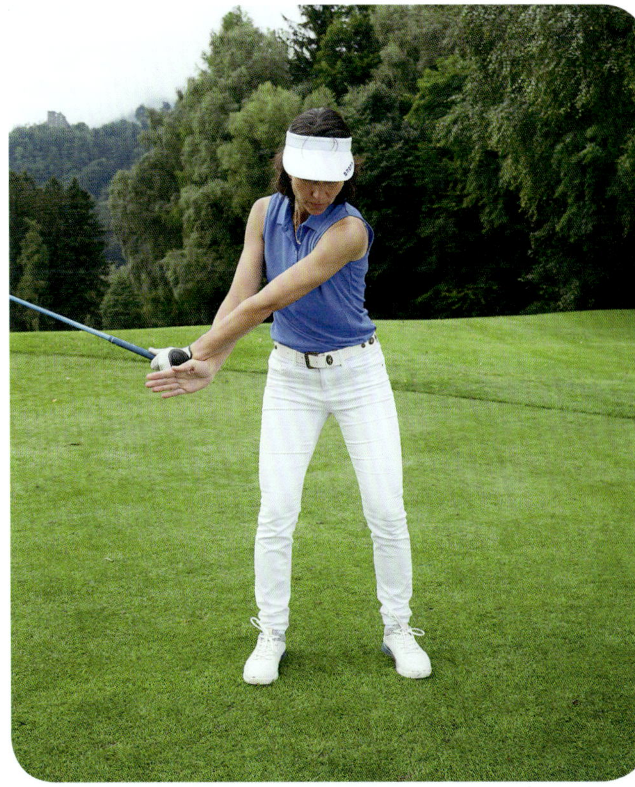

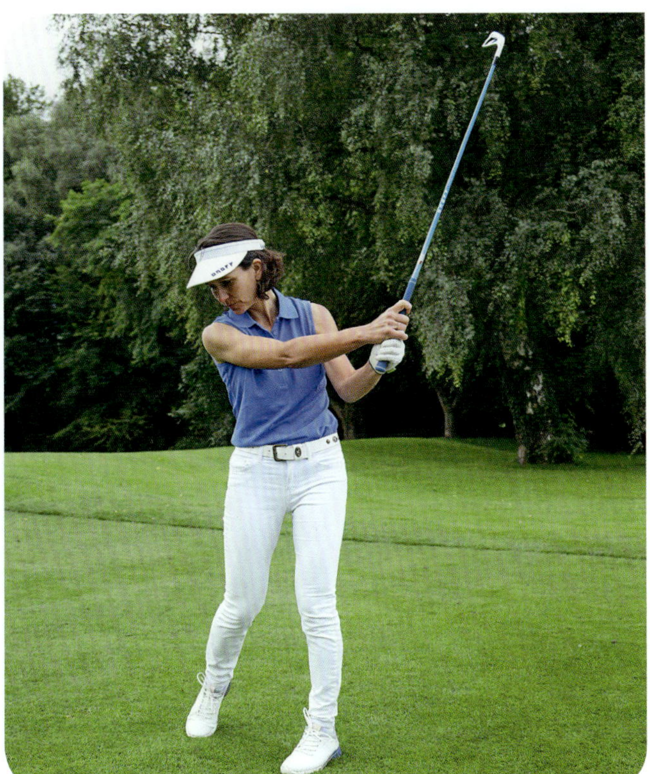

Anwendung: Ellbogen ausfahren verboten!

ZIEL: Einüben der korrekten Stellung der Ellbogen

AKTION: Die Ellbogenaktivität ist von zentraler Wichtigkeit beim Golfschwung. Während der linke Ellbogen beim Aufschwung gestreckt ist, ist der rechte gebeugt und hängt locker nach unten. Beim Durchschwung kommt der rechte Ellbogen in die Streckung, nach dem Ballkontakt beugt sich der linke Ellbogen – spiegelverkehrt zur Haltung im Aufschwung.

AUFGEPASST: Die Rumpfrotation und Körpergewichtsverlagerung muss voll durchgezogen werden. Sonst entsteht im Durchschwung eine natürliche Abbremsbewegung der Arme, die sogenannten »Chicken Wings«.

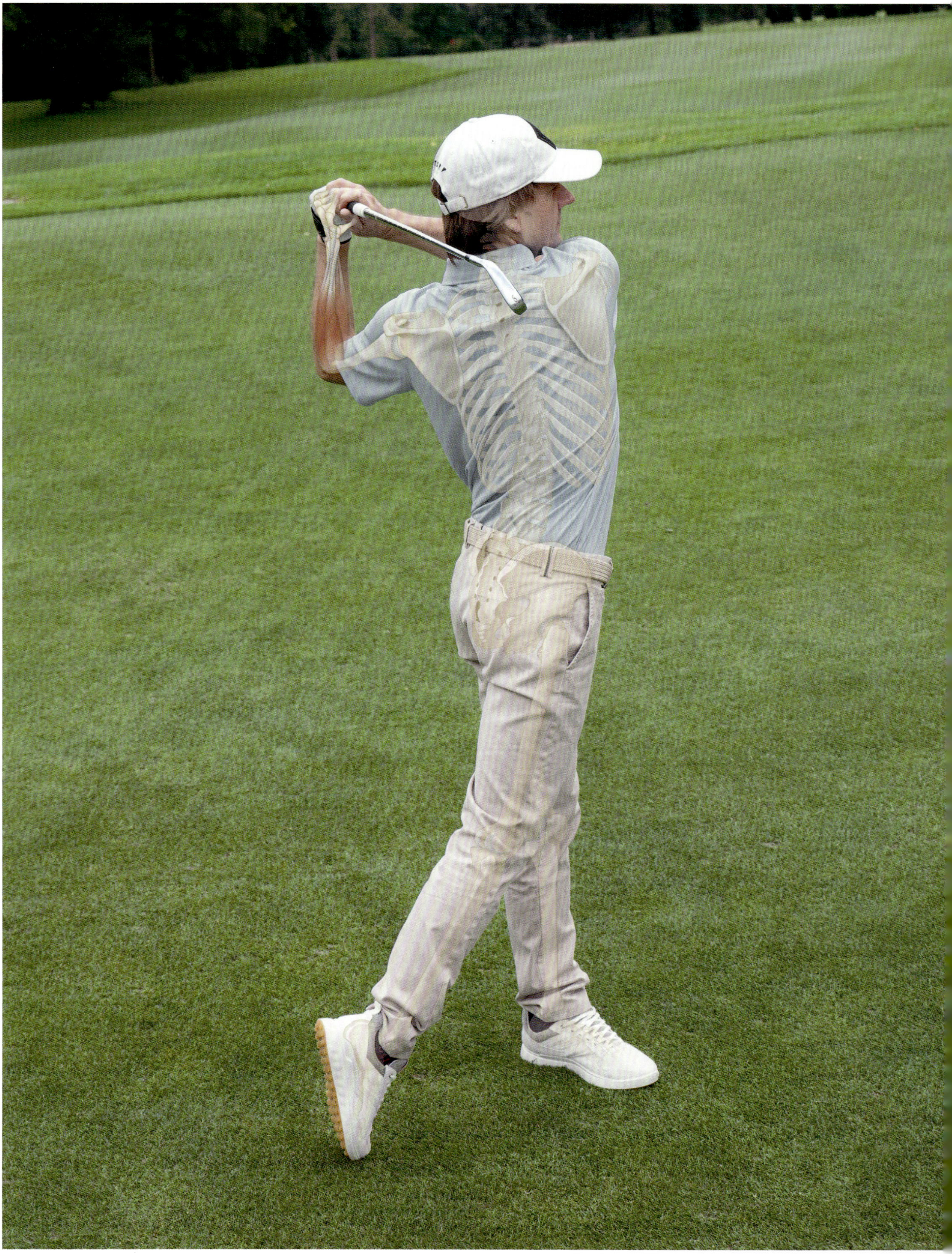

10

Die Handgelenke: verantwortlich für die Feinheiten

Die Hände sorgen mit dem richtigen Griff dafür, dass die Schlagfläche beim Golfschwung optimal zum Ball positioniert wird. Über die präzise Arbeit der Handgelenke verleiht der Golfspieler dem Schlägerkopf mehr Geschwindigkeit. Die Handgelenke folgen der Drehung des Körpers und übertragen die Energie aus dem gesamten Golfschwung auf den Ball. Je koordinierter die Hände mit dem Körper arbeiten und je beweglicher sie sind, desto leichter geben sie den Schläger im Treffmoment frei und lassen ihn effizient seine Arbeit machen.

Sie haben es in der Hand

Das Handgelenk verbindet die Hand mit dem Unterarm und besteht aus zwei Gelenkreihen. Die erste stellt die Verbindung zwischen Handwurzelknochen und Vorderarmknochen dar. Auf der Daumenseite befindet sich die Speiche und auf der Kleinfingerseite die Elle. Die zweite verbindet die Handwurzelknochen mit den Mittelhandknochen. In neutraler Stellung ist der Handrücken um zirka 15–30° zum Unterarm hin gewinkelt und der Mittelfinger steht in Verlängerung der Unterarm-Längsachse. Aus dieser neutralen Stellung lassen die Handgelenke Bewegungen in vielen verschiedenen Ebenen und Richtungen zu. Die Bänder sorgen dabei für Stabilität und die Muskeln mit den langen Sehnen übertragen die Bewegungsimpulse vom Unterarm über die Hand bis in die Fingerspitzen – und umgekehrt. Die Handgelenke können sich in die Palmarflexion beugen, sodass die Handinnenfläche zum Unterarm gebracht wird, oder sich in die Dorsalextension strecken, sodass der Handrücken sich dem Unterarm nähert. Zudem können die Daumen in Richtung Unterarm gebracht werden (Radialabduktion) oder der kleine Finger (Ulnarabduktion). Die Handgelenksbewegungen sind an der querlaufenden Hautfurche zwischen Unterarmknochen und Handwurzelknochen gut sichtbar und spürbar.

In der Golfpraxis

Beim Golfschwung spielen alle genannten Bewegungen der Handgelenke zusammen. Am Anfang des Aufschwungs bleiben die Handgelenke stabil und reagieren auf die Drehbewegung des Körpers. Kurz danach beginnen sie, sich aktiv in die Daumenrichtung anzuwinkeln (Radialabduktion). Das Anwinkeln verstärkt sich je nach individueller Beweglichkeit der Handgelenke. Das linke Handgelenk bleibt stabil in neutraler Stellung. Das Abwinkeln des rechten Handgelenkes wird mit der Dorsalstreckung kombiniert. Die Schlagfläche wird so vor dem Durchschwung optimal positioniert.

Beim Durchschwung und kurz vor dem Treffmoment werden die Handgelenke aktiv, um einen schnellen Release zu generieren. Release wird die kombinierte Drehbewegung der Handgelenke und Unterarme vor und nach dem Treffmoment genannt, welche dem Schlägerkopf den entscheidenden Turboeffekt bringt. Beide Handgelenke werden anschließend wieder in eine annähernde Neutralstellung gebracht und dann aktiv in die Daumenrichtung leicht angewinkelt.

Die Hände und die Handgelenke kurz vor dem Treffmoment sind das letzte Glied einer langen und vielgelenkigen biomechanischen Kette und werden nicht aktiv eingesetzt. Die gesamte Dynamik entsteht aus der Rotationbewegung des ganzen Körpers. Die Hände müssen den Schläger im richtigen Moment nur loslassen.

Um all diese Bewegungen optimal ausführen zu können, ist eine Kombination aus Beweglichkeit und Stabilität erforderlich, welche Sie in den folgenden Übungen trainieren werden.

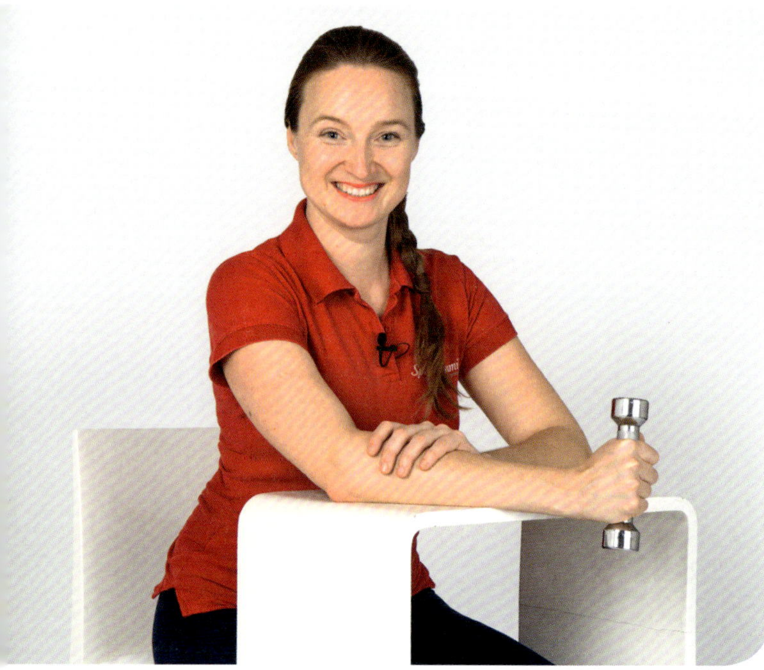

Hand-Lift

ZIEL: Beweglichkeit des Handgelenks in der Radialabduktion

AKTION: Sie sitzen an einem kleinen Tisch mit leicht vorgebeugtem Oberkörper. Ein Arm ruht auf der Tischplatte, der Ellbogen ist leicht gebeugt, die Hand steht über die Fläche hinaus. In der Hand halten Sie senkrecht eine Hantel. Ziehen Sie nun den Daumen in Richtung Handgelenk (Radialabduktion). Senken Sie die Hand dann wieder in die Ausgangsstellung ab. Lassen Sie die Hand nicht nach unten fallen, sondern kommen Sie nur in die neutrale Ausgangsstellung in Verlängerung des Arms, bevor Sie die Bewegung wiederholen.

AUFGEPASST: Ein guter Griff mit allen fünf Fingern an der Hantel macht die Übung leichter.

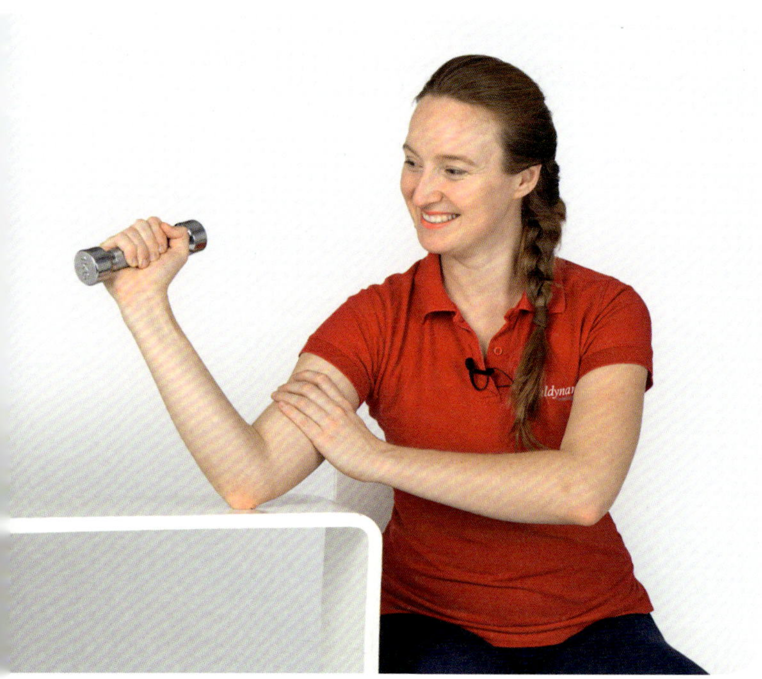

Doppel-Dreh

ZIEL: Koordination, Beweglichkeit und Kraft im Handgelenk

AKTION: Sie sitzen seitlich zu einem Tisch, Ihr Ellbogen ruht auf der Tischplatte, der Unterarm liegt auf der Kleinfingerseite auf dem Tisch. Das Handgelenk befindet sich in neutraler Ausgangsstellung in Verlängerung des Arms, der Handrücken ist ganz leicht Richtung Unterarm gezogen. Ziehen Sie nun mehrmals Handrücken und Daumen zum Unterarm und kehren Sie zurück in die Ausgangsstellung. Mit einer Hantel in der Hand wird die Bewegung zur Kraftübung. Als weitere Übung können Sie gleichzeitig noch den Oberarm nach außen drehen, wodurch der Unterarm nach schräg oben zeigt.

Achter

ZIEL: Beweglichkeit zwischen Unterarmknochen und Handwurzel

AKTION: Sie sitzen seitlich an einem Tisch, Ihr Ellbogen ruht auf der Tischplatte, der Handrücken zeigt nach oben. Der Mittelfinger verläuft in Verlängerung des Unterarmes, das Handgelenk befindet sich in neutraler Stellung (Handrücken leicht in Richtung Unterarm gezogen). Halten Sie einen Stab oder Strohhalm in der Hand. Stellen Sie sich vor, Sie müssten mit diesem rückwärts paddeln. Dadurch entsteht eine Achter-Bewegung im Handgelenk. Dies mobilisiert das Gelenk dreidimensional und effektiv.

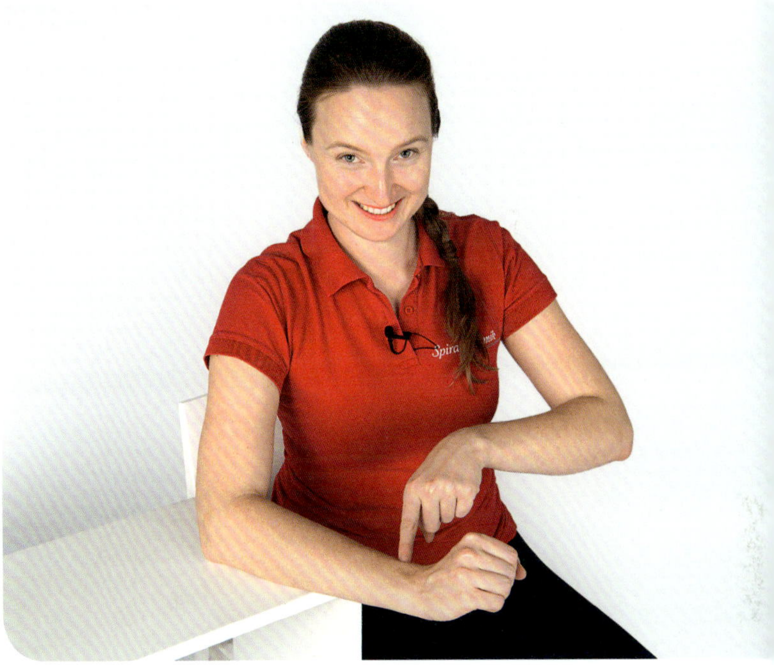

Achter fixiert

ZIEL: Beweglichkeit zwischen den Handwurzelreihen

AKTION: Sie sitzen seitlich zu einem Tisch, Ihr Ellbogen ruht auf der Tischplatte, der Handrücken zeigt nach oben. Der Mittelfinger verläuft in Verlängerung des Armes, das Handgelenk befindet sich in neutraler Stellung. Fixieren Sie mit der anderen Hand Ihr Handgelenk, der Daumen liegt genau auf der Querlinie am Gelenk; mit der Zeit gelingt die Fixierung auch ohne die andere Hand. Bewegen Sie wie in der letzten Übung einen Strohhalm oder Stab in einer Achter-Bewegung.

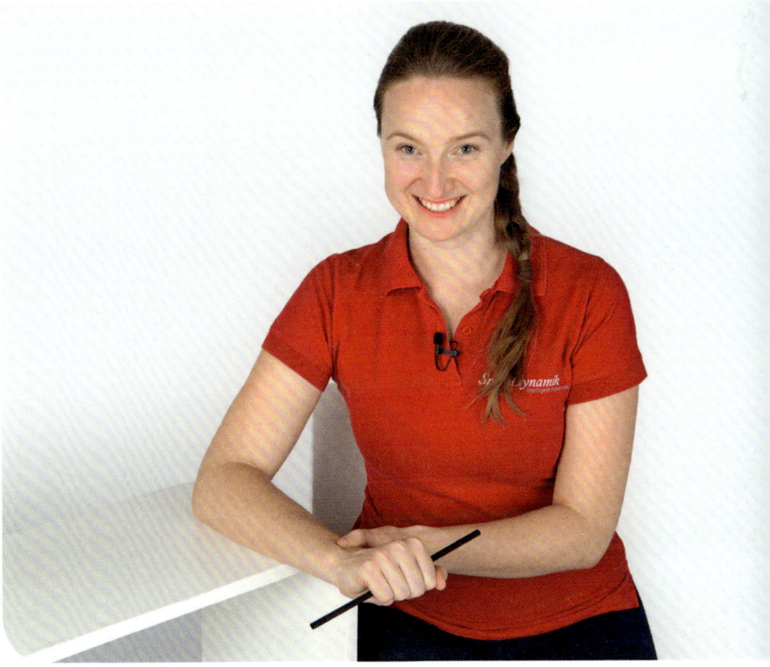

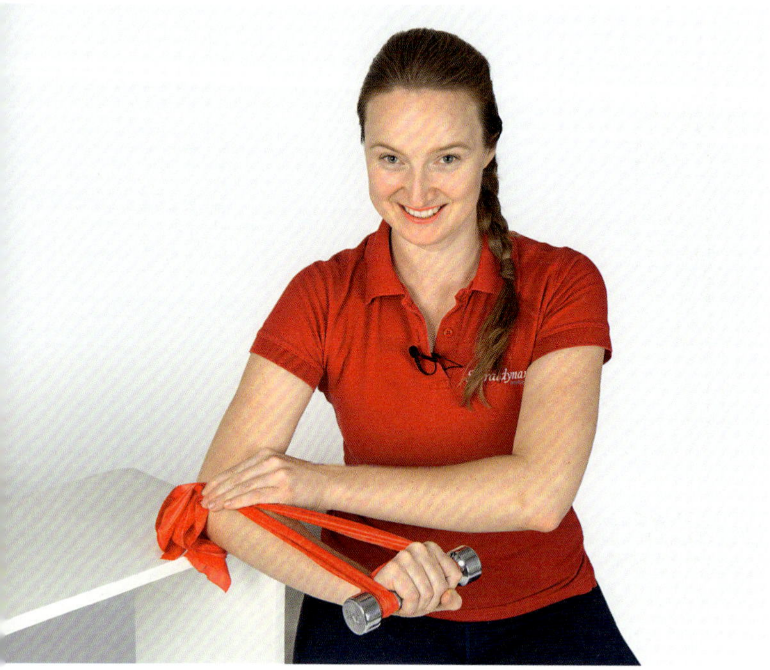

Achter mit Hantel

ZIEL: Kräftigung des Handgelenks

AKTION: Sie sitzen seitlich zu einem Tisch, Ihr Ellbogen ruht auf der Tischplatte, der Handrücken zeigt nach oben. Der Mittelfinger verläuft in Verlängerung des Armes, das Handgelenk befindet sich in neutraler Stellung. Nehmen Sie eine Hantel in die Hand, ein Theraband liegt auf dem Handrücken. Wickeln Sie die Enden jeweils um die Hantel und ziehen Sie sie dann mit der anderen Hand zum Ellbogen. Führen Sie jetzt mit der Hand eine Achterbewegung aus.

AUFGEPASST: Überlasten Sie das Handgelenk nicht; stoppen Sie die Übung, bevor es zu schmerzen beginnt.

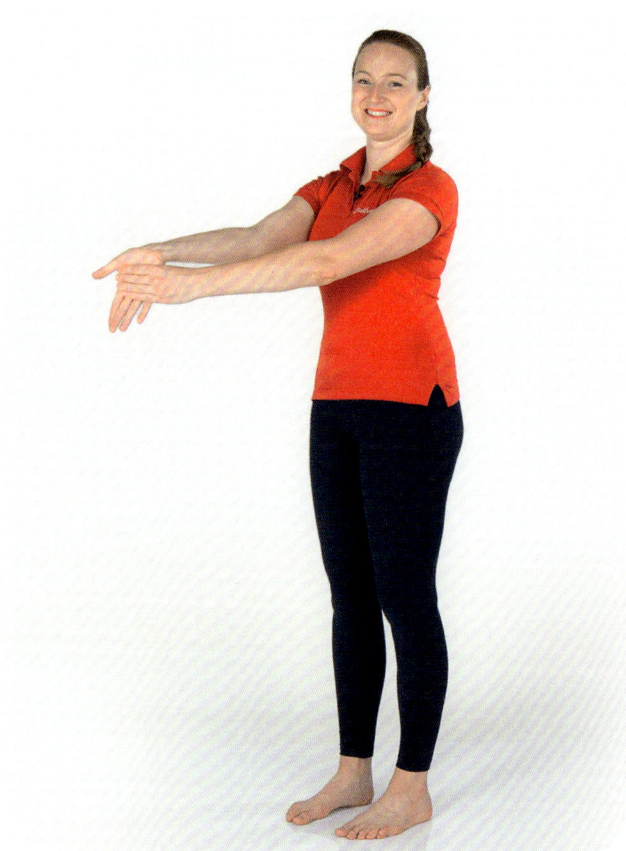

Handgelenksstrecker

ZIEL: Dehnung der Beugemuskulatur des Handgelenks

AKTION: Legen Sie die Finger der rechten Hand in den Handteller der linken. Strecken Sie den linken Arm nach vorn aus; die Fingerspitzen weisen nach unten und die rechte Hand mobilisiert durch sanften Druck das Handgelenk. Halten Sie die Position kurz und kehren Sie zurück in die Ausgangsposition. Wiederholen Sie diese Dehnungsübung mehrmals.

AUFGEPASST: Variieren Sie den Streckungswinkel geringfügig, je nachdem, wo Sie Verspannungen spüren.

Anwendung: Stärkung durch Ziehen

ZIEL: Stabilität des linken Handgelenkes beim Aufschwung

AKTION: Stellen Sie sich in die Ansprechposition mit dem Schläger in der linken Hand. Bewegen Sie den Schläger nach rechts in die Waagrechteposition, der Schlägerkopf schaut nach oben. Der Daumen ruht auf dem Schaft. Das Handgelenk befindet sich in einer neutralen Stellung mit ganz leichter Neigung des Daumens Richtung Unterarm. Das Handgelenk darf keinesfalls abgeknickt oder überstreckt sein. Fassen Sie mit der rechten Hand den Schaft in der Mitte. Ziehen Sie den Schläger direkt nach oben bis Brusthöhe, um die Stabilität und richtige Position des linken Handgelenks zu spüren und zu trainieren.

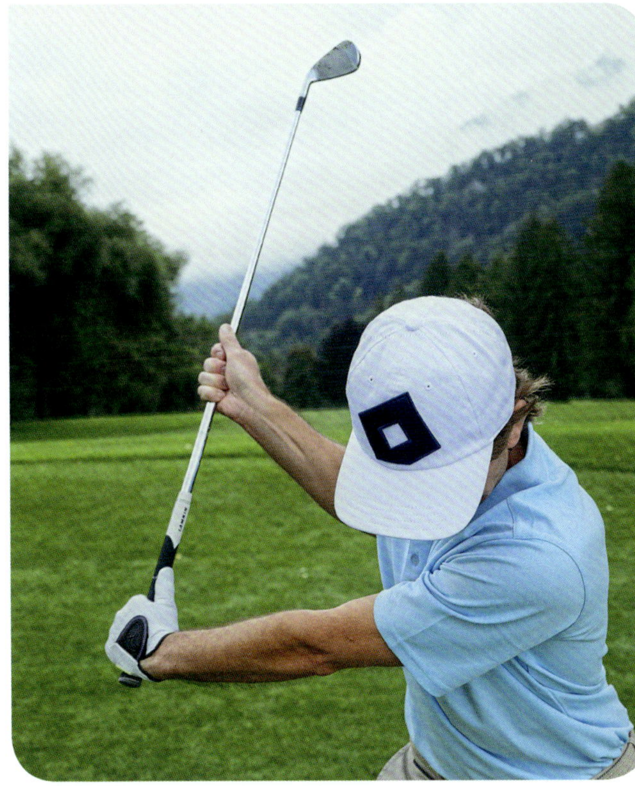

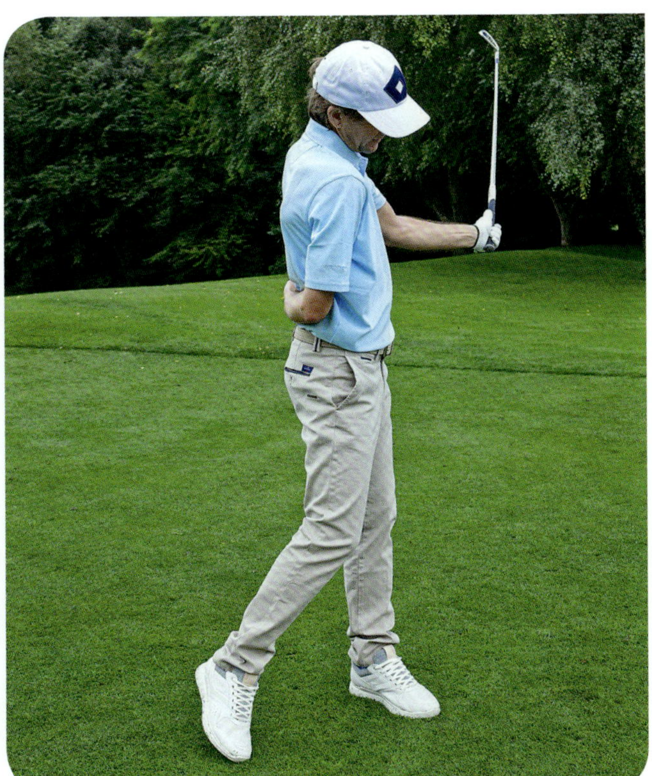

Release: Lass den Schläger frei

ZIEL: Entspannung der Handgelenke im Schwungverlauf

AKTION: Sie befinden sich in der Ansprechposition. Halten Sie den Schläger in der linken Hand und schwingen Sie diesen auf der Schwungebene hin und her in einer Pendelbewegung, ohne den Körper maßgeblich mit einzusetzen. Konzentrieren Sie sich auf den Moment, in dem der Schlägerkopf die Hand »überholt«: Das ist der Release-Moment, in dem die Handgelenkkontrolle aufgegeben wird. Das Handgelenk wird sich natürlich lösen.

AUFGEPASST: Üben Sie diese Bewegung auch mit der rechten Hand. Folgen Sie hier der Physik, die deutlich anzeigt, wann das Gelenk locker gelassen werden kann und muss.

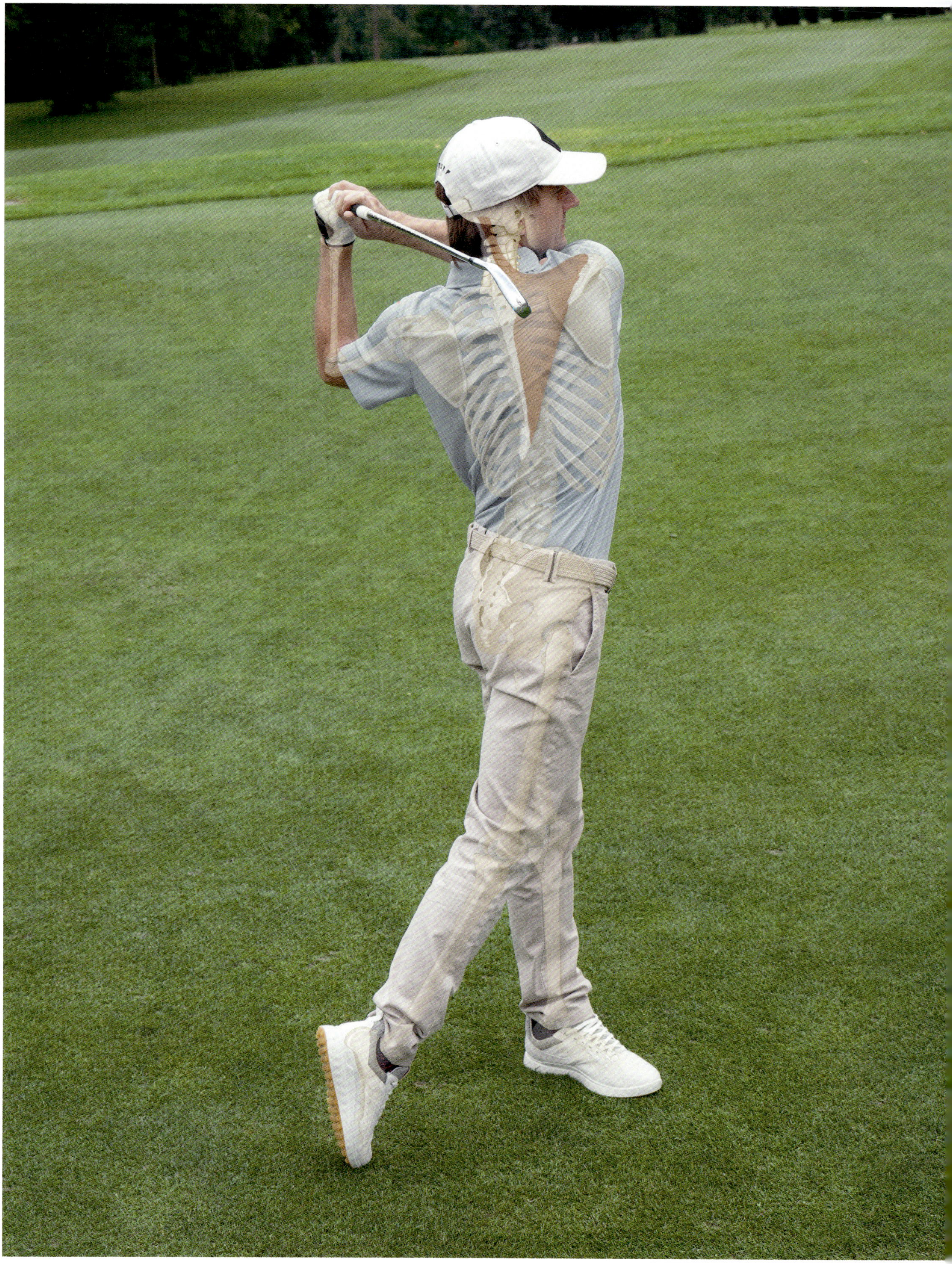

11

Die Halswirbelsäule: Körper führt, Kopf folgt

»Lass den Kopf unten und halt ihn während des Golfschwungs still.« Solche Sprüche waren früher auf dem Golfplatz oft zu hören. Tatsächlich ist das Gegenteil richtig: Die früher empfohlene fixierte Stellung des Kopfes beeinflusst den gesamten Golfschwung negativ. Konkret: die Schulterdrehung, die Belastung der Wirbelsäule, das Spannungsgleichgewicht der Armmuskulatur und die Schlagweite des Balles.

Der Kopf macht im Optimalfall in allen Phasen des Golfschwungs die Drehung des Körpers mit. Die Halswirbelsäule wird dadurch weniger belastet, eine stärkere Rotation des Brustkorbs ist möglich und die Belastung durch diese verteilt sich gleichmäßiger auf alle Facettengelenke der Wirbelsäule. Beim Aufschwung ist die Bewegung von Kopf und Halswirbelsäule für den Zuschauer nicht immer sichtbar, weil der Spieler den Ball mit den Augen im Blickfeld behält. Es handelt sich nur um eine leichte Verschiebung nach rechts. Dabei muss der Nacken verlängert bleiben.

Aufrecht mit langem Nacken

Aufgerichtet positioniert steht der Kopf über dem Hals und Brustkorb im Lot. Die Zentrierung des Kopfes beginnt in den Kopfgelenken, wo sich die Schädelbasis mit dem ersten Wirbel der Halswirbelsäule verbindet. Der Schwerpunkt des Schädels liegt etwas vor dem Kopfgelenk; so wird die Aufrichtung durch die Schwerkraft unterstützt, der Nacken verlängert sich dadurch anstrengungslos. Das Kinn bleibt in der Aufrichtung nach vorn gerichtet – definitiv kein Pressen des Kinns gegen die Brust – und auch der Blick geht horizontal nach vorn. Von der Aufrichtung des Kopfes profitiert die Halswirbelsäule. Bei Kopfdrehungen verteilt sich die Rotation auf alle Wirbelgelenke. In der Drehung nach rechts steigt das rechte Ohr etwas an, in den Drehung nach links steigt das linke Ohr etwas an. Diese leichte Verschiebung ist normal und richtig.

Die Verbindung zwischen der unteren Halswirbelsäule und der oberen Brustwirbelsäule gehört zu den anatomisch komplexesten Teilen des menschlichen Körpers. Ist der Kopf aufrecht und die Brustwirbelsäule genügend beweglich, folgen die oberen Rippen der Drehung des Kopfes und der Übergang von der Hals- zur Brustwirbelsäule wird nicht übermäßig belastet. Die Hals- und vor allem die Brustwirbelsäule können so ihr gesamtes Drehvermögen ausnutzen.

In der Golfpraxis

Auch beim korrekt ausgeführten Golfschwung ist eine Belastung der unteren Halswirbelsäule und oberen Brustwirbelsäule gegeben. Damit sich die Belastung gleichmäßiger verteilen kann, muss sich der Kopf in lotrechter Verlängerung des Rumpfes befinden und die Wirbelsäule muss ihre Längsspannung behalten. Der Körper beginnt sich zu drehen und besonders die Brustwirbelsäule nutzt ihre Rotationsfähigkeit bis zum Ende des Golfschwungs. Der Kopf und die Halswirbelsäule folgen der Gewichtsverlagerung und Drehung des Körpers. Der Kopf und das Kinn werden sich leicht horizontal nach rechts verschieben, was dem Spieler ermöglicht, die Wirbelsäule und Schultern leichter zu drehen. So dreht sich der ganze Rumpf in einer En-Bloc-Drehung. Der Ball wird im Aufschwung mit den Augen fixiert, deshalb macht die Halswirbelsäule gegenüber der Brustwirbelsäule eine Gegenrotation.

Beim Durchschwung dreht sich der Körper zum Ziel und die Augen schauen immer noch den Ball an. Nach dem Treffmoment folgt der Kopf automatisch der Bewegung des Körpers, das vermeidet ungünstige Halswirbelsäulenbelastungen. Er kann vollkommen frei rotieren und die Augen können ideal die Flugbahn des Balles verfolgen.

Brustwende

ZIEL: Fixierung des Blicks bei Rotation von Brustkorb und Kopf

AKTION: Sie sitzen auf einem Stuhl. Bauen Sie Längsspannung in der Wirbelsäule auf und neigen Sie sich nach vorne; Ihr Blick fixiert einen Punkt vor Ihnen auf dem Boden. Die Hände halten Sie vor dem Brustkorb, die Ellbogen sind abgespreizt. Rotieren Sie jetzt den Brustkorb langsam abwechselnd nach links und rechts. Fixieren Sie weiter Ihren Punkt auf dem Boden, erlauben Sie aber Ihrem Kopf, die Rotation mitzumachen. Achten Sie auf die Verlängerung Ihrer Halswirbelsäule.

AUFGEPASST: Versteifen Sie sich nicht bei dieser Übung. Jede Verkrampfung ist kontraproduktiv.

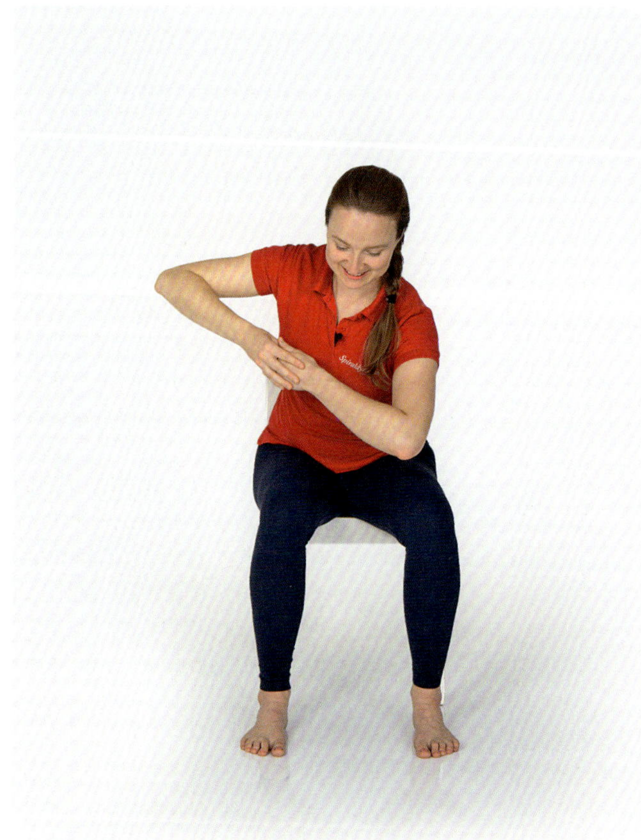

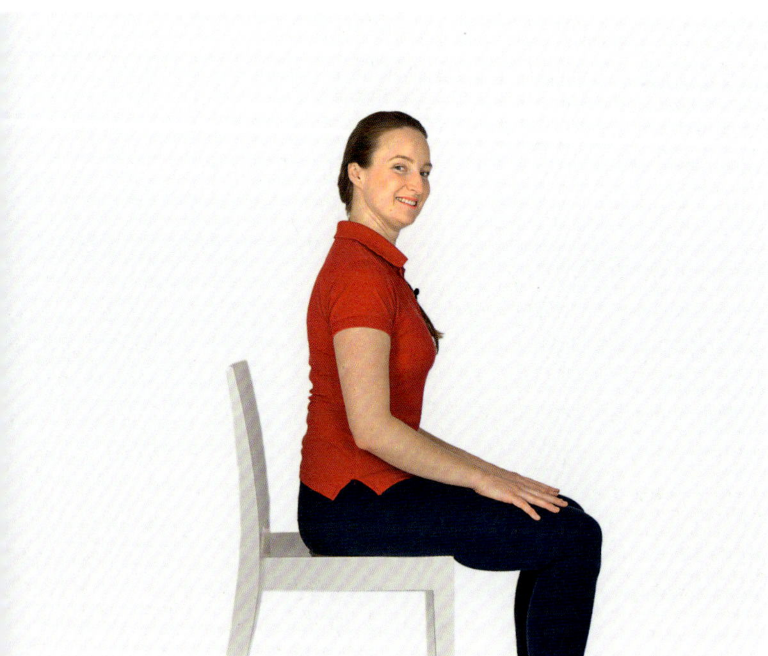

Kopfwende

ZIEL: Koordinierte Rotation des Kopfes

AKTION: Sie sitzen auf einem Stuhl. Richten Sie sich auf und bauen Sie Längsspannung in der Wirbelsäule auf. Der Nacken befindet sich in Verlängerung der Wirbelsäule. Drehen Sie nun den Kopf um ca. 45° abwechselnd nach links und rechts. Führen Sie die Bewegung langsam und bewusst aus; achten Sie auf eine verlängerte Halswirbelsäule und darauf, dass sich das Ohr, zu dessen Seite Sie rotieren, leicht nach oben bewegt. Dies sorgt für die Verlängerung des Nackens.

AUFGEPASST: Trainieren Sie unbedingt die Rotation zu beiden Seiten. Viele Golfspieler verkennen, dass die Rotation nicht nur im Rückschwung wichtig ist.

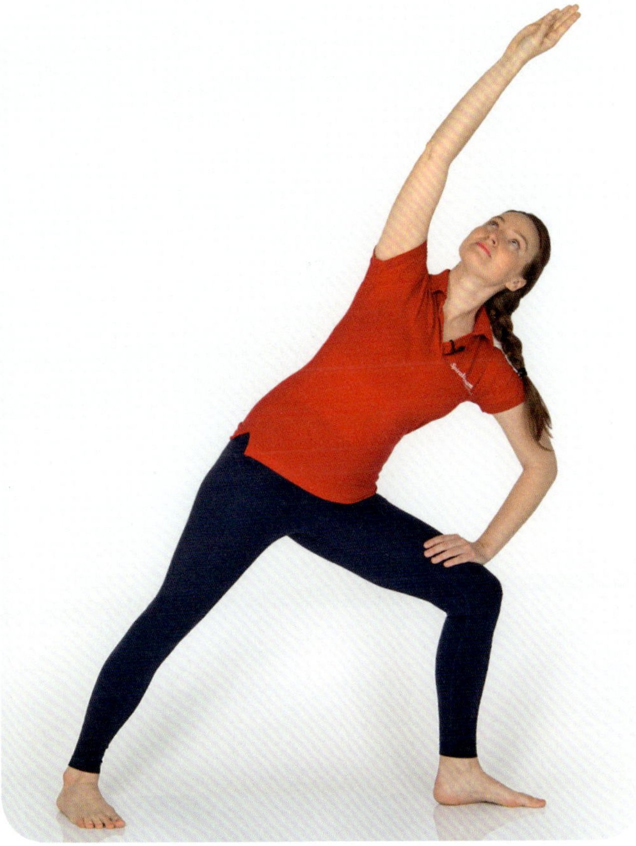

Einarmkreisen im Ausfallschritt

ZIEL: Gleichmäßige Rotation kombiniert mit Seitneigung von Becken, Brustkorb und Nacken

AKTION: Sie stehen im Ausfallschritt; der hintere Fuß zeigt zirka 45° nach außen, der vordere Fuß zeigt nach vorn. Ihr Körper ist nach vorn ausgerichtet. Stützen Sie sich mit der vorderen Hand auf dem Oberschenkel auf. Machen Sie mit dem hinteren Arm eine große Kreisbewegung von unten über vorn nach oben und dann nach hinten. Dabei rotieren Sie in der Aufwärtsbewegung Becken, Brustwirbelsäule und Kopf und folgen der Hand mit dem Blick. In der Abwärtsbewegung kehren Sie fließend in die Ausgangsstellung zurück.

AUFGEPASST: Der Kopf bleibt in Verlängerung der Wirbelsäule. Drehen Sie nicht den Kopf isoliert.

Cross-Swing mit fixiertem Blick

ZIEL: Fixierung des Blicks während einer zyklischen Links-Rechts-Schwungbewegung

AKTION: Sie stehen in Schrittstellung, das Gewicht ist auf das vordere Bein verlagert. Bauen Sie Längsspannung in der Wirbelsäule auf. Drehen Sie Ihr Becken und Ihren Brustkorb zur Seite des vorderen Beins und schwingen Sie den hinteren Arm vor dem Körper entlang, als führten Sie einen Rückschwung aus. Fixieren Sie dabei einen imaginären Ball vor sich auf dem Boden. Kommen Sie in einer fließenden Bewegung in die Ausgangsstellung und wiederholen Sie die Übung.

AUFGEPASST: Versteifen Sie nicht Ihre Halswirbelsäule und lassen Sie den Nacken die Rotation des Rumpfes mitmachen.

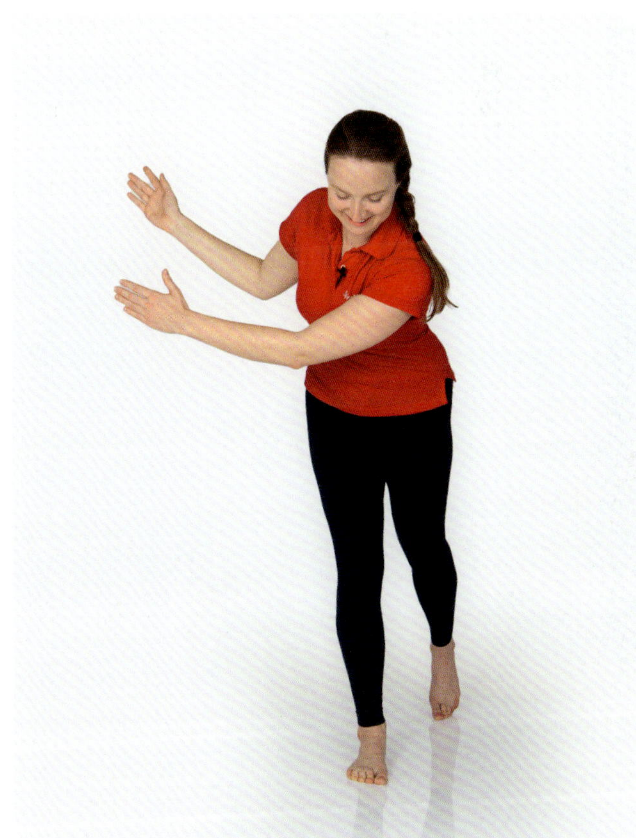

360°-Kräftigungs-Kreisel

ZIEL: Stabilisation der Halswirbelsäule und Kräftigung der Nacken- und Halsmuskulatur

AKTION: Sie sitzen auf einem Stuhl, Ihre Hände liegen auf Ihren Oberschenkeln. Bauen Sie Längsspannung in der Wirbelsäule auf. Neigen Sie sich leicht nach vorne und beginnen Sie, mit dem Oberkörper eine große Kreisbewegung aus der Hüfte heraus auszuführen. Durch diese Bewegung werden sämtliche Hals- und Nackenmuskeln angesprochen, die in den verschiedenen Positionen Kopf und Rumpf stabilisieren.

AUFGEPASST: Achten Sie darauf, die Längsspannung in der Wirbelsäule nicht aufzugeben.

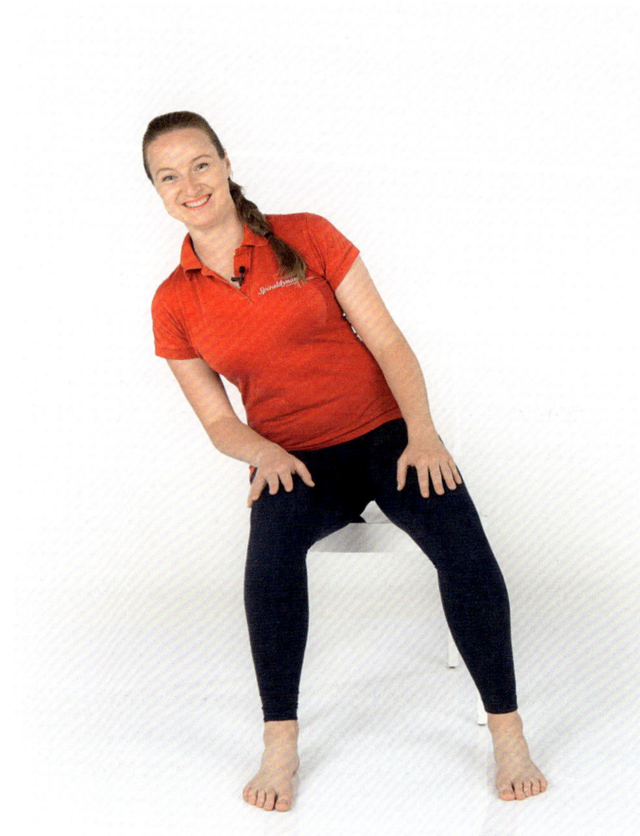

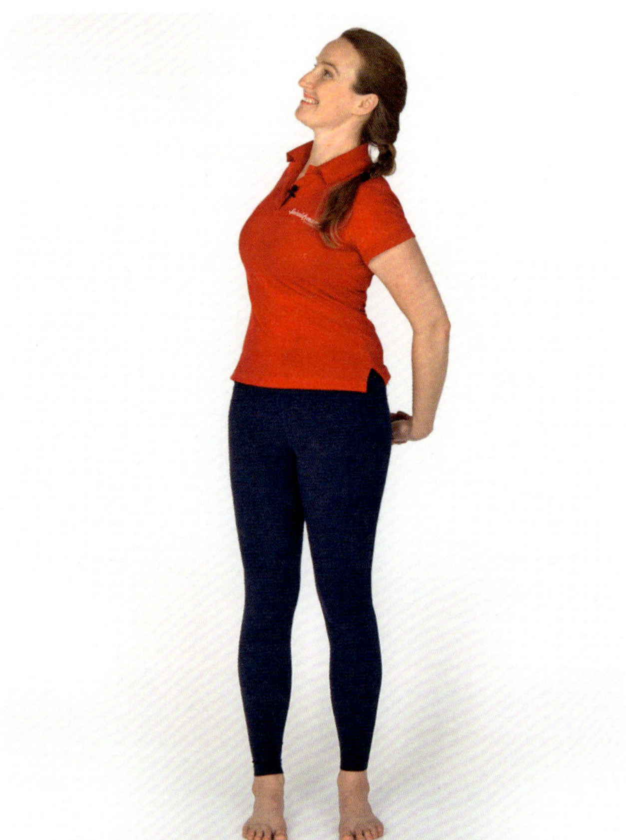

Heldenbrust

ZIEL: Dehnung und Öffnung des Schlüsselbeinbereichs und Brustkorb in der Rotation

AKTION: Sie stehen aufrecht und verschränken hinter dem Gesäß die Finger. Bauen Sie Längsspannung in der Wirbelsäule auf. Heben Sie das Brustbein an und weiten Sie die Schlüsselbeine zur Seite. Ihr Nacken verlängert sich. Rotieren Sie nun Ihren Körper nach rechts, als wollten Sie rechts oben etwas ansehen. Das rechte Schulterblatt bewegt sich zur Wirbelsäule, das linke entfernt sich von ihr. Dabei »öffnet« sich der rechte Schlüsselbeinbereich.

AUFGEPASST: Achten Sie darauf, die Halswirbelsäule in Verlängerung der Wirbelsäule zu halten. Drehen Sie den Kopf nicht isoliert.

Anwendung: Auge, sei wachsam!

ZIEL: Korrekte Fokussierung des Balls in der Aufschwungsphase

AKTION: Sie stehen in der Ansprechposition und richten den Blick auf den Ball. Führen Sie die Aufschwungbewegung aus und behalten Sie den Ball im Blick. Ihr Kopf darf sich im Einklang mit der Rotation der Wirbelsäule leicht nach rechts mitbewegen, dennoch bleibt der Ball im Fokus. Nur Richtung Boden zu sehen ist zu wenig: Stellen Sie die Augen »scharf« und konzentrieren Sie sich auf ein Detail des Balls.

AUFGEPASST: Herrscht zu viel Spannung im Körper, kommt es schnell zu einer zu starken Drehung des Kopfs nach rechts, so dass der Ball aus dem Blickfeld gerät.

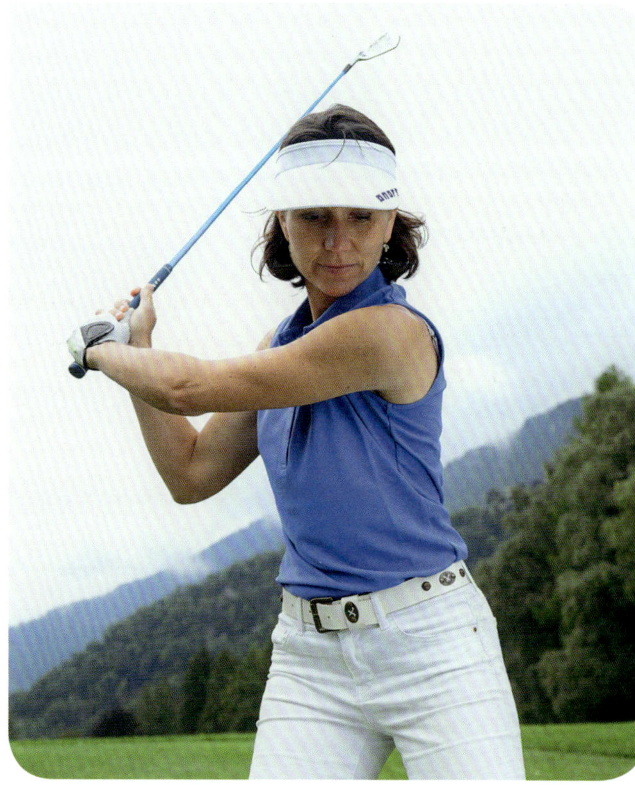

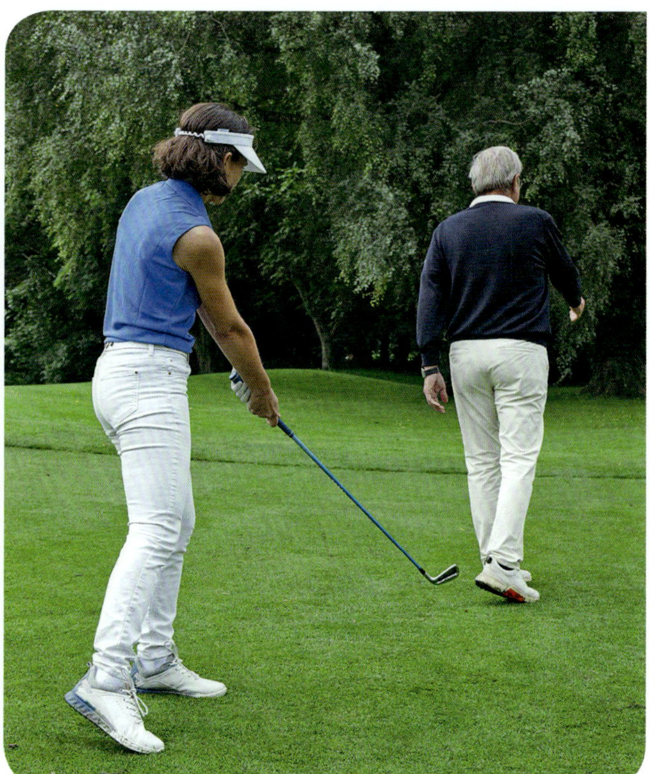

Anwendung: Kein Schleudertrauma

ZIEL: Schutz der Halswirbelsäule im Treffmoment

AKTION: Im Treffmoment bündelt sich die Energie des Schlags. Wenn der Kopf zu lang und starr auf den Ball fixiert bleibt, erlebt die Halswirbelsäule dabei eine Art »Minischleudertrauma«. Um das zu verhindern, gibt es eine tolle Trockenübung: Sie üben in Zeitlupe, ohne Golfball (jedoch mit Schläger) und mit einem Partner. Bitten Sie diesen, in Schlagrichtung wegzulaufen und folgen Sie nach dem Treffmoment dessen Schuhabsätze mit Ihren Augen. Der Kopf bewegt sich dadurch nach dem Treffmoment ganz natürlich mit der Körperrotation.

AUFGEPASST: Lassen Sie den Blick nicht zu lange am Boden fixiert, was Nacken und Halswirbelsäule verspannt.

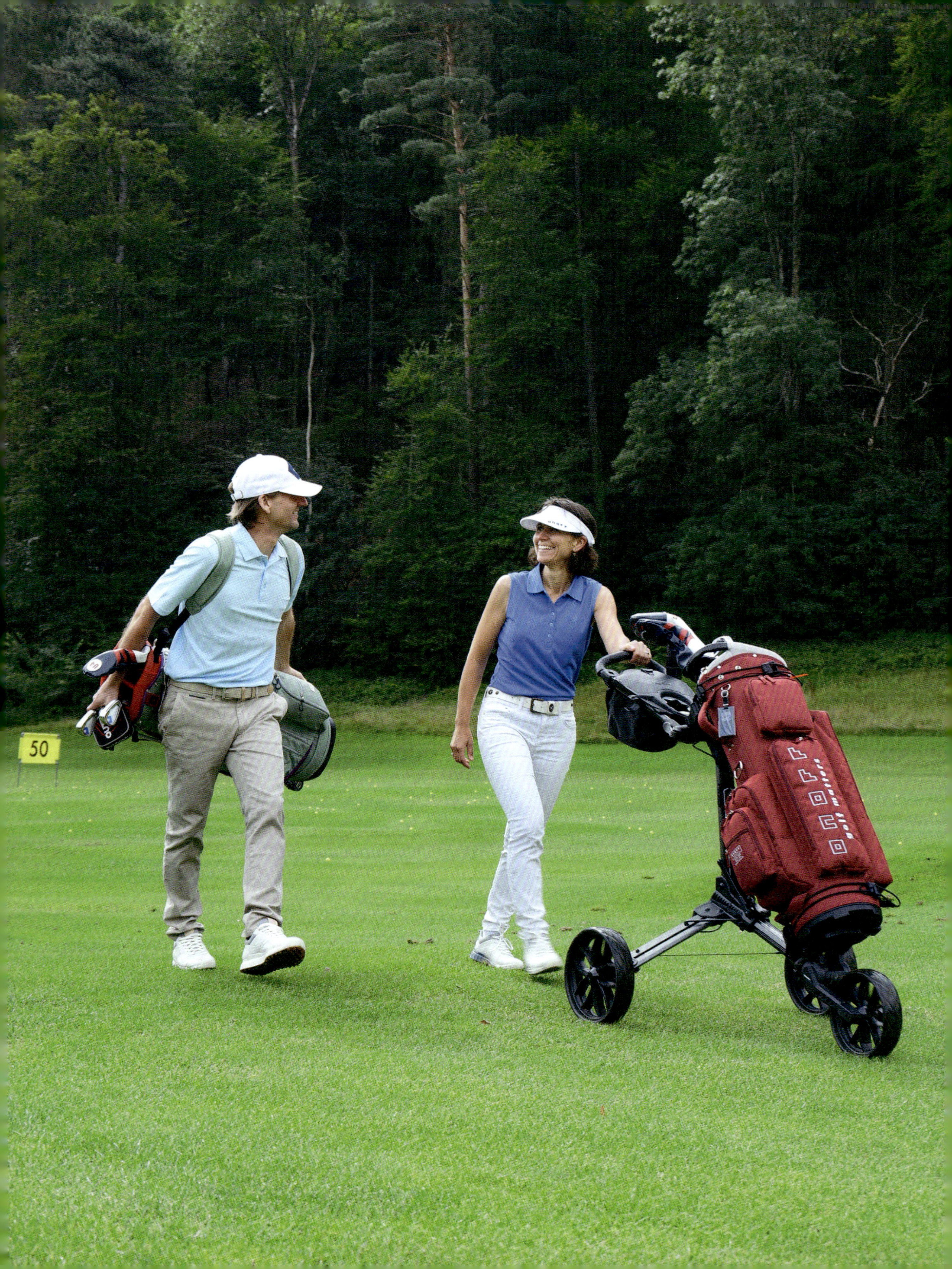
50

NEBEN-
WICHTIGKEITEN

WORAUF ES SONST NOCH ANKOMMT

Rückenschmerzen sind die Schwachstelle vieler Golfer und werden meistens auf Fehler beim Golfschwung zurückgeführt. Irrtum! Mitverantwortlich sind Stehen und Warten, falsches Gehen und Bücken sowie ungeeignete Ausrüstung. Deshalb haben wir diesen »Nebensächlichkeiten« ein eigenes Kapitel mit vielen praktischen Tipps gewidmet …

STEHEN, GEHEN, BÜCKEN & CO.

Eine gute Schwungtechnik ist das A und O für die Gesunderhaltung Ihres Körpers. Darum arbeiten viele Golfer fleißig an Aufwärmübungen und einer korrekten Technik, um den weitverbreiteten Rückenschmerzen vorzubeugen. Vergessen wird dabei: Rückenschmerzen kann man sich nicht nur beim aktiven Spiel holen, sondern auch beim »Drumherum«.

Rückenschmerzen sind im 21. Jahrhundert die Volkskrankheit Nummer eins. Die Gründe liegen auf der Hand: Bewegungsmangel, ewiges Sitzen, Übergewicht und so weiter. Hinzu kommen alltägliche Belastungen durch Stehen, Gehen, Beugen und Tragen von Lasten.

Beim Golf ist es nicht anders. Für die Gesundheit zählt die Summe aller Aktivitäten. Da sind auf der einen Seite die golfspezifischen Aktivitäten wie Ansprechposition und Golfschwung, genauso wichtig aber ist, wie der Spieler beim Warten steht, wie er über den Golfplatz geht, wie er sich zum Ball herunterbeugt, wie er sein Bag auf dem Rücken trägt oder den Trolley vor sich herschiebt. Führen Sie diese »Nebentätigkeiten« koordiniert aus, freuen sich Ihre Gelenke und mit etwas Glück verbessert sich nebenbei Ihr Golfschwung. Besonders das Gehen kann für den Golfschwung wie ein Zauber funktionieren. Beim Gehen kommt es Schritt für Schritt abwechselnd zur Rotation der Brustwirbelsäule nach links und nach rechts. Je beweglicher die Brustwirbelsäule wird, desto mehr kann der Körper den Golfschläger beschleunigen und desto weiter fliegen die Bälle.

Fehlbelastungen bei den verschiedenen »Nebentätigkeiten« auf dem Golfplatz führen unweigerlich zu Problemen:

- Schon bloßes Warten im Stand mit eingeknickter, nach außen geschobener Hüfte kann auf Dauer zu Hüft- und Kreuzschmerzen führen.
- Unbewegliche Knie und kraftlose Beinmuskeln machen sich beim Lesen der Putt-Linie schmerzhaft bemerkbar
- Das Gehen mit Bag und hochgezogener und nach vorne gerollter Schulter führt zu Muskelverspannung im Schulter-Nackenbereich.
- Das unkoordinierte Herausheben des Bags mit Rundrücken aus dem Kofferraum kann zu akuten Verletzungen und chronischer Überlastung der Bandscheiben führen.

Aus diesem Grund lohnt es sich, die golftypischen »Nebentätigkeiten« im Laufe eines Spiels sorgfältig unter die Lupe zu nehmen.

Themenwechsel: Da ist ja noch die Golfausrüstung – ein ganzes Universum für sich. Ihre Ausrüstung beeinflusst beides: Ihre Leistung und Ihre Gesundheit. Ein richtig angepasster Schläger ist wichtig, weil falsche Schläger regelmäßig zu Handgelenk- und Ellbogenbeschwerden führen. Ein perfekt sitzendes Bag entlastet den Rücken, passendes Schuhwerk lässt Sie Fußprobleme vergessen. Eine gute Ausrüstung ist eine lohnende Einmal- und Langzeitinvestition in Ihre persönliche Gesundheit.

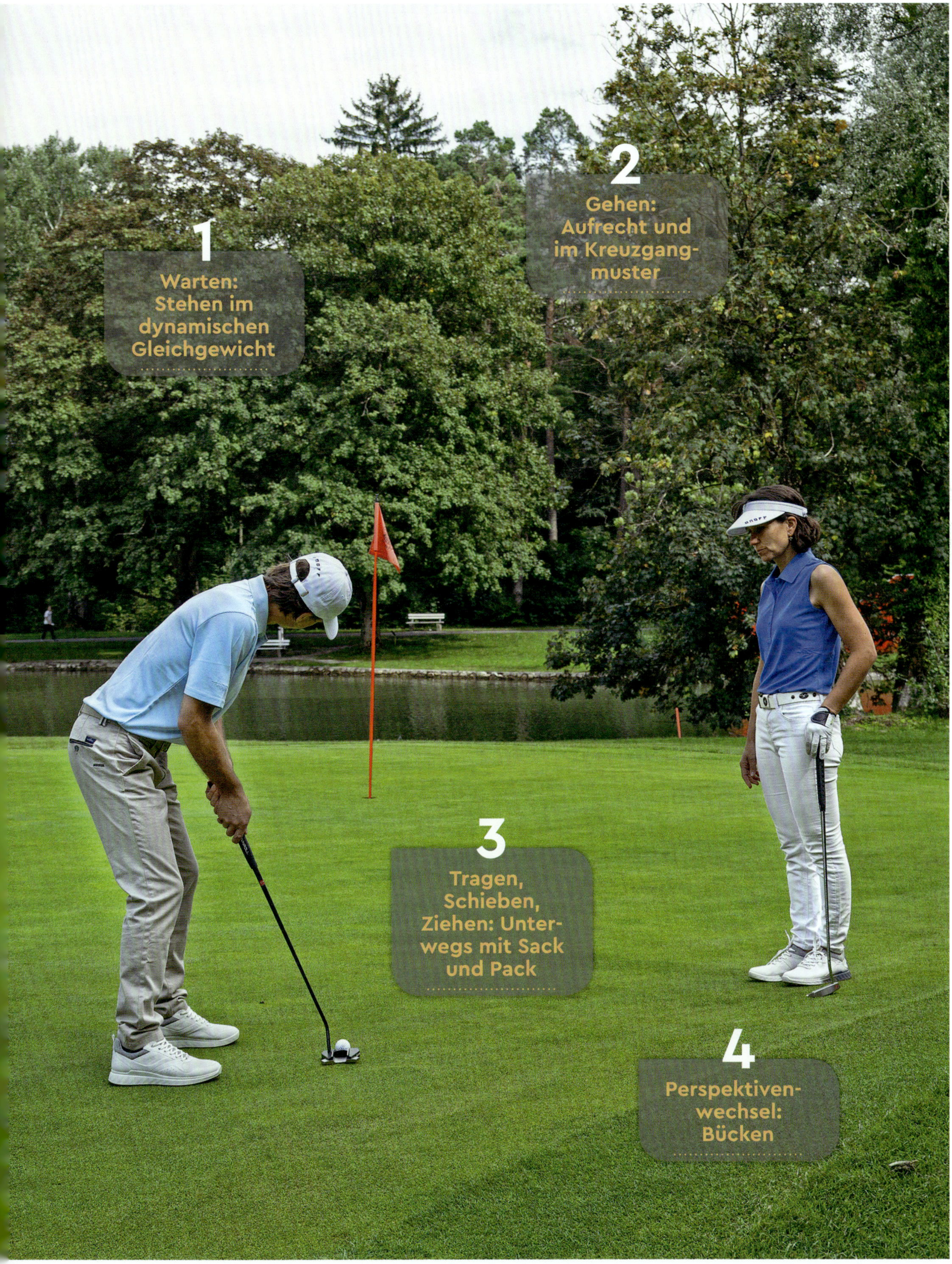
1
Warten: Stehen im dynamischen Gleichgewicht
2
Gehen: Aufrecht und im Kreuzgangmuster
3
Tragen, Schieben, Ziehen: Unterwegs mit Sack und Pack
4
Perspektivenwechsel: Bücken

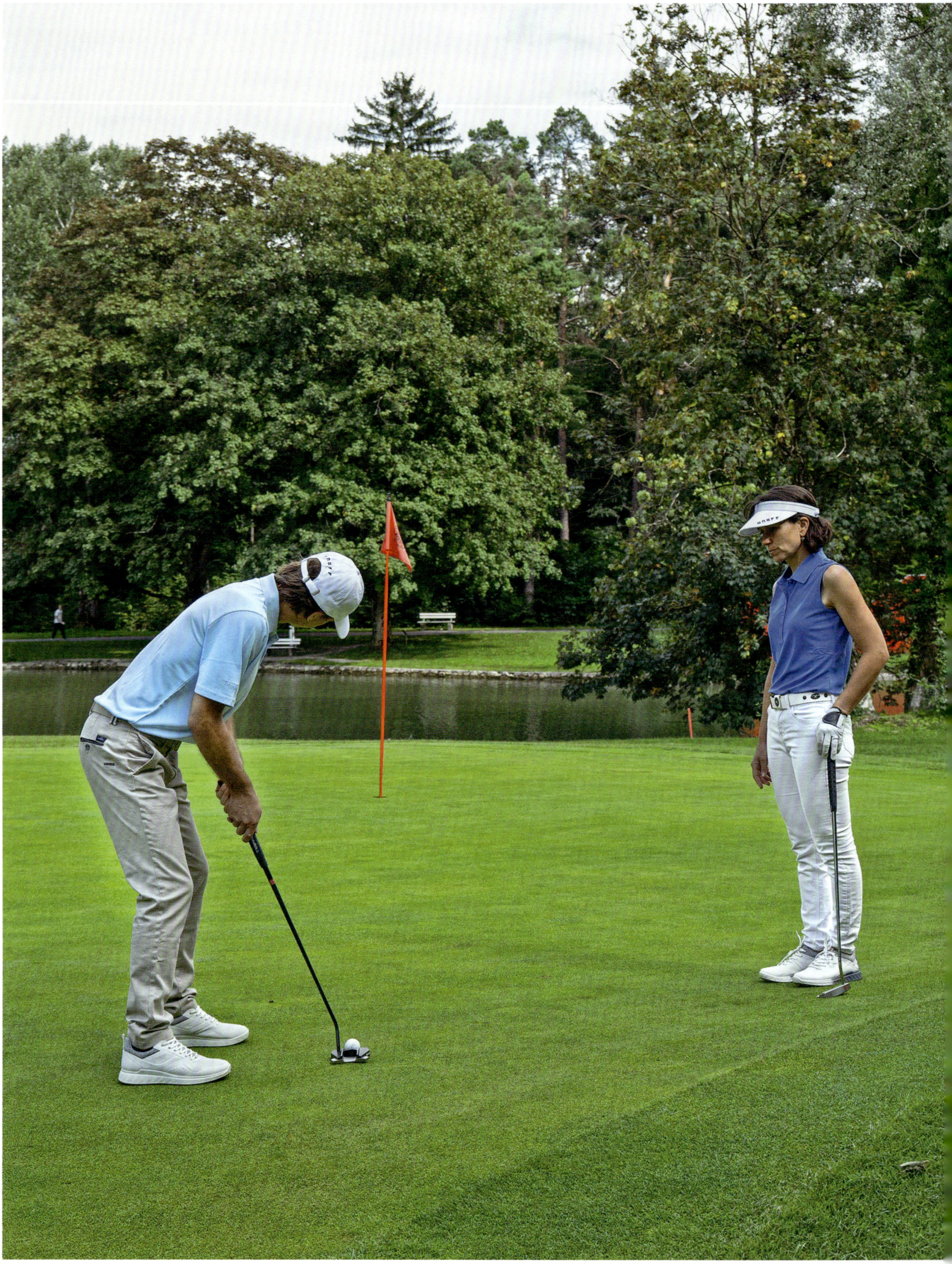

Warten: Stehen im dynamischen Gleichgewicht

Hätten Sie gedacht, dass man beim Warten auch Dinge falsch machen kann? Man kann! Damit Warten nicht zu unnötigen Schmerzen führt, gibt es einige Regeln. Die wichtigste vorweg: Aktiv auf einem oder beiden Beinen stehen, anstatt in den Bändern zu hängen.

So stehen Sie aktiv auf einem Bein

Im symmetrischen aufrechten Stand sind beide Füße gleichmäßig belastet. Das Becken ist aufrecht und beide Beckenschaufeln stehen auf gleicher Höhe. Im Einbeinstand oder Zweibeinstand mit Gewichtsverlagerung auf ein Bein gilt es, das Becken auf der Standbeinseite aktiv zu stabilisieren. Der Gesäßmuskel arbeitet, das Becken sinkt auf dieser Seite etwas tiefer ab als auf der anderen. Diese asymmetrische Stellung des Beckens hilft, den Körperschwerpunkt auf die tragende Hüft-Beinachse zu verlagern und den Kraftfluss bis zum Fuß zu stärken. So gelingt es, die labile Verbindung Becken-Fuß auf einem Bein muskulär zu stabilisieren. Der Beckentiefstand und die daraus entstehende »Verwurzelung« des Standbeins am Boden führen zur Aufrichtung des Rückgrats. Die Wirbelsäule verlängert sich, der Rumpf bekommt mehr Balance und wird optimal über die tragende Beinachse gestellt. So ist der Körper vom Fuß bis zum Scheitel im Lot und stabil.

Die Stabilisierung des Beckens lässt sich durch die Wahrnehmung der Bewegung von Sitzbeinhöcker und Beckenkamm gut schulen. Auf der Standbeinseite wandert der Sitzhöcker als untere Spitze des Beckens mehr zur Körpermitte und schwingt nahe zum Damm. Dadurch gelangt der Beckenkamm tiefer. Auf der anderen Seite kommt der Beckenkamm höher und der Sitzbeinhöcker schwingt weg von der Körpermitte.

Auf dem Golfplatz: Negativwirkungen des »Hängens«

Beim Warten hängen sich Golfspieler oft gemütlich in die Bänder der Standbeinhüfte. Das Becken rutscht dabei zur Seite weg, gleitet in den Hochstand, rotiert zur Körpermitte und der Spieler kippt nach vorne ins Hohlkreuz. Folgeschäden sind bei einem solchen unkoordinierten Stand vorprogrammiert. Die Wirbelgelenke der Lendenwirbelsäule verdrehen sich und werden stark komprimiert. Das Iliosakralgelenk wird infolge der fehlenden muskulären Sicherung durch einen aktiven Gesäßmuskel überlastet. Die seitliche Verschiebung kombiniert mit der Rotation beeinflusst die Stellung der Hüftgelenkpfanne. Zudem verändert der Hochstand der Beckenschaufel die Drehrichtungen von Ober- und Unterschenkel und wirkt sich negativ auf die Beinachse aus: Der Oberschenkel dreht als Reaktion nach innen, was die Leiste schließt; das Hüftgelenk wird dezentriert, das Knie streckt sich durch, was wiederum die Stellung des Unterschenkels verändert. Das Großzehengrundgelenk verliert den Bodenkontakt, das Körpergewicht verlagert sich auf die äußere Seite des Fußes, das ganze Bein wird instabil.

Medical-Golfing-Lösung:

- Beim symmetrischen Stand, wann immer möglich, symmetrisch auf beiden Beinen stehen.
- Beim asymmetrischen Stand mit ungleichmäßig verteiltem Gewicht den Körperschwerpunkt über die Standbeinhüfte positionieren.
- Das Becken der gewichttragenden Hüfte wird in den »funktionellen Tiefstand« gedreht, der Sitzbeinhöcker bewegt sich hier zur Körpermitte.
- Die Wirbelsäule behält beim Warten ihre Längsspannung – egal ob im Zweibein- oder Einbeinstand.
- Der Fuß bleibt fest verankert, während sich die Wirbelsäule als innere Achse nach oben verlängert.

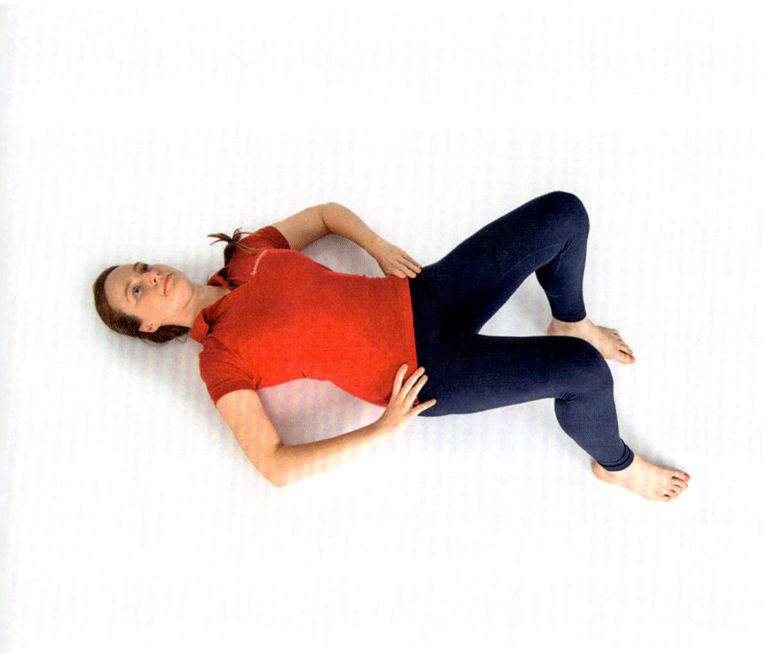

Floor Samba

ZIEL: Verbesserung der seitlichen Beweglichkeit des Beckens

AKTION: Sie liegen auf dem Rücken mit aufgestellten Beinen. Ihre Hände liegen auf Ihren Beckenschaufeln. Die Ellbogen liegen auf dem Boden. Bauen Sie Längsspannung in der Wirbelsäule auf. Bewegen Sie nun rhythmisch abwechselnd die eine Beckenseite nach oben in Richtung Achsel, die andere nach unten in Richtung Fuß. Die Hände unterstützen die Schaukelbewegung. Beobachten Sie Ihre Knie: Auf der Seite, auf der das Becken nach unten bewegt wird, schiebt sich das Knie leicht nach vorn, wenn Sie es richtig machen.

AUFGEPASST: Achten Sie darauf, nicht ins Hohlkreuz zu fallen! Der untere Rücken darf nicht vom Boden abheben.

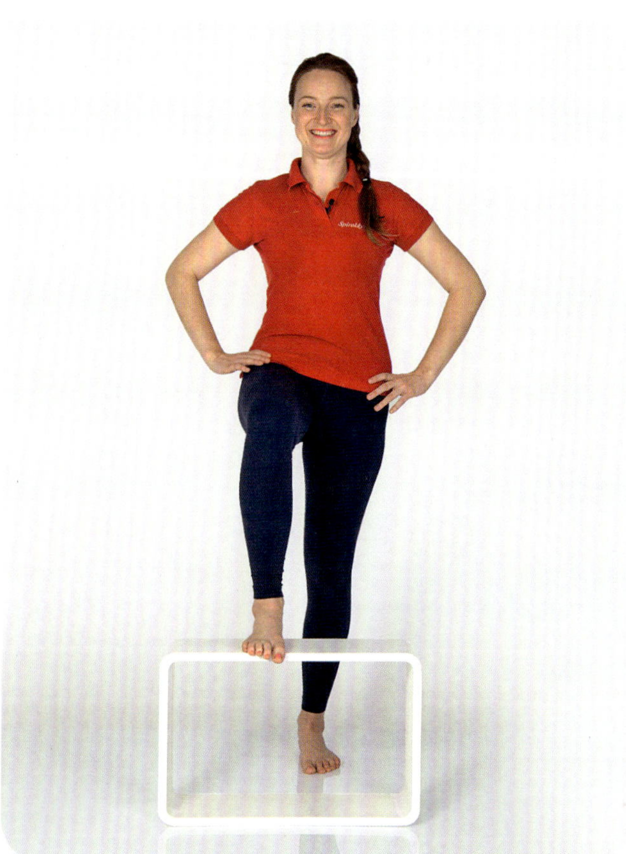

Step Samba

ZIEL: Verbesserung der seitlichen Beweglichkeit des Beckens in Schrittstellung

AKTION: Sie stehen vor einer Treppe oder einem niedrigen Hocker, die Hände liegen auf den Beckenknochen. Ein Fuß steht erhöht auf der Treppe. Bauen Sie Längsspannung in der Wirbelsäule auf. Bewegen Sie nun rhythmisch abwechselnd die eine Beckenseite nach oben in Richtung Achsel und die andere nach unten in Richtung Fuß.

AUFGEPASST: Drücken Sie nicht die Hüfte des hinteren Standbeins nach außen, dies verursacht auf Dauer Rücken- und Hüftschmerzen.

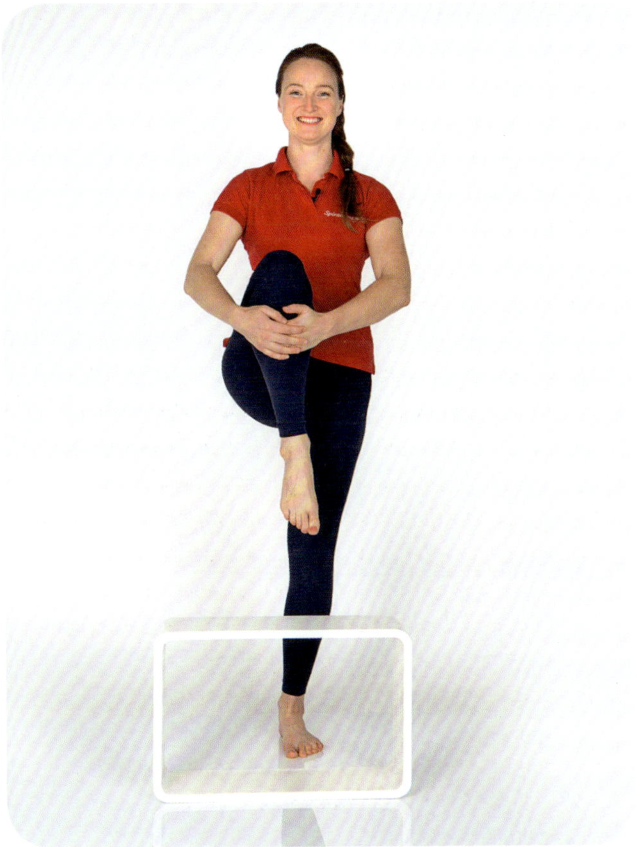

Storch

ZIEL: Stabilität von Fuß, Knie, Hüfte und Becken im Einbeinstand

AKTION: Sie stehen in Schrittstellung mit dem linken Bein am Boden und dem rechten Bein auf einem Hocker. Bauen Sie Längsspannung in der Wirbelsäule auf. Bewegen Sie das Becken auf der rechten Seite nach oben und auf der linken Seite nach unten. Heben Sie nun das rechte Knie an, umfassen Sie das Schienbein mit den Händen und ziehen Sie es an Ihren Oberkörper heran. Standbein, Hüfte und Becken bleiben stabil. Halten Sie die Position 10–30 Sekunden und stellen Sie den Fuß dann wieder auf dem Hocker ab.

Yoga-Baum

ZIEL: Stabilität und Zentrierung im Einbeinstand

AKTION: Verlagern Sie im aufrechten Stand Ihr Gewicht auf das linke Bein. Heben Sie das rechte Bein an und stemmen Sie Ihre rechte Fußsohle gegen den linken Oberschenkel. Dabei senkt sich Ihr Becken links leicht ab und hebt sich rechts leicht an. Heben Sie Ihre Arme und legen Sie über dem Kopf die Handflächen aneinander. Die Ellbogen sind leicht gebeugt. Halten Sie die Position 10–20 Sekunden stabil, ohne mit der linken Hüfte nach außen wegzukippen. Becken, Knie und Sprunggelenk bleiben im Lot. Kehren Sie zurück in die Ausgangsposition und wiederholen Sie die Übung.

AUFGEPASST: Die Übung ruhig und fließend ausführen.

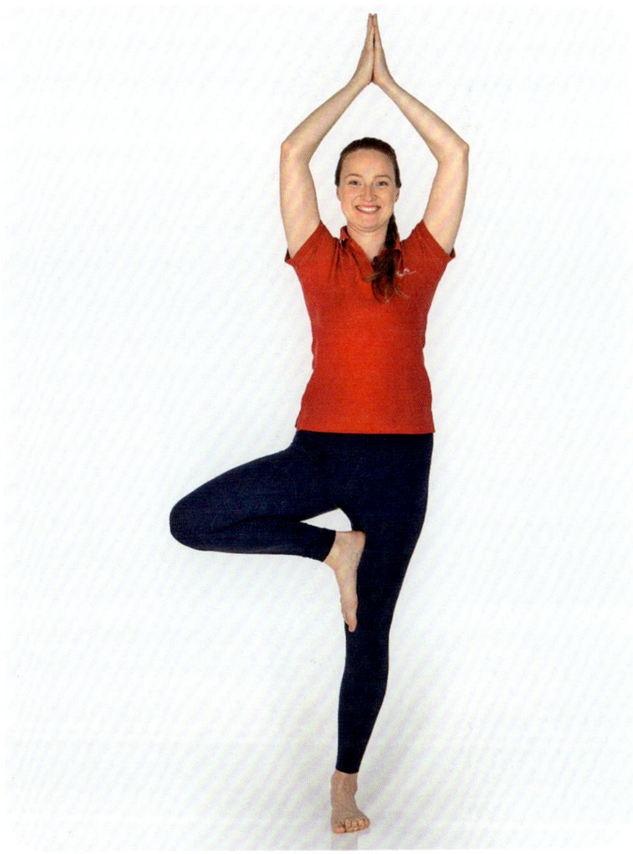

Einbein-Sprunglandung

ZIEL: Stabilisation des Beines in der dynamischen Belastung

AKTION: Springen Sie aus dem aufrechten Stand einen Schritt nach vorn und landen Sie auf dem vorderen Bein. Finden Sie das Gleichgewicht, während das hintere Bein in der Luft bleibt. Wenn Sie stabil stehen, springen Sie ab, landen auf dem hinteren Fuß am Ausgangspunkt und suchen erneut Ihr Gleichgewicht. Achten Sie darauf, dass die Beinachse und das Becken stabil bleiben.

AUFGEPASST: Als leichtere Variante können Sie in Schrittstellung auf dem vorderen Bein stehen und sich bei Bedarf mit den Zehenspitzen des hinteren Fußes am Boden stabilisieren.

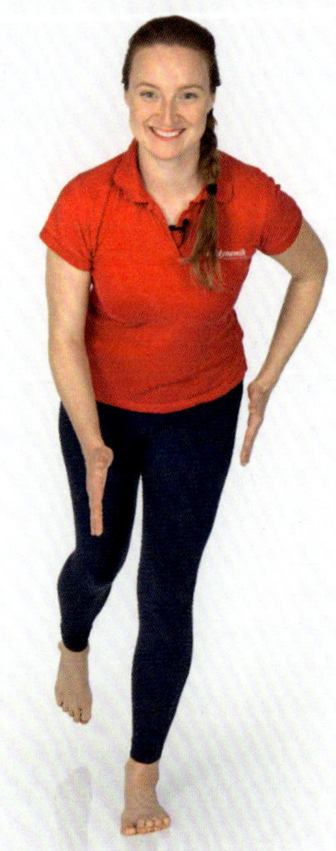

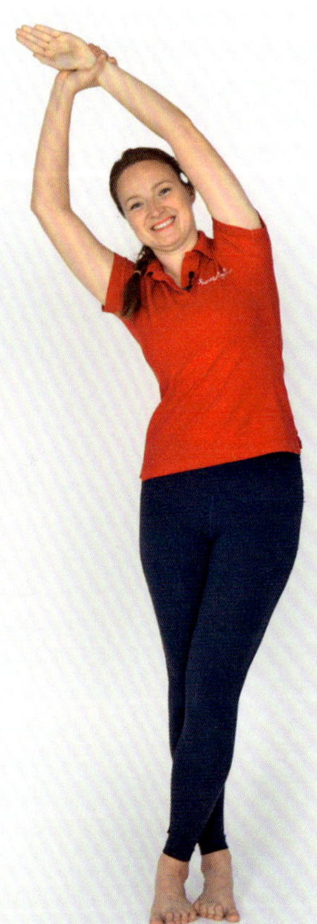

Banane

ZIEL: Dehnung der Körperseiten

AKTION: Sie kreuzen im aufrechten Stand das linke Bein vor das rechte. Erden Sie Ihre Füße und verankern Sie die Fußaußenkante des linken Fußes fest im Boden. Heben Sie die Arme über den Kopf, die rechte Hand greift das linke Handgelenk. Die Außenkante der linken Hand wird in die Länge gezogen, ziehen Sie den Arm in einem großen Kreis über den Kopf auf die rechte Seite und bauen Sie eine Bogenspannung über die gesamte linke Körperseite auf – von der linken Fußaußenkante bis in den linken kleinen Finger.

AUFGEPASST: Achten Sie darauf, während der Übung Längsspannung in der Wirbelsäule zu behalten.

Anwendung: Haltung, bitte!

ZIEL: Aktiver Stand auf dem Standbein beim Warten und Zuschauen

AKTION: Häufig stehen Spieler auf dem Platz auf einem Bein mit herausgedrückter Hüfte. Ertappen Sie sich dabei, schieben Sie das Becken wieder einwärts, sodass die Hüfte über dem Knie positioniert ist. Dabei kommt das Knie aus einer verriegelten Überstreckung in eine elastisch-stabile Streckung. Das Gewicht verlagert sich von der Außenseite zurück auf den gesamten Fuß, das Großzehengrundgelenk hat wieder Bodenkontakt. Das Becken steht auf der Standbeinseite etwas tiefer.

AUFGEPASST: Es ist o.k., das Körpergewicht ungleich auf die Beine zu verteilen – vorausgesetzt Sie stehen aktiv auf dem Standbein, ohne die Hüfte nach außen wegzuschieben.

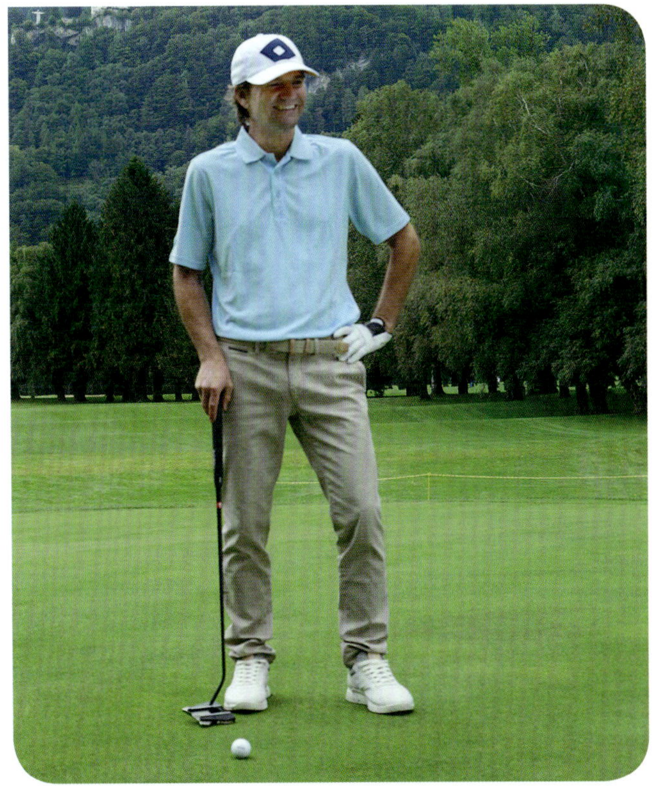

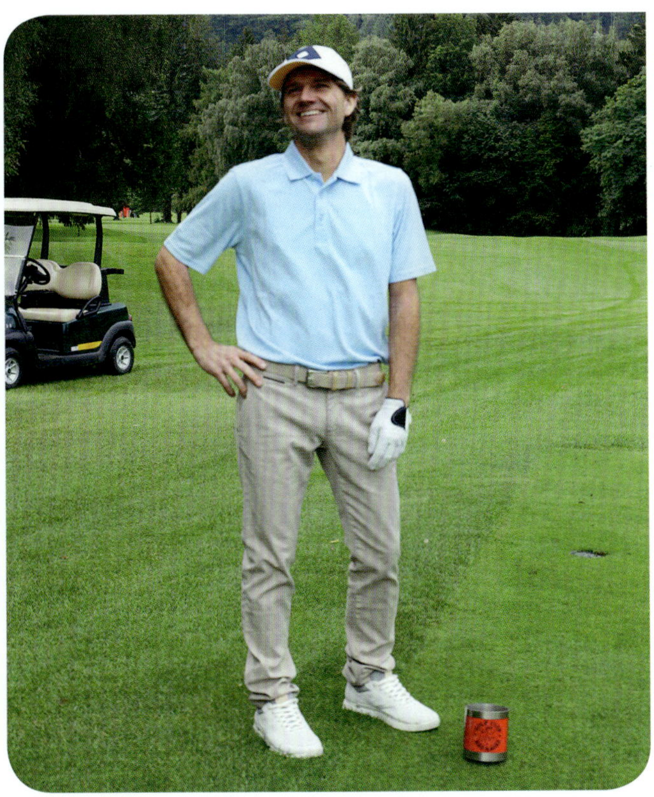

Anwendung: Zuschauen will gelernt sein

ZIEL: Korrekter Stand kombiniert mit Kopfdrehung

AKTION: Verlagern Sie Ihr Gewicht auf ein Bein und schieben Sie die Hüfte nach außen weg. So stehen Sie passiv in den Hüftbändern statt aktiv mit Muskelkraft. Jetzt drehen Sie den Kopf zur Seite, um das Spiel eines Mitspielers zu verfolgen. Sie werden spüren, dass Sie ausschließlich im Nacken drehen können und dieser belastet wird. Schieben Sie die Hüfte wieder in die Lotlinie über das Knie. So können Sie die Kopfdrehung mit einer Rumpfdrehung entlang der Wirbelsäule kombinieren.

AUFGEPASST: Dieselbe Dreh- und Blickbewegung findet beim Golfschwung statt. Fazit: Korrektes Stehen und Zuschauen schont den Nacken und trainiert gleichzeitig Ihre Schwungtechnik.

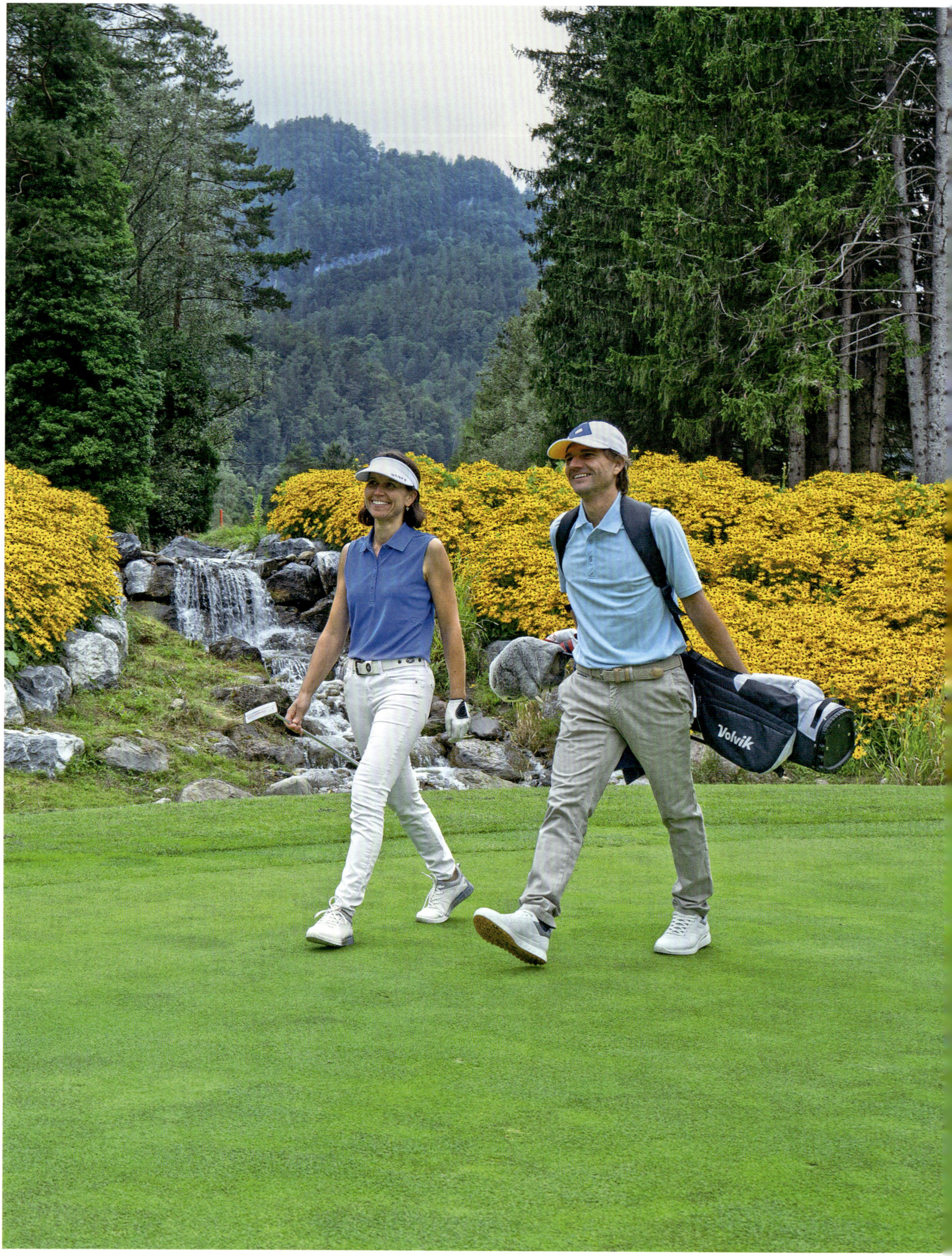
Volvik

Gehen: Aufrecht und im Kreuzgangmuster

Ein zu Fuß gehender Golfspieler legt durchschnittlich in einer 18-Loch-Runde um die 8–10 Kilometer zurück und lässt 100–150mal den Körper schwingen. Deshalb sollte sich der Golfspieler ganz bewusst auf richtiges und gesundes Gehen konzentrieren, welches gleichzeitig die Grundausdauer, die Beweglichkeit und die Koordination fördert. Davon profitiert auch der Golfschwung.

Verschraubung der Wirbelsäule als Grundlage des Kreuzgangmusters

Der Mensch ist ein aufrecht gehender Kreuzgänger auf zwei Beinen. Das rechte und linke Bein wechseln regelmäßig die Rollen und sind mal stabiles Standbein, mal mobiles Spielbein. Die Beinachsen bleiben gerade und die Füße nach vorne ausgerichtet. Die Arme machen eine Gegenbewegung zu den Beinen. Konkret pendelt der rechte Arm mit dem vorwärts schwingenden linken Bein nach vorn. Diese Arm- und Bein-Gegenbewegung ist für das Kreuzgangmuster des menschlichen Ganges typisch.

Dieses Muster gilt offensichtlich für die Extremitäten und auf den zweiten Blick auch für den Rumpf. Die Längsspannung der Wirbelsäule bleibt während des Laufens erhalten – elastisch-dynamische, nicht statisch-rigide. Und so funktioniert es im Detail: Kopf und Becken bewegen sich während des Gehens kaum sichtbar und rhythmisch zu- und wieder auseinander. Der Blick bleibt nach vorne ausgerichtet. Das Becken reagiert bei jedem Schritt in einer dreidimensionalen Bewegung auf den Wechsel zwischen Stand- und Spielbeinphase. Auch der Brustkorb wird zwischen Kopf und Becken diagonal mobilisiert: Auf der Standbeinseite gleiten die Rippen des Brustkorbs auseinander, diese Seite wird »geöffnet«. Im gleichen Moment gleiten die Rippen auf der entlasteten Spielbeinseite ineinander, diese Seite wird »geschlossen«. Die besondere dreidimensionale Beweglichkeit des Beckens und Brustkorbes bringt die Arme und Beine in die Fortbewegung und verschraubt aktiv die Wirbelsäule. Die anatomisch richtig ausgeführte aktive Verschraubung der Wirbelsäule garantiert beim Gehen eine sinnvolle Verteilung der Rotation auf alle Wirbelgelenke – ohne Knick, Stauchung oder Überdehnung.

Gehen ist optimales Training für den Golfschwung

Gehen und Golf sind untrennbar miteinander verbunden. Gemeinsam ist diesen zwei Aktivitäten die alternierende Rotation der Wirbelsäule. Ein koordinierter Kreuzgang des Golfers zwischen den Schlägen mobilisiert die Wirbelsäule dank rhythmischer Links-rechts-Verschraubung. So steigen die Chancen, dass die Drehung des Rumpfes beim Golfschwung für den Spieler leichter wird. Jeder Schritt kann deshalb als Training der Rotationsbeweglichkeit der Wirbelsäule angesehen werden. Angenehmer Nebeneffekt: So wird die Wirbelsäule vor Schmerzen geschützt, das Risiko von Überlastung und Verletzung sinkt.

Medical-Golfing-Lösung

- Gehen immer mit Längsspannung in der Wirbelsäule.
- Den Rumpf und die Wirbelsäule beim Kreuzganz aktiv verschrauben.
- Die Füße beim Gehen über das Großzehengrundgelenk abrollen.
- Den eigenen Gehrhythmus entdecken und zwischen den Schlägen immer wieder zentriert ins eigene Gehtempo kommen.

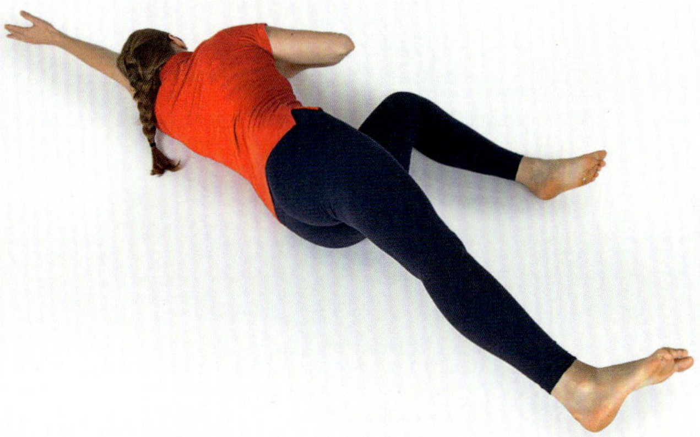

Basketballer

ZIEL: Diagonale Längsspannung »Öffnen«

AKTION: Sie liegen in Seitenlage; Knie und Hüfte sind jeweils um 90° gebeugt. Der untere Arm ist ausgestreckt, der Kopf ruht darauf. Der obere Arm steht mit gebeugtem Ellbogen vor dem Brustbein. Bauen Sie Längsspannung in der Wirbelsäule auf. Strecken Sie nun den oberen Arm und das obere Bein gleichzeitig nach oben bzw. unten aus. Dabei rotiert Ihr Brustkorb Richtung Boden und Ihr Becken nach hinten und außen. In Ihrem Rumpf baut sich so eine diagonale Längsspannung auf, die Rippen öffnen sich.

AUFGEPASST: Achten Sie darauf, nicht ins Hohlkreuz zu fallen, dies verhindert die diagonale Längsspannung.

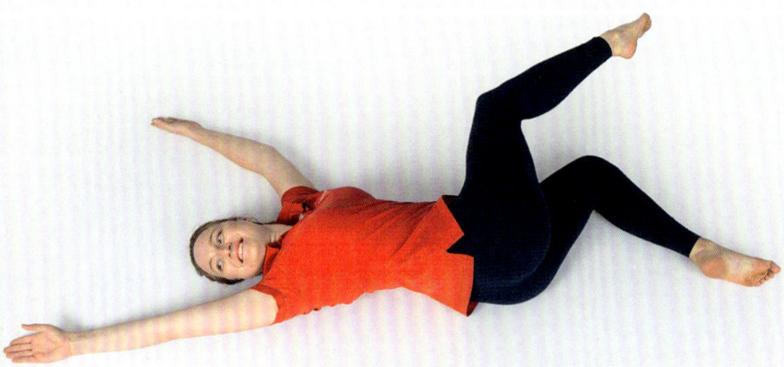

Verdrehter Engel

ZIEL: Diagonale Längsspannung »Schließen«

AKTION: Sie liegen in Seitenlage; Knie und Hüfte sind jeweils um 90° gebeugt. Der untere Arm ist ausgestreckt, der Kopf ruht darauf. Der obere Arm steht mit gebeugtem Ellbogen vor dem Brustbein. Bauen Sie Längsspannung in der Wirbelsäule auf. Heben Sie das obere Bein an und legen Sie Ihre obere Hand auf Ihr Brustbein. Rotieren Sie den Rumpf nach hinten, strecken Sie den oberen Arm und legen Sie ihn, wenn möglich, am Boden ab. Dabei schließen sich die Rippen. Schieben Sie das angehobene Bein/Knie nach vorn, um zu verhindern, dass Ihr Becken der Rumpfrotation folgt.

AUFGEPASST: Achten Sie darauf, nicht ins Hohlkreuz zu fallen.

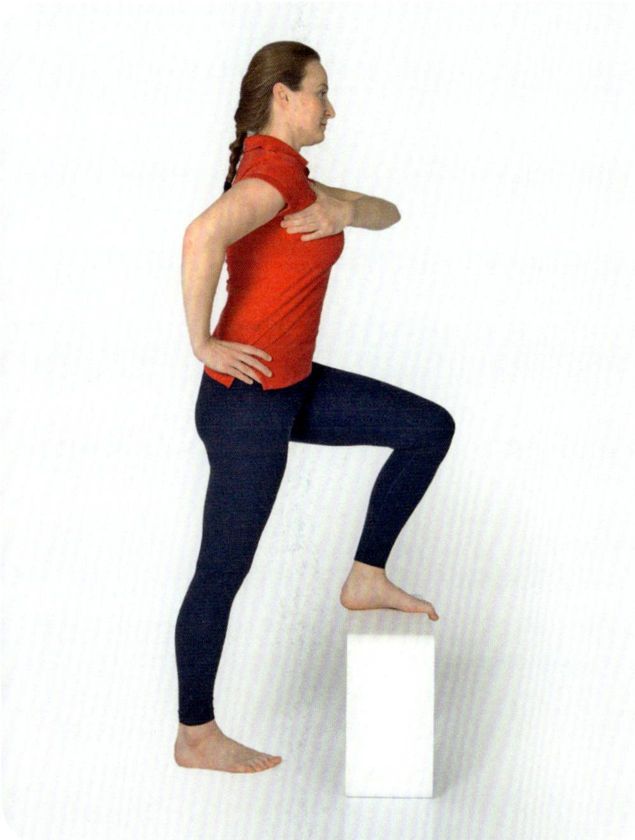

Diagonaltwist »Öffnen«

ZIEL: Kombination von Diagonalspannung und Schrittstellung

AKTION: Sie stehen in Schrittstellung, der linke Fuß steht auf einer Treppenstufe oder einem Hocker. Hierdurch hebt sich das Becken links leicht an und senkt sich rechts leicht. Legen Sie die rechte Hand auf Ihren Beckenkamm, die linke Hand greift in die rechte Achsel. Achten Sie auf Längsspannung in der Wirbelsäule. Rotieren Sie nun den Brustkorb nach links und oben, während das Becken synchron leicht nach hinten, unten und nach außen dreht. Der Bereich zwischen Beckenkamm und oberen Rippen wird hierdurch gestreckt und »geöffnet«.

Diagonaltwist »Schließen«

ZIEL: Kombination von Diagonalspannung und Schrittstellung

AKTION: Sie stehen in Schrittstellung, der rechte Fuß steht auf einer Treppenstufe oder einem Hocker. Greifen Sie mit der linken Hand auf Ihren rechten Beckenknochen, die rechte Hand liegt vor der rechten Achsel auf den Rippen. Achten Sie auf Längsspannung in der Wirbelsäule. Rotieren Sie nun den Brustkorb nach rechts hinten. Das Becken rotiert gegenläufig nach vorne zum Bauchnabel hin. Dabei schiebt sich das gebeugte rechte Knie leicht nach vorn.

AUFGEPASST: Achten Sie darauf, die Längsspannung in der Wirbelsäule nicht zu verlieren.

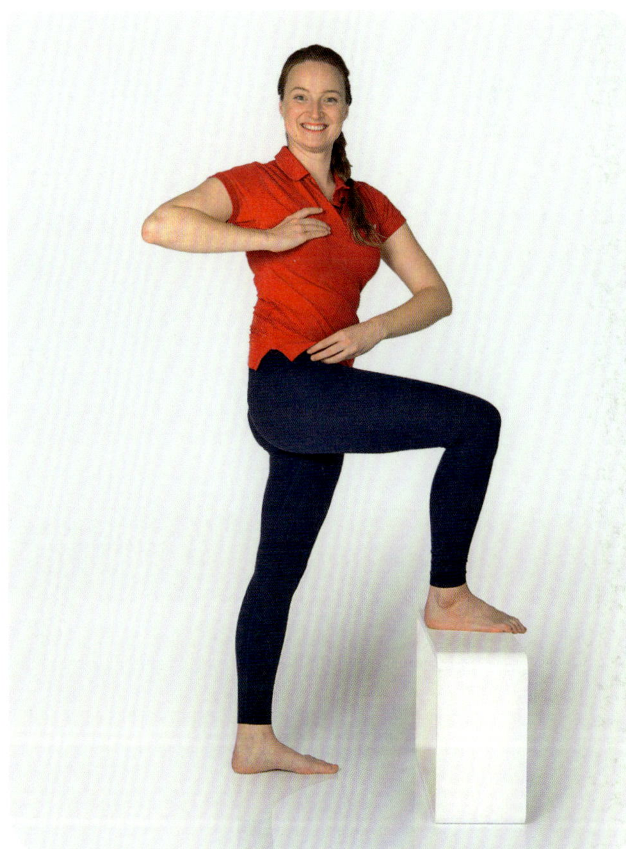

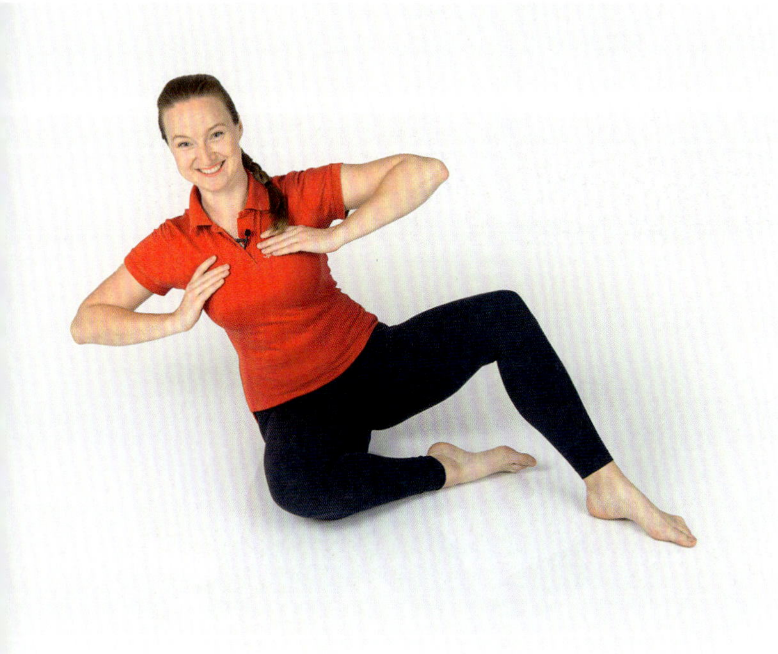

Bauchtwist

ZIEL: Diagonalspannung kombiniert mit Bauchmuskeltraining.

AKTION: Sie sitzen auf dem Boden. Das rechte Bein liegt in Schneidersitzstellung, das linke Bein ist aufgestellt, 45° abgespreizt, das Knie zeigt zur Decke. Das Becken ist so rotiert, dass Sie auf dem rechten Gesäß sitzen, die linke Gesäßhälfte hat keinen Bodenkontakt. Legen Sie die Hände auf die oberen Rippen, die Ellbogen weisen nach außen, die Schultern bleiben entspannt. Jetzt mit den Ellbogen rückwärts paddeln. Das Becken bleibt stabil, während Sie sich alternierend nach hinten rechts und nach hinten links rotieren.

AUFGEPASST: Lassen Sie das Becken die Paddelbewegung nicht mitmachen, ansonsten werden Sie umkippen. Kein Rundrücken!

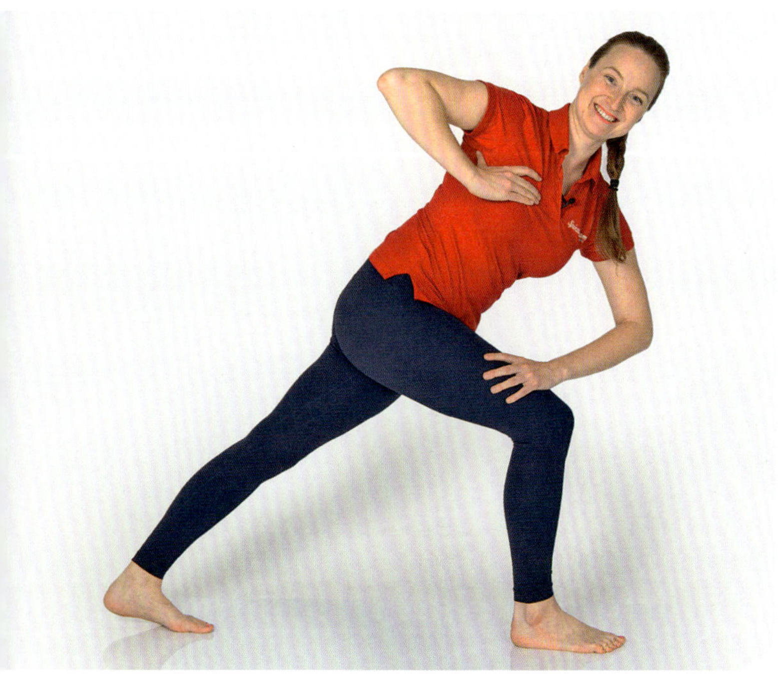

Leisten-Stretch

ZIEL: Dehnung der Leiste kombiniert mit Rotation des Brustkorbs

AKTION: Sie beginnen im aufrechten Stand. Stoßen Sie sich mit dem linken Fuß ab und machen Sie mit dem rechten Bein einen Ausfallschritt nach vorn. Das vordere Knie ist gebeugt, das hintere bleibt gestreckt. Die hintere Ferse ist angehoben. Legen Sie die linke Hand auf den rechten Oberschenkel, die rechte Hand greift in die rechte Achsel. Rotieren Sie nun den Brustkorb nach rechts, der Blick folgt dem Körper. Dabei bleiben Ihre Beinachsen stabil.

AUFGEPASST: Fallen Sie keinesfalls ins Hohlkreuz; dies verkürzt die Rückenmuskeln, anstatt die Leiste zu dehnen.

Anwendung: Stand straight – walk straight!

ZIEL: Zweibeinstand als Vorbereitungsphase zum Losgehen

AKTION: Sie stehen mit dem Gewicht auf ein Bein verlagert, die Hüfte nach außen gedrückt – suchen Sie Ihre gewohnte Entspannungshaltung. Verlagern Sie jetzt Ihr Gewicht zurück auf beide Beine und verlängern Sie die Wirbelsäule, um wieder in die Aufrichtung zu kommen. Aus dieser symmetrischen Haltung heraus den Schwerpunkt etwas nach vorne verlagern, so können Sie in einen korrekten Gangrhythmus starten.

AUFGEPASST: Kommen Sie aus der nach außen weggedrückten Standposition ins Gehen, driftet Ihr Becken bei jedem Schritt nach außen weg, im Kreuz fehlt die Stabilität. Gehen Sie darum immer aus dem korrekten Zweibeinstand los.

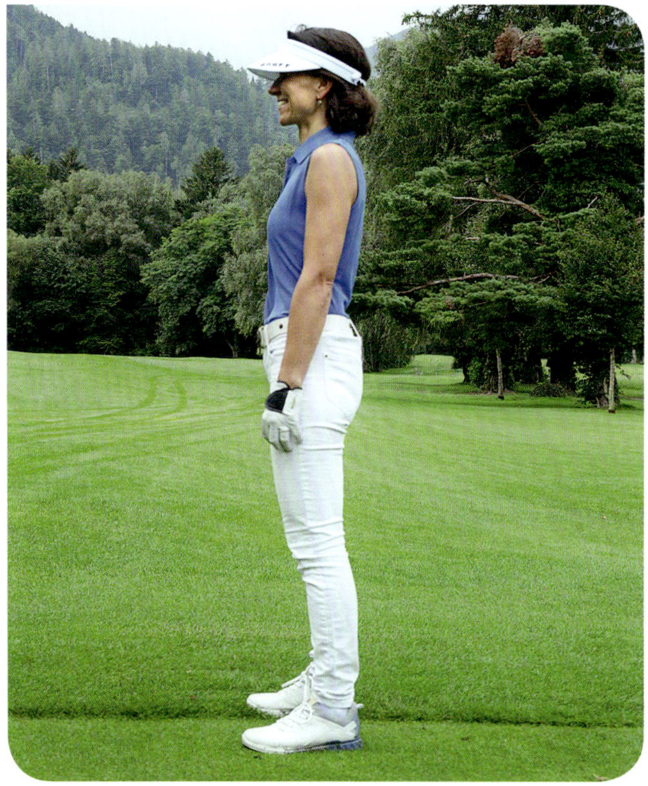

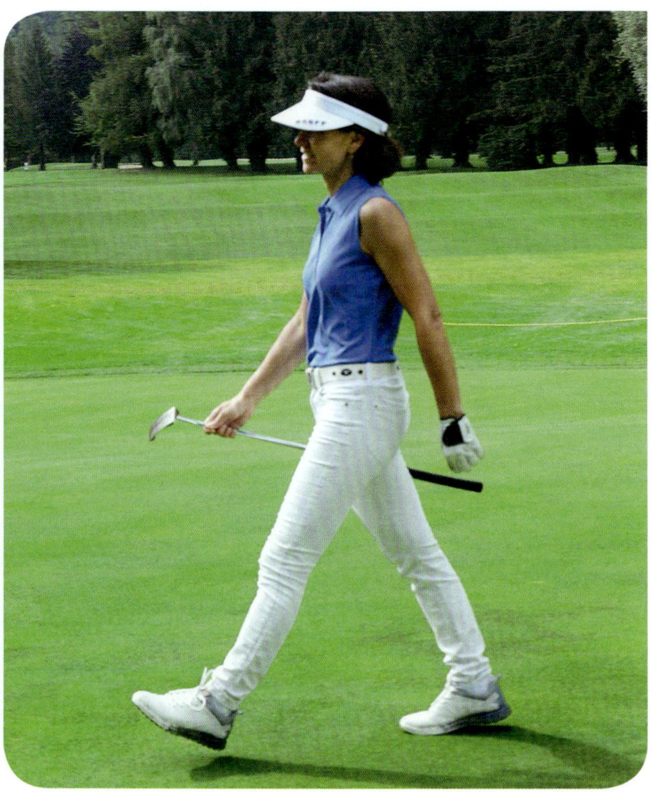

Anwendung: Kreuzgang

ZIEL: Wahrnehmung des Kreuzgangmusters beim Gehen

AKTION: Sie beginnen im aufrechten Stand. Machen Sie einen Schritt nach vorn. Achten Sie bewusst darauf, dass rechtes Bein und linke Hand sich gleichzeitig nach vorn bewegen – dann umgekehrt linkes Bein und rechter Arm. Beim Gehen schwingen die Arme locker mit. Becken und Brustkorb bleiben beweglich, die Brustwirbelsäule wird ständig mobilisiert. So halten Sie bei jedem Schritt Ihren Brustkorb für den Golfschwung beweglich.

AUFGEPASST: Lassen Sie die Arme locker und geraten Sie nicht vor lauter Eifer in den Passgang, bei dem sich Bein und Arm auf einer Seite gleichzeitig nach vorne bewegen.

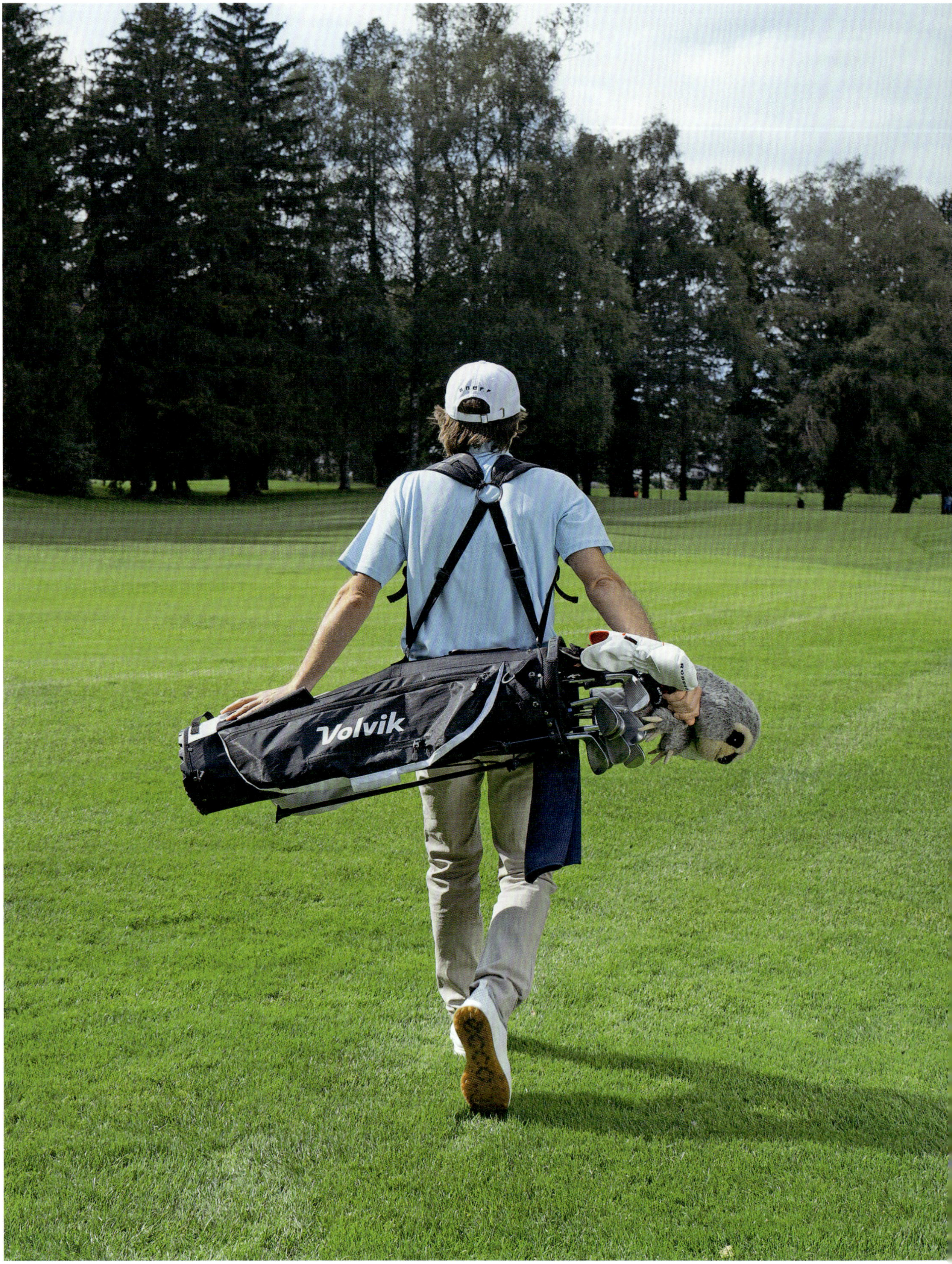
Volvik

Tragen, Schieben, Ziehen: Unterwegs mit Sack und Pack

Durchschnittlich wiegt das Bag eines Golfers zehn bis zwölf Kilogramm und kann damit ein ziemlicher Kraft- und Energieräuber sein. Zu Fuß gehende Golfspieler tragen das Bag entweder auf dem Rücken oder sie schieben es mithilfe eines Golfwagens. Die Entscheidung, ob geschoben oder getragen wird, ist individuell. Aber eins ist klar: Die Energie will man bis zum letzten Loch und Schlag für den Schwung einsetzen und sie nicht beim Tragen oder Schieben verlieren. Wichtig sind dafür eine aufrechte und entspannte Körperhaltung und eine ökonomische Fortbewegung.

Kopf hoch!

Wenn die Wirbelsäule im Lot und langgezogen ist, schwebt der Kopf über dem Körper wie eine Kugel auf einem Stab. Der Kopf befindet sich zentriert über dem Rumpf, der Nacken ist lang. Die oft gesehene Vorlagerung des Kopfes führt zu einer verstärken Lordose der Halswirbelsäule, einem sogenannten Hohlnacken. Die Drehbeweglichkeit der Halswirbelsäule wird vermindert, die beim Golfschwung wichtig ist. Dazu muss der Kopf in der Vorlage ständig von der Nackenmuskulatur gehalten werden, was zu Verspannungen führt. Die tiefe Nackenmuskulatur verkürzt und verdickt sich, während die tiefe Halsmuskulatur geschwächt wird und verkümmert.

Die Vorverlagerung des Kopfes beeinflusst auch die Stellung des Brustkorbes und der Schultern: Der Rücken wird rund, der Brustkorb verliert seine Beweglichkeit; die Schultern werden nach vorne gekippt und oft hochgezogen. Damit verkürzen sich der große und kleine Brustmuskel. Letzterer ist mitverantwortlich für Position und Beweglichkeit des Schulterblattes. Befinden sich Kopf und Schultern zu weit vorne, zieht und dreht er das Schulterblatt aus seiner angestammten Position nach vorn. Der große Brustmuskel bewegt vor allem den Oberarm und ist mitverantwortlich für Zentrierung und Beweglichkeit im Schultergelenk. Die Verkürzung dieser zwei Muskeln kann verschiedene Schulterprobleme verursachen.

Immer im Lot

Mit dem Bag ist es ähnlich wie mit einem Rucksack. Das Bag muss auf dem Rücken perfekt sitzen. Die Träger sollten gut gepolstert und verstellbar sein. Das Bag sollte mit Leichtigkeit getragen werden können und der Körper muss trotz der Wirkung der Schwerkraft im Lot bleiben. Konkret: ohne Nach-vorne-Rutschen des Kopfes, ohne Hohlnacken, ohne Rundschultern und ohne Hohlkreuz.

Auch beim Schieben ist es wichtig, dass der Körper im Lot bleibt. Stellen Sie sich vor, Sie wollen einen Schrank in der Wohnung zur Seite schieben. Dazu stellen Sie sich sicher mit einer zentrierten Körperhaltung auf, damit sie die Kraft des ganzen Körpers effizient benutzen können. Genauso muss es beim Schieben Schritt für Schritt funktionieren.

Medical-Golfing-Lösung

- Das Körperlot beim Laufen wahrnehmen und optimieren.
- Die Kraft der Füße und Beine über den Rumpf auf Arm und Hand übertragen.
- Die Schultern in die Breite ziehen.

Mit dem Rücken zur Wand

ZIEL: Längsspannung der Wirbelsäule an der Wand aufbauen

AKTION: Sie stehen mit dem Rücken an einer Wand, Kreuzbein und Hinterkopf berühren diese, ebenso die Fersen. Die Beine sind leicht gebeugt. Richten Sie den Blick nach oben, ihr Kopf bewegt sich leicht in den Nacken, das Becken kippt nach vorne: Die Längsspannung der Wirbelsäule verschwindet. Dann kommt die Gegenbewegung: Ziehen Sie die Wirbelsäule in die Länge, indem Sie der Wand entlang mit dem Kreuz nach unten und mit dem Hinterkopf nach oben streben, das Kinn wird dabei leicht gesenkt.

AUFGEPASST: Achten Sie bei der Verlängerungsbewegung auf breite Schultern, die an der Wand anliegen.

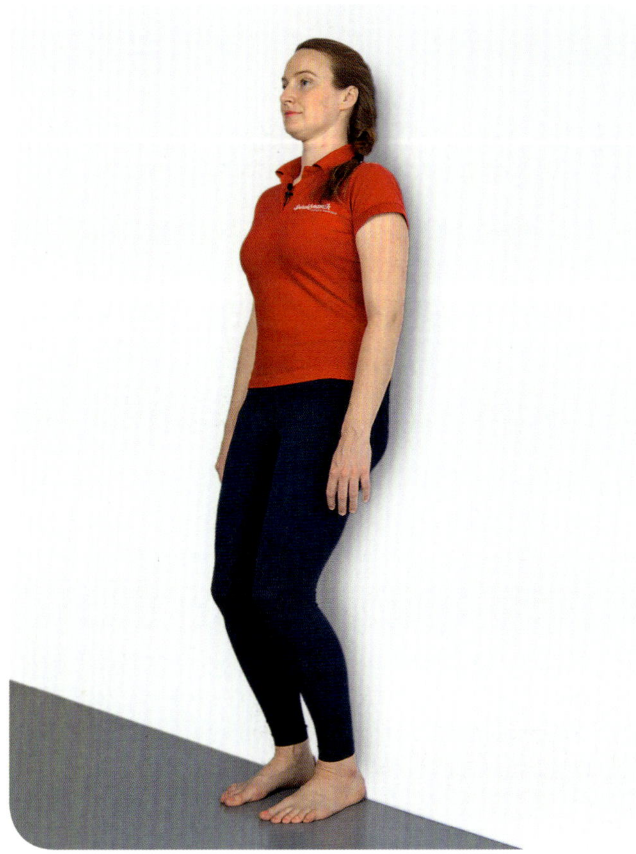

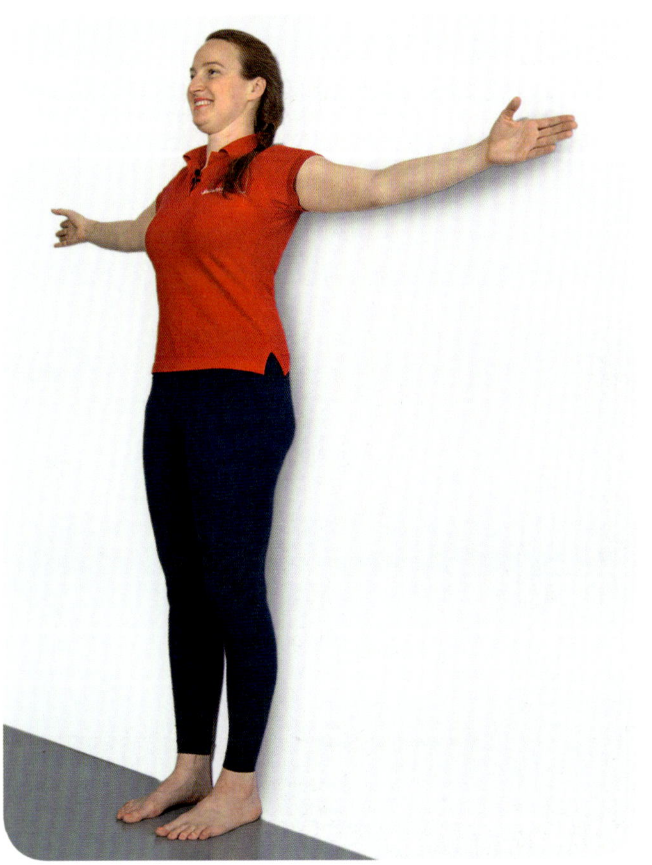

Brustöffner

ZIEL: Öffnung der Schultern in Kombination mit Dehnung der Brustmuskeln.

AKTION: Sie stehen aufrecht mit dem Rücken an einer Wand. Bauen Sie Längsspannung in der Wirbelsäule auf. Spreizen Sie die Arme auf Schulterhöhe zur Seite. Lassen Sie die Schulterblätter nach oben gleiten und runden Sie so die Schultern nach vorne. Jetzt die Gegenbewegung: Die Schulterblätter gleiten auf dem Rücken nach hinten und nach außen, die Schlüsselbeine »öffnen« sich, die Schultern ziehen sich in die Breite, die Brustmuskeln werden gedehnt. Unterstützen Sie dies durch aktives Ziehen der Fingerspitzen nach außen. Kommen Sie in eine rhythmische Wechselbewegung: Länge und Breite beim Einatmen, Entspannung beim Ausatmen.

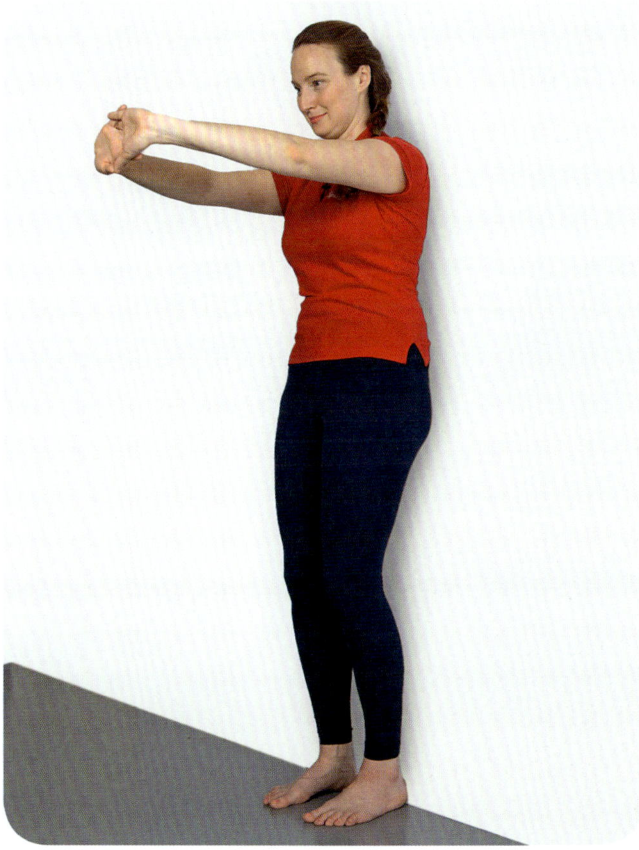

Weg da

ZIEL: Beweglichkeit der oberen Brustwirbelsäule mit Dehnung des Rückens

AKTION: Sie stehen mit dem Rücken zur Wand. Die Knie sind gebeugt, Kreuzbein und Hinterkopf liegen an der Wand an. Falten Sie die Hände vor dem Brustbein, die Ellbogen weisen nach außen. Drehen Sie dann die kleinen Finger nach oben, bis die Handflächen nach vorne weisen, und strecken Sie die Arme durch. Rollen Sie Kopf und Kinn leicht ein und runden Sie den oberen Teil der Brustwirbelsäule. Dadurch wird der obere Rücken intensiv gedehnt. Kehren Sie dann zurück in die Ausgangsstellung.

AUFGEPASST: Machen Sie die Übung langsam und strecken Sie die Ellbogen nicht komplett. Lassen Sie den Kopf nicht nach vorn fallen.

Wagen schieben

ZIEL: Kraftübertragung von den Füßen in die Arme

AKTION: Sie stehen vor einer Wand in Schrittstellung. Die Füße zeigen nach vorn. Stützen Sie die Hände etwas unterhalb Ihrer Schulterhöhe gegen die Wand. Die Ellbogen sind leicht gebeugt, passen Sie gegebenenfalls den Abstand zur Wand an. Erzeugen Sie Längsspannung in der Wirbelsäule auf. Bauen Sie Druck aus den Füßen heraus und leiten Sie diesen durch Ihren Körper in Ihre Arme bis in die Hände. Fangen Sie den Druck auf, indem Sie die Ellbogen etwas mehr beugen. Kommen Sie dann fließend wieder in die Ausgangsstellung. Kommen Sie in eine rhythmische Bewegung.

AUFGEPASST: Es darf kein Hohlkreuz entstehen, der Kopf bleibt in Verlängerung der Wirbelsäule.

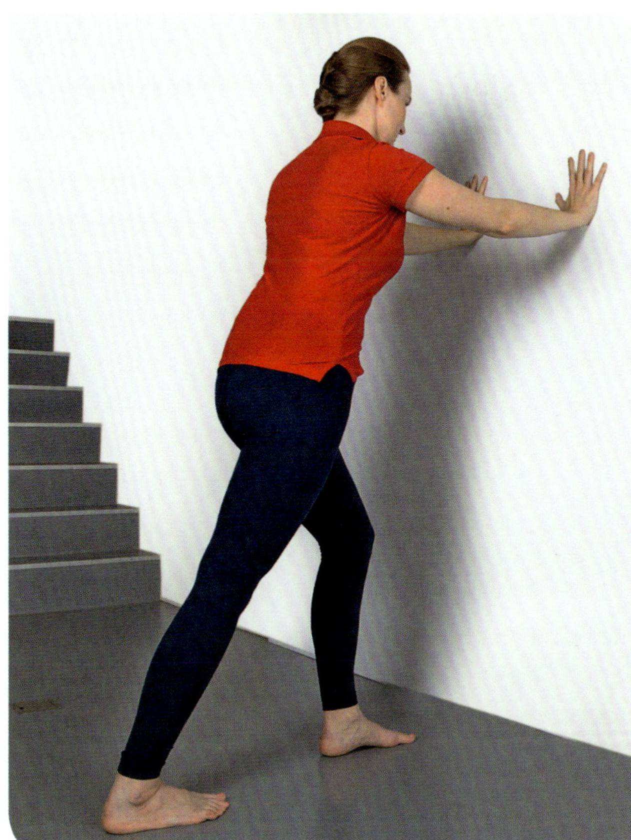

Wandliegestütz

ZIEL: Stärkung der Arm-, Schulter- und Rumpfmuskulatur

AKTION: Sie stehen vor einer Wand und stützen auf Schulterhöhe die Hände dagegen. Wählen Sie den Abstand so, dass Ihr Körper eine leichte Vorlage einnimmt. Bauen Sie Längsspannung in der Wirbelsäule auf. Beugen Sie die Ellbogen und führen Sie Liegestütze an der Wand aus. Halten Sie dabei Ihren Rumpf stabil, die Wirbelsäule lang und die Schultern breit; der Rumpf bleibt elastisch-stabil. Fortgeschrittene führen die Liegestütze auf dem Boden aus.

AUFGEPASST: Fallen Sie nicht ins Hohlkreuz oder in einen Rundrücken.

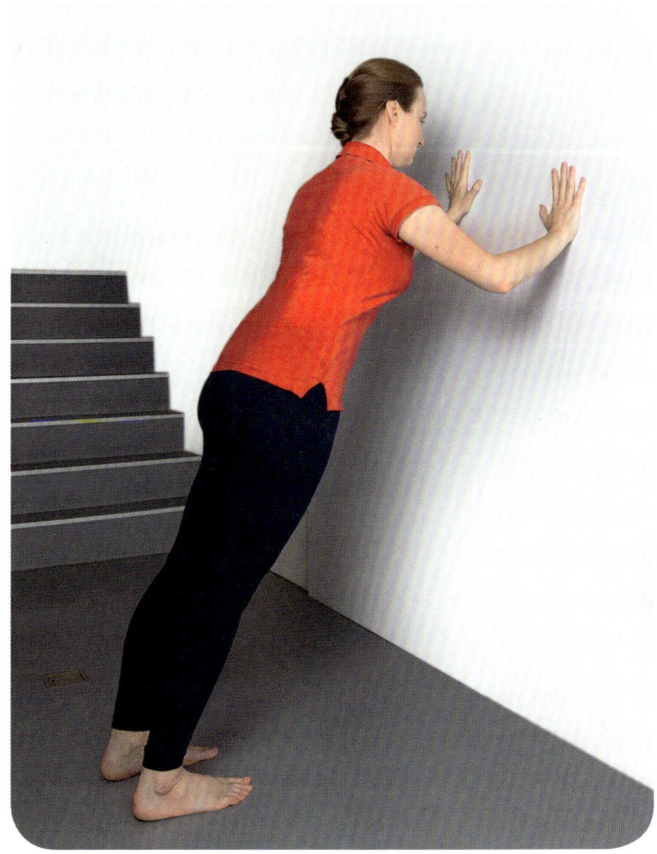

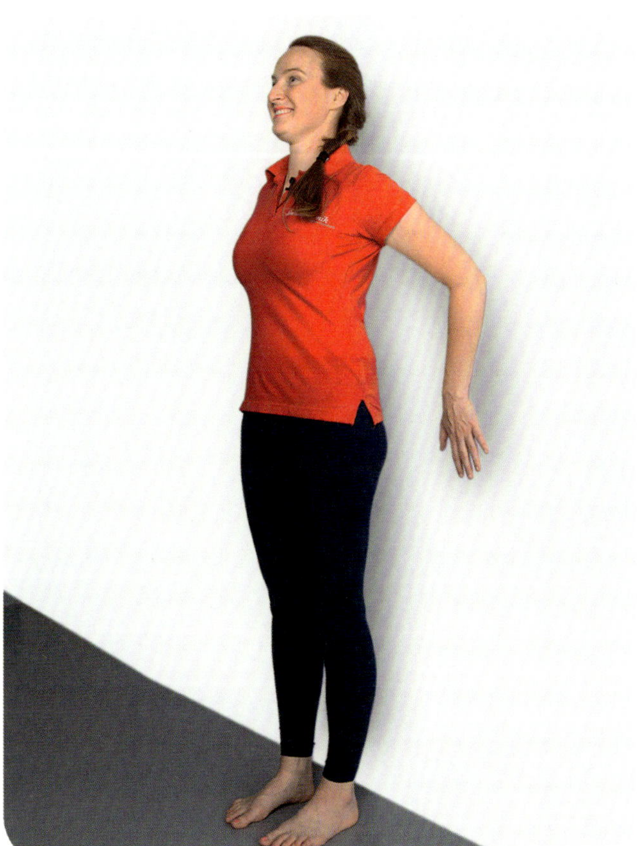

Brust-Schulter-Öffner

ZIEL: Dehnung der kleinen Brustmuskeln in Kombination mit Kraftübertragung

AKTION: Sie stehen aufrecht mit dem Rücken an einer Wand, die Beine sind gestreckt, das Becken aufgerichtet. Die Füße stehen etwas von der Wand entfernt. Legen Sie Unterarme und Hände an der Wand an. Runden Sie die Schultern und verkürzen Sie die Schlüsselbeine, dabei vermindert sich der Kontakt der Arme zur Wand. Bewegen Sie dann die Schultern nach hinten und »öffnen« Sie Ihre Schlüsselbeine in die Breite, die Schulterblätter sinken nach hinten-außen. Der Druck gegen die Wand erhöht sich.

AUFGEPASST: Halten Sie Längsspannung in der Wirbelsäule.

Anwendung: Trolley schieben

ZIEL: Wahrnehmung der eigenen Körperlängsachse, während Sie den Trolley schieben

AKTION: Bauen Sie Längsspannung in der Wirbelsäule auf; Becken und Kopf werden auseinandergezogen. Gleichzeitig spüren Sie bewusst die Verlängerung Ihrer Wirbelsäule nach unten – durch das Bein bis hin zur Ferse. Gehen Sie aus dieser Haltung los. Verlagern Sie dabei Beinkraft auf den Trolley.

AUFGEPASST: 1. Nicht im Oberkörper vornüber hängen und die Beine hinter dem Körperschwerpunkt platzieren – so entstehen unnötige Muskelspannung und Schmerz im Rücken. 2. Achten Sie darauf, die Hüfte nicht nach außen wegzuschieben. 3. Behalten Sie die Aufrichtung auch bei längeren Gehstrecken stets bei.

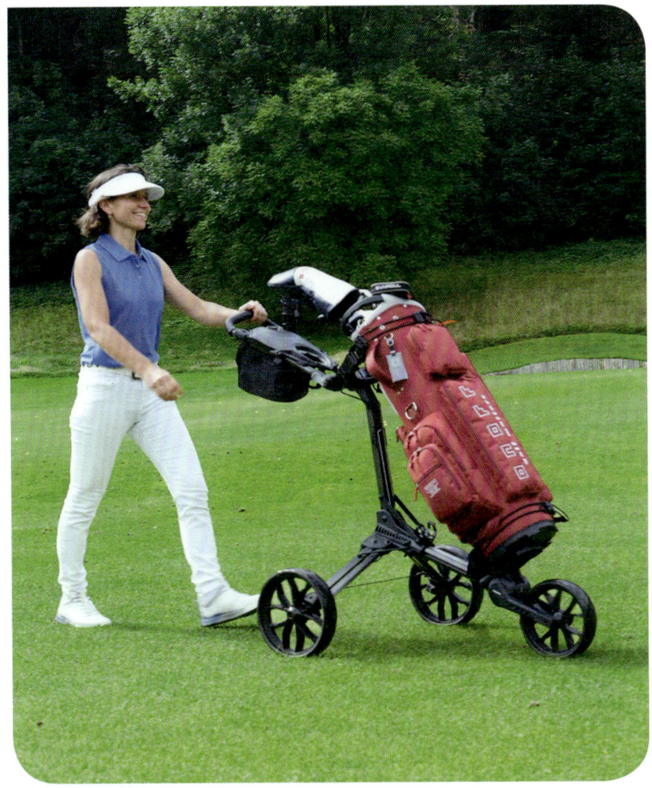

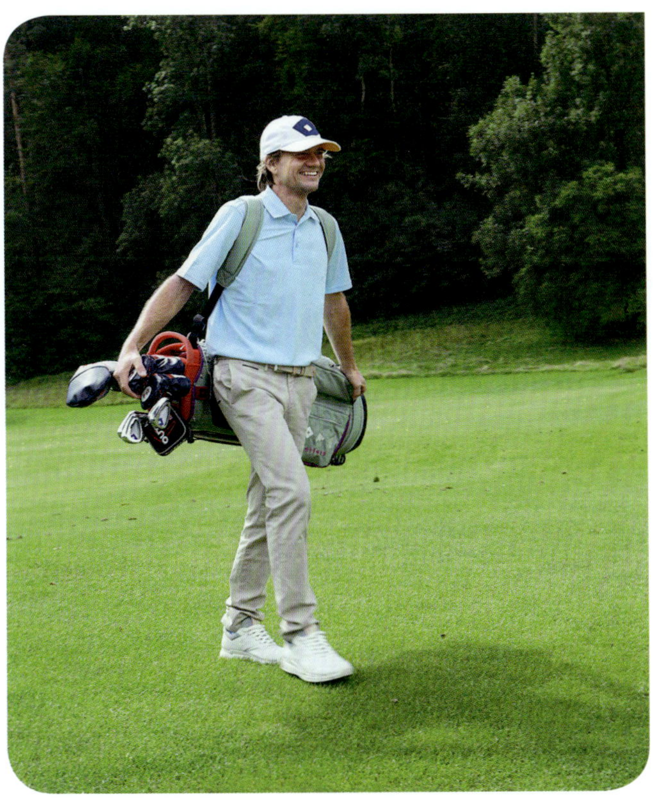

Anwendung: Bag tragen

ZIEL: Richtige Tragetechnik des Bags

AKTION: Beim Tragen des Bags kollabieren viele Spieler aufgrund des Zusatzgewichts in eine Art »Bananenhaltung mit Rundrücken«, wobei sich der Oberkörper entweder nach vorne (Vorlage) oder nach hinten (Überhang) verschieben kann. Bauen Sie darum in dieser Situation bewusst Längsspannung in der Wirbelsäule auf und verbreitern Sie die Schultern. Erden Sie Ihre Füße.

AUFGEPASST: Investieren Sie Geduld und Geld in das richtige Bag, nehmen Sie sich Zeit bei der Auswahl. Wie ein Wanderrucksack muss das Bag optimal sitzen, um ohne dauerhafte Schäden von Ihnen getragen zu werden.

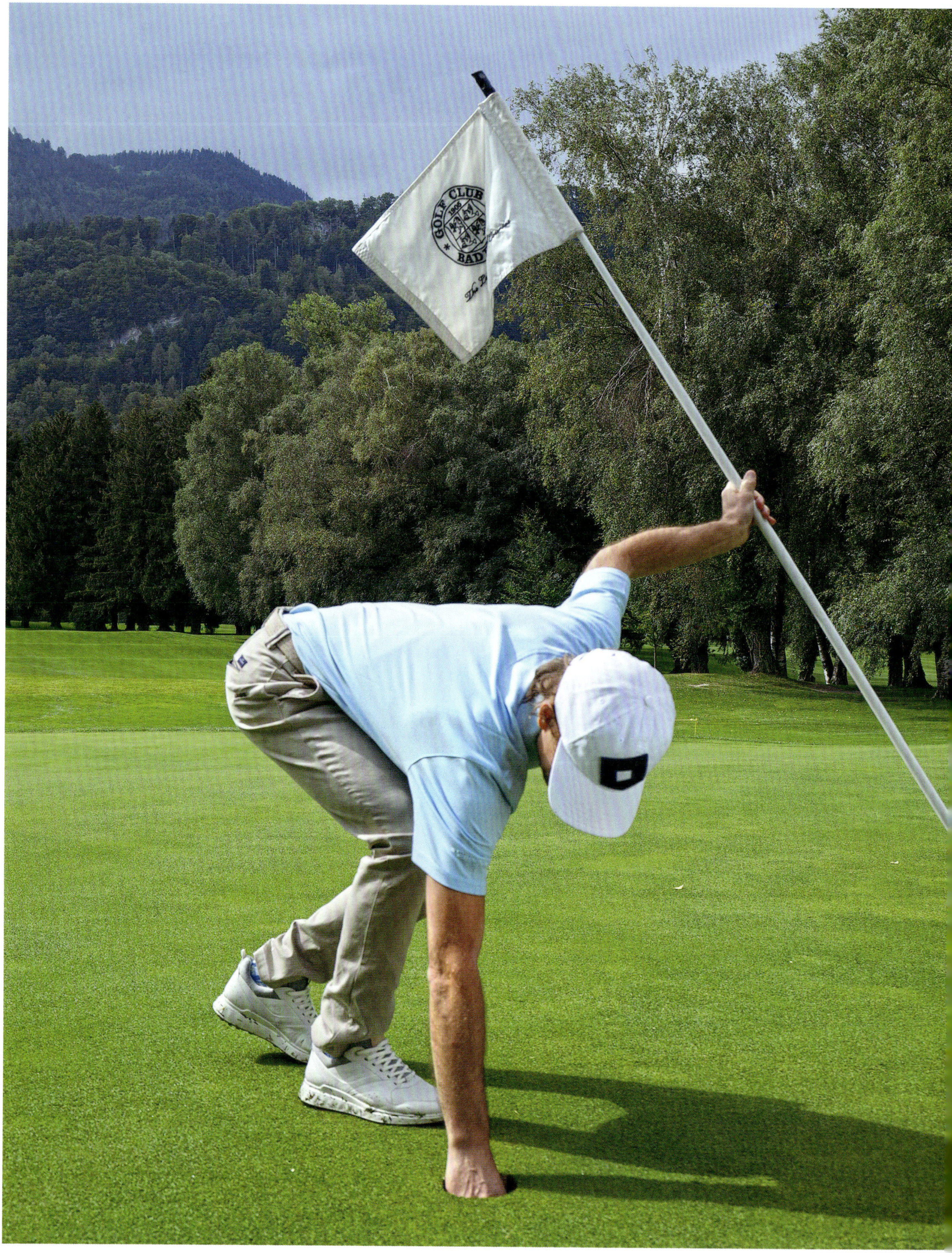
GOLF CLUB
1906

Perspektivenwechsel: Bücken

Der moderne Alltag mit der vielen Sitzerei bei der Arbeit und zu Hause bringt ein Übermaß an Vorbeugung mit sich – meist auf Kosten der Aufrichtung. Dieses Vorbeugemuster kann sich beim Bücken nach vorne noch verstärken, was speziell für das Kreuz mechanischen Stress pur bedeutet. Für Golfspieler ist dies ein wichtiges Thema. Zählte man alle Vorbeuge- und Bückmanöver anstatt der Golfschläge, wären Sie vermutlich am Ende des Spiels über die Höhe der Zahl überrascht. Um Kreuzschmerzen zu vermeiden, ist es zentral, sich diese Belastungen und den richtigen Umgang damit bewusst zu machen.

Funktionelle Anatomie des Bückens

Will der Mensch etwas vom Boden aufheben, nutzt er hierzu zwei Bewegungen: die Vorbeuge des Rumpfes und die Kniebeuge. Bei beiden beugt sich der Rumpf aus den Hüften nach vorne. Dabei bleibt die Wirbelsäule idealerweise aufgerichtet und der Rumpf stabil. Die Schultern werden breit, die Bewegung findet in den Hüftgelenken statt.

Bei beiden Bewegungen helfen die Beine mit festem Stand und Muskelkraft, den Oberkörper stabil zu halten. Die Kniebeuge erfordert von Hüfte, Knie und Sprunggelenken mehr Beweglichkeit als die reine Vorbeuge mit gestreckten Beinen. Die Beinmuskulatur muss zudem genügend Kraft haben, um den Oberkörper zu tragen. Auf dem Weg zurück ist wichtig, die Bewegung aus den Beinen zu initiieren und den Rücken aufzurichten, ohne in einen Rundrücken zu verfallen.

Auf dem Golfplatz: Vielfalt der Beugungen

Auf dem Golfplatz gibt es eine Vielzahl von Beugesituationen. Am Anfang jedes Loches bückt sich der Golfspieler auf der Abschlagfläche, um seinen Ball auf dem Golftee zu platzieren. Bei diesem Bewegungsablauf kommen zwei Fehler häufig vor, bei denen die Lendenwirbelsäule ihre Stabilität verliert und das Kreuz schwach wird: Beim ersten Fehler knickt der Spieler in der Taille ab und rundet dabei den ganzen Rücken inklusive unteren Rücken. Für die Bandscheiben eine schwierige Situation. Der zweite häufige Fehler ist das Hohlkreuz beim Bücken – das Becken kippt nach vorne, die Lendenwirbelgelenke werden aufeinandergedrückt und die Rückenstreckmuskulatur wird verkürzt und unnötig stark angespannt. Besonders die Wirbelgelenke werden stark belastet.

Auf dem Green befindet sich der Golfspieler in einer tiefen Hocke mit dem Gewicht auf den Fußballen, damit er die optimale Bahn des Balles ins Loch sehen kann. Die Beweglichkeit und Kraft der Beine wird gefordert. Eine mangelnde Sprunggelenk- und Hüftbeweglichkeit in Kombination mit einer schwachen, verspannten und verkürzten Beinmuskulatur wird sich in den Knien und im Rücken bemerkbar machen.

Medical-Golfing-Lösung

- Nutzen Sie die Längsspannung der Wirbelsäule, um den Rumpf zu stabilisieren.
- Füße fest im Boden verankern und das Gewicht in jeder Stellung gleichmäßig verteilen.
- Den Rumpf aus den Hüften nach vorne unten beugen.
- Die Kniebeuge gleichmäßig zwischen Sprung-, Knie- und Hüftgelenk verteilen.
- Bei der kombinierten Knie- und Vorbeuge Beine und Rumpf aktiv stabilisieren.
- Vorsicht bei kombinierten Vorbeuge und Drehbewegungen.

Hüftspreizer

ZIEL: Beweglichkeit des Hüftgelenks

AKTION: Sie befinden sich im Kniestand, das rechte Bein ist aufgestellt, der Fuß befindet sich vor dem Knie. Verlagern Sie das Gewicht nach vorn, die linke Hand wird aufgestützt. Legen Sie die rechte Hand auf das Knie und rotieren Sie das Bein nach außen. Verlagern Sie das Gewicht dann nach hinten und bringen Sie das Bein zurück in die Ausgangsstellung. Die linke Hand bleibt am Boden. Kommen Sie in eine rhythmische Wechselbewegung.

AUFGEPASST: Achten Sie am Anfang der Übung darauf, erst die Gewichtsverlagerung nach vorn vorzunehmen und dann erst die linke Hand aufzustützen. Weniger bewegliche Sportler können die Hand auf eine Erhöhung aufstützen.

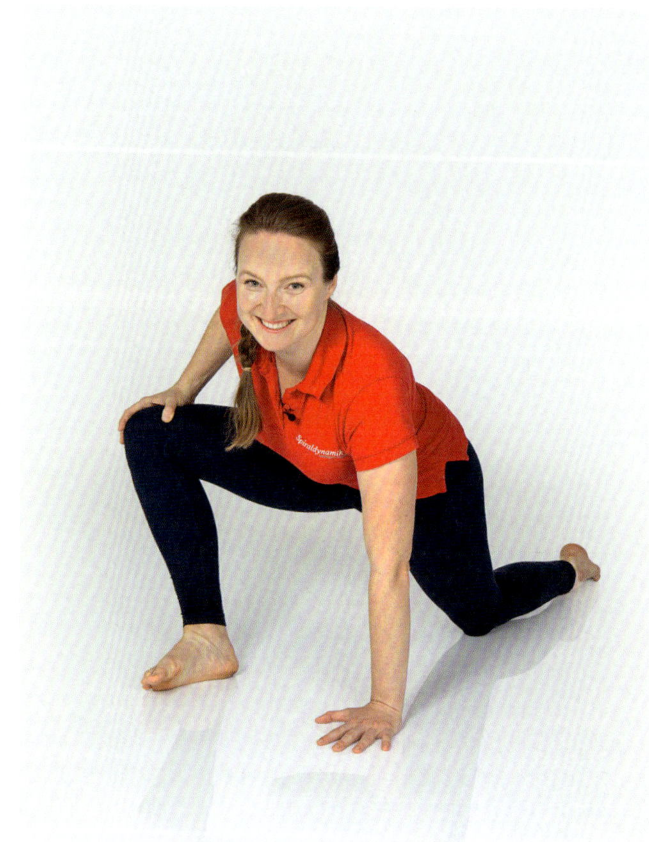

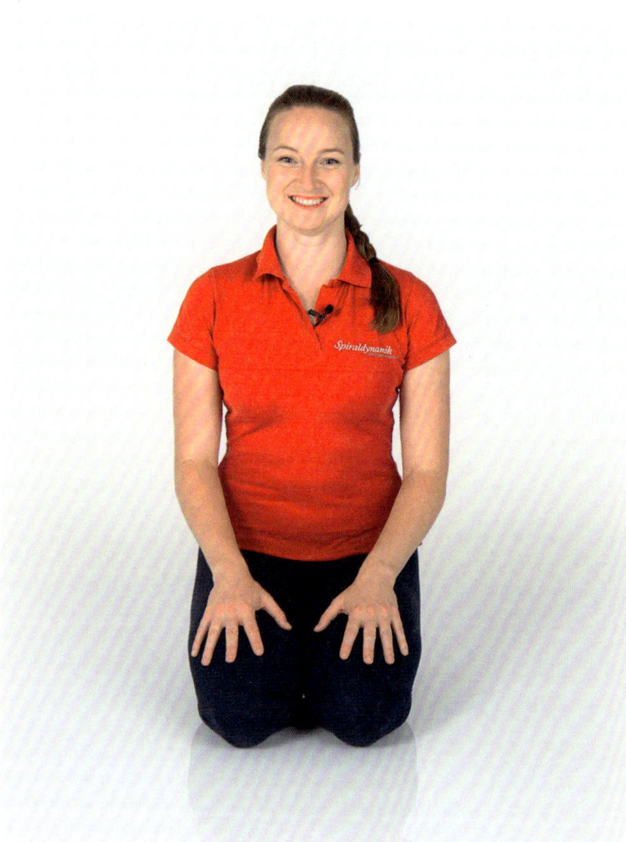

Fersensitz

ZIEL: Beweglichkeit des Kniegelenks

AKTION: Sie stehen im Vierfüßlerstand, die Hände unter den Schultern, die Knie unter dem Becken. Verlagern Sie das Gewicht nach hinten, bis Sie auf den Fersen zu sitzen kommen und sich aufrichten können. Sollte Ihnen dies am Anfang noch nicht möglich sein, legen Sie sich eine gefaltete Decke oder ein dickes Handtuch quer auf die Waden oder zwischen die Beine.

AUFGEPASST: Respektieren Sie die Grenzen Ihrer Beweglichkeit. Schmerz ist das Signal, dass Sie zu weit gegangen sind. Eine entsprechende Erhöhung der Sitzfläche mittels Decke, Kissen oder Ball reduziert die mechanische Belastung in den Kniegelenken.

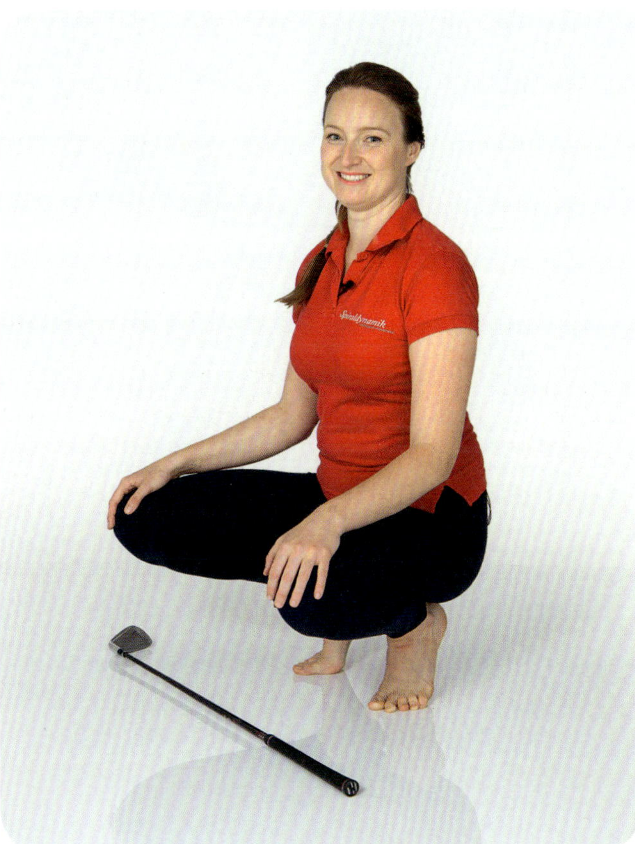

Auf und nieder

ZIEL: Beweglichkeit unter Körperlast in Füßen, Knien und Hüften, Kräftigung der Beinmuskulatur.

AKTION: Sie beginnen in einer tiefen Hocke. Dabei dürfen die Fersen den Boden verlassen, die Zehengrundgelenke behalten einen guten Bodenkontakt. Drücken Sie sich, ohne mit den Händen nachzuhelfen, in den aufrechten Stand. Kommen Sie dann über die Triple-Flexion zurück in die tiefe Hocke. Bei Bedarf können Sie am Anfang den Golfschläger als Stütze nehmen. Achten Sie aber darauf, die Kraft aus den Beinen zu holen.

AUFGEPASST: Strecken Sie die Knie bei der Aufwärtsbewegung nicht komplett durch. In der Hocke dürfen die Knie nicht zu weit nach vorn kommen.

Hol den Ball

ZIEL: Korrektes Bücken

AKTION: Sie stehen in kurzer Schrittstellung. Verlagern Sie Ihr Gewicht auf den vorderen Fuß und strecken Sie den Arm nach unten, als wollten Sie einen Ball aus dem Hole herausholen. Dabei beugen Sie das vordere Bein in einer Triple-Flexion, der Oberkörper wird nach vorn geneigt. Dabei bleibt die Wirbelsäule gerade und gestreckt. Am tiefsten Punkt greifen Sie nach dem imaginären Ball. Legen Sie eine Hand auf den unteren Rücken, um zu kontrollieren, dass Sie nicht in den Rundrücken fallen. Richten Sie sich mithilfe der Kraft Ihrer Beine auf, die Wirbelsäule bleibt auch hier gerade.

AUFGEPASST: Üben Sie auf beiden Beinen.

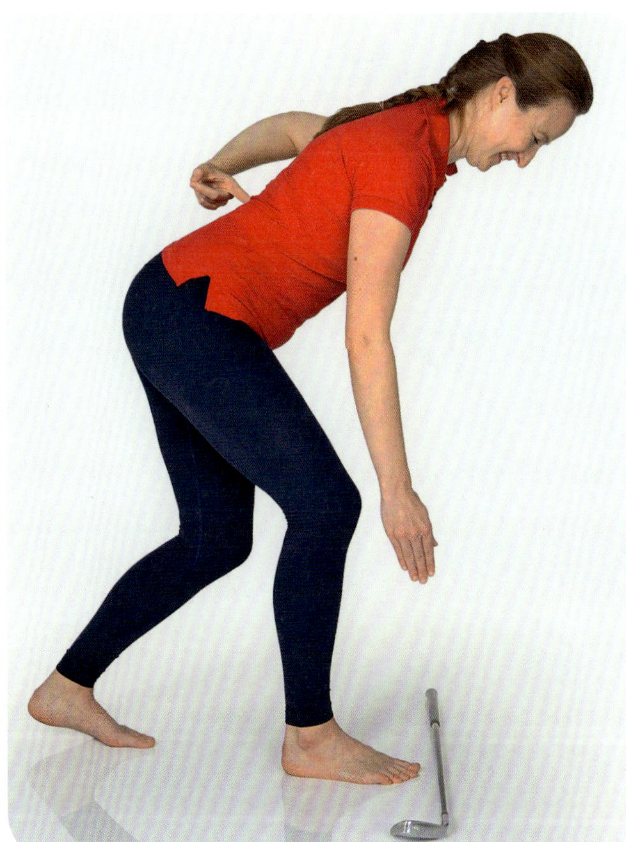

Gewicht heben

ZIEL: Heben von Gewichten

AKTION: Sie stehen vor einem Medizinball, Hocker, einer Getränkekiste oder einem ähnlichen Gegenstand. Jetzt mit beiden Beinen in eine Triple-Flexion, d.h. Sie beugen die Sprung-, Knie- und Hüftgelenke synchron. Beugen Sie den Rumpf nach vorne, wobei die Wirbelsäule langgestreckt und gerade bleibt. Der Rücken darf sich keinesfalls runden. Greifen Sie den Gegenstand mit breiten Schultern, dann richten Sie sich mit geradem Rücken und mit viel Beinkraft wieder auf.

AUFGEPASST: Achten Sie darauf, die Kraft aus den Beinen zu entwickeln und den Rücken gerade zu halten. Ein leichtes Hohlkreuz ist besser als ein runder unterer Rücken.

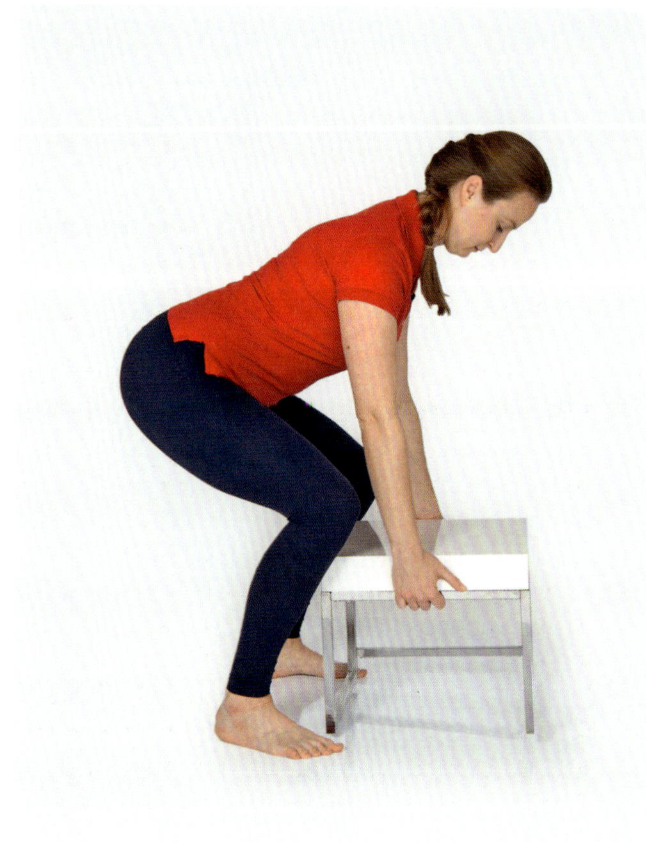

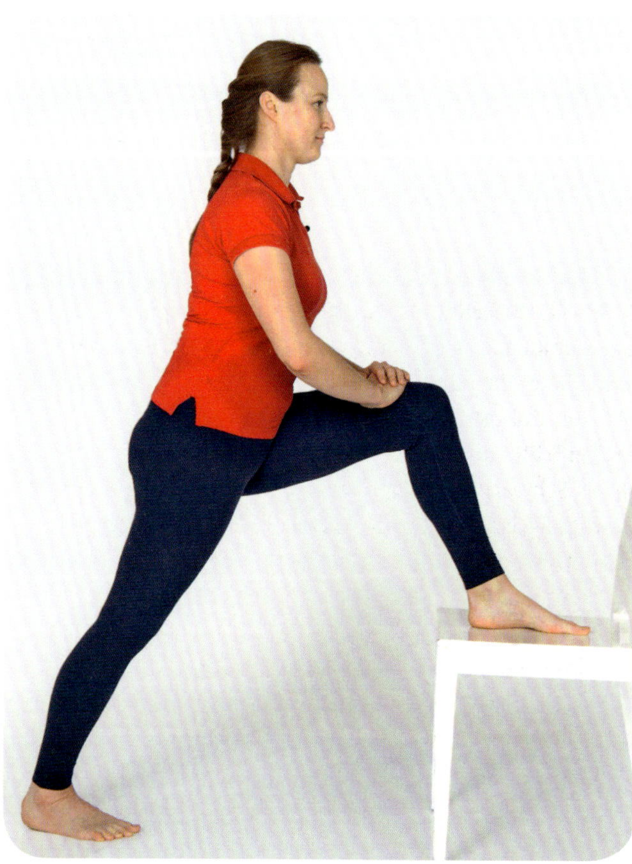

Double-Stretch

ZIEL: Dehnung der Vorder- und Rückseite der Oberschenkelmuskulatur

AKTION: Sie stehen in Schrittstellung vor einem Stuhl, der vordere Fuß steht auf der Sitzfläche, die Hände ruhen auf dem vorderen Knie. Verlagern Sie das Gewicht auf den vorderen Fuß. Dabei wird die Vorderseite des hinteren Beines gedehnt. Verlagern Sie dann das Gewicht zurück auf den hinteren Fuß und strecken Sie das vordere Bein, die Fußspitzen heben vom Stuhl ab, der Rumpf ist nach vorn gebeugt. Dabei wird die Rückseite des vorderen Beines gedehnt. Kommen Sie in eine dynamische Wechselbewegung.

AUFGEPASST: Achten Sie darauf, nicht ins Hohlkreuz zu fallen oder die Schultern zu runden.

Anwendung: Bag ausladen

ZIEL: Bag rückenschonend aus dem Kofferraum heben

AKTION: Stellen Sie sich so nah wie möglich vor den Kofferraum und gehen Sie in die Golf-Ausgangsstellung mit gebeugten Knien und vorgeneigtem Oberkörper. Gehen Sie noch ein bisschen tiefer in die Knie, greifen Sie das Bag und heben Sie es durch Kraftentwicklung aus den Beinen aus dem Auto-Kofferraum. Machen Sie einen Schritt zur Seite mit Vierteldrehung und stellen Sie das Bag auf die Straße – erneut mit Kniebeuge und Vorneigung.

AUFGEPASST: Üben Sie zunächst ohne Bag. Achten Sie darauf, beim Anheben keinen Rundrücken zu machen.

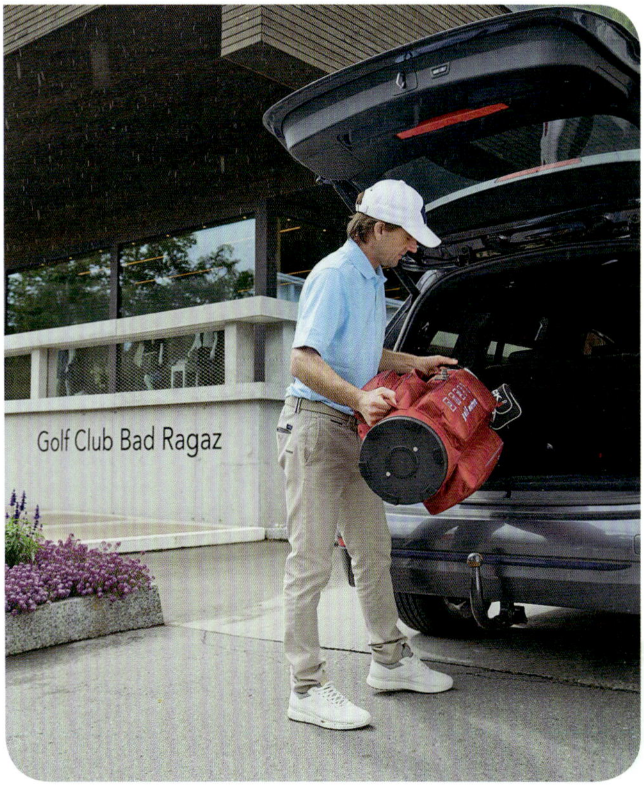

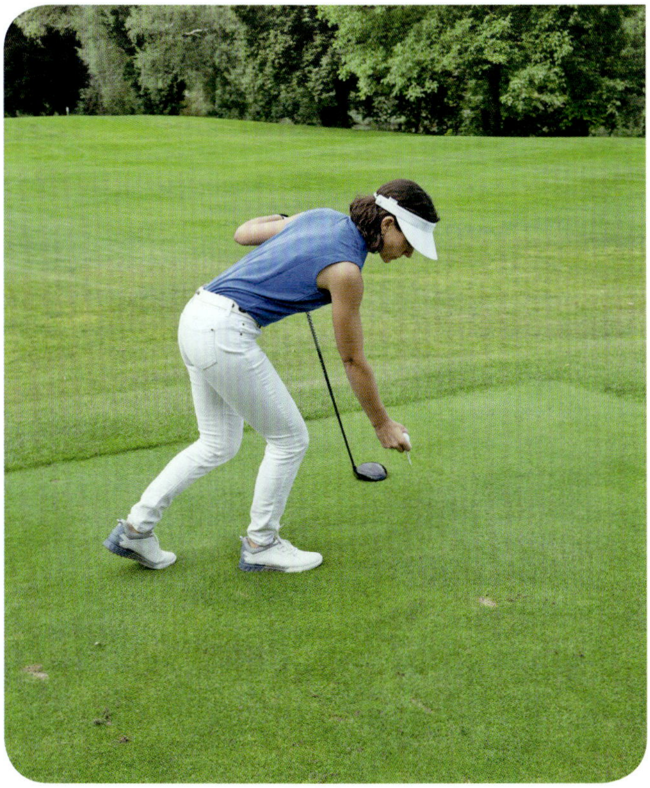

Anwendung: Richtig bücken

ZIEL: Den Golfball rückenschonend auf das Golftee legen

AKTION: Stellen Sie sich in Schrittstellung. Bevor Sie den Rumpf nach vorne beugen, machen Sie Ihre Wirbelsäule lang, Ihr Rumpf bleibt dabei stabil. Um den Ball auf das Golftee zu legen, müssen Sie nun Ihre Beine in den Hüft- und Kniegelenken beugen, so bringen Sie Ihren Schwerpunkt näher zum Boden. Am Ende der Bewegung ist der Rücken leicht und gleichmäßig gerundet.

AUFGEPASST: Bücken Sie sich niemals mit gestreckten Beinen und starkem Rundrücken nach vorn.

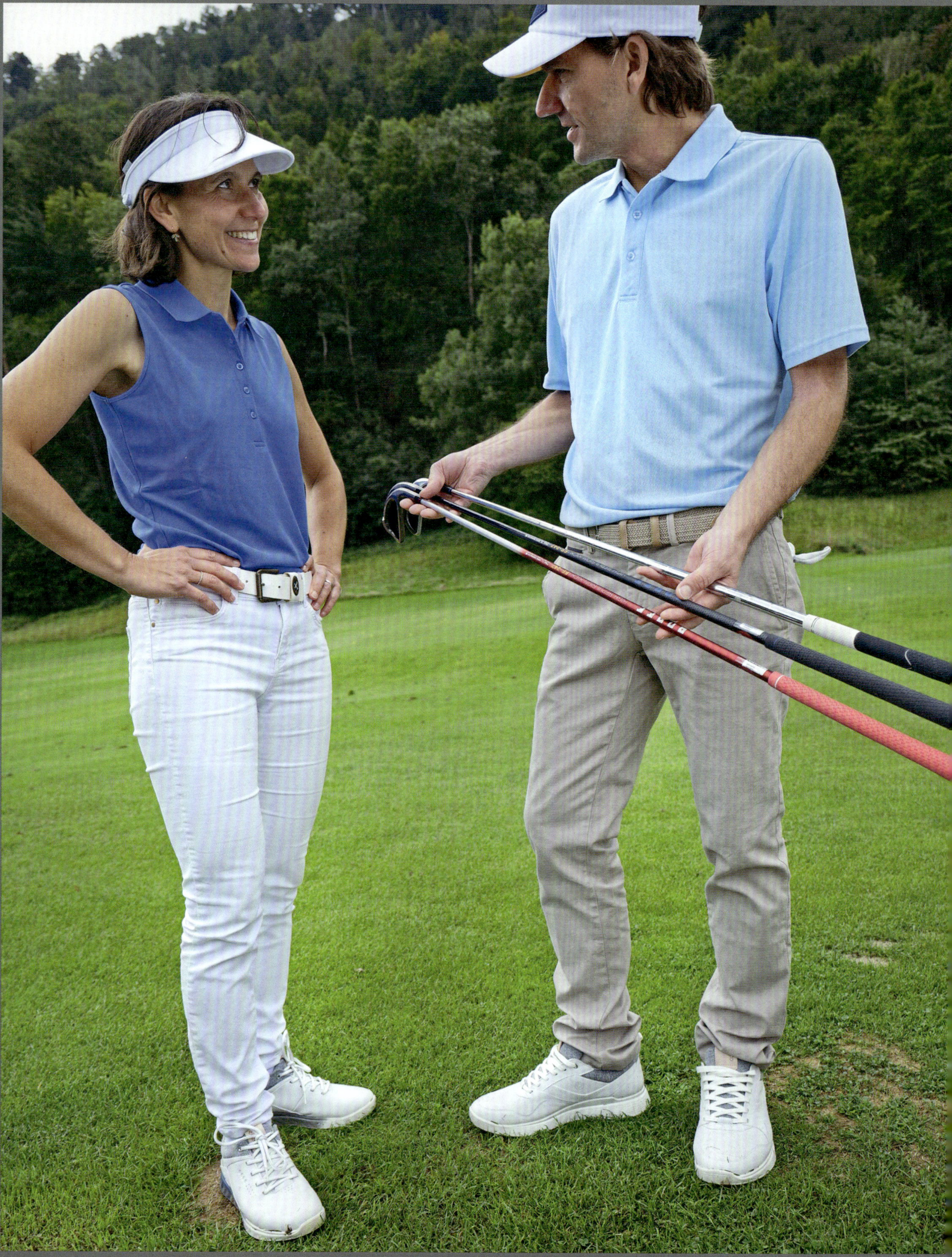

Schläger: das Interface zwischen Körper und Ball

Der Schläger ist das Werkzeug des Golfspielers. Passt er nicht zum Spieler, so wirkt sich dies ebenso negativ aus wie ein drückender Schuh beim Marathonläufer.

Schaftlänge

Das Abmessen der Schaftlänge ist wichtig für eine optimale Ansprechposition. Die Schaftlänge bestimmt die Vorneigung des Oberkörpers und die Beugung der Beine. Bei der Bestimmung der Schlägerschaftlänge werden neben der Körpergröße die Längenverhältnisse von Armen und Beinen berücksichtigt. Der gesundheitliche Nutzen eines individuell perfekt angepassten Golfschlägers zeigt sich erst mit der Zeit: Daraus ergibt sich, wie stark das Kreuz im Treffmoment belastet wird.

Bei zu kurzer Schaftlänge muss sich der Golfspieler in der Ansprechposition stärker vorbeugen, um die verkürzte Distanz zum Ball zu kompensieren. Die meisten Golfspieler machen in dieser Situation den Rücken rund und beugen die Knie stärker. Diese Kompensationsbewegungen führen zu einer weit verbreiteten Golfer-Fehlhaltung, der C-Haltung. Für den Spieler ist es so viel schwerer, die Beweglichkeit von Schulter, Brust und Hüfte auszureizen. Und wo die Schwungenergie fehlt, kommt Kraft zum Einsatz, was zu Muskelverspannungen und Schmerzen führt. Kraft statt Schwung im Treffmoment bedeutet Stress für die Lendenwirbelsäule: Die Kombination von verstärkter Oberkörperneigung mit seitlicher Beugung plus Rotation belastet das Kreuz unnötig. Und all das nur aufgrund von falscher Schaftlänge! Deshalb noch einmal: Die korrekte Anpassung ist wichtig, eine professionelle Beratung unersetzlich.

Schaftflexibilität

Die Schaftflexibilität bestimmt wichtige golftechnische Aspekte und beeinflusst gleichzeitig die Gesundheit des Golfspielers. Zunächst ein paar golftechnische Aspekte im Detail: Der Schaft überträgt die Kraft auf den Ball, was sich positiv oder negativ auf die Weite und Präzision des Ballfluges auswirkt. Die Schaftflexibilität wird bestimmt durch die Schlägerkopfgeschwindigkeit. Ein dynamischer Golfspieler mit hoher Beschleunigung des Schlägerkopfes braucht einen harten Schaft. Da Männer im Allgemeinen schneller und stärker schwingen als Frauen, brauchen sie einen härteren Schaft. Ein zu weicher oder zu harter Schaft kann zu körperlichen Beschwerden und Verletzungen führen: Golfer-Ellbogen, Sehnenentzündungen am Handgelenk, Schulter- und Nackenbeschwerden.

Griff-Technik

Der optimale »Griff« besteht aus zwei Komponenten. Erstens: Durchmesser und Rutschfestigkeit des Materials (im Englischen: Grip) müssen auf die Fingerlänge abgestimmt sein. Zweitens: Das Greifen der Hände muss stimmen, was im Golf als »Handgriff« bezeichnet wird. Diesen »Griff« nehmen wir noch kurz genauer unter die Lupe. Der Golfspieler kann zwischen zwei Griffhaltungen diejenige wählen, welche für ihn am besten passt: »Interlocking« und »Overlocking« – die Finger liegen entweder ineinander oder übereinander.

Verinnerlichen Sie das Gefühl des richtigen Griffes, bis Sie den Schläger auch mit geschlossenen Augen korrekt greifen können. In der Anfängerphase hilft Ihnen der erfahrene Golflehrer beim Einüben.

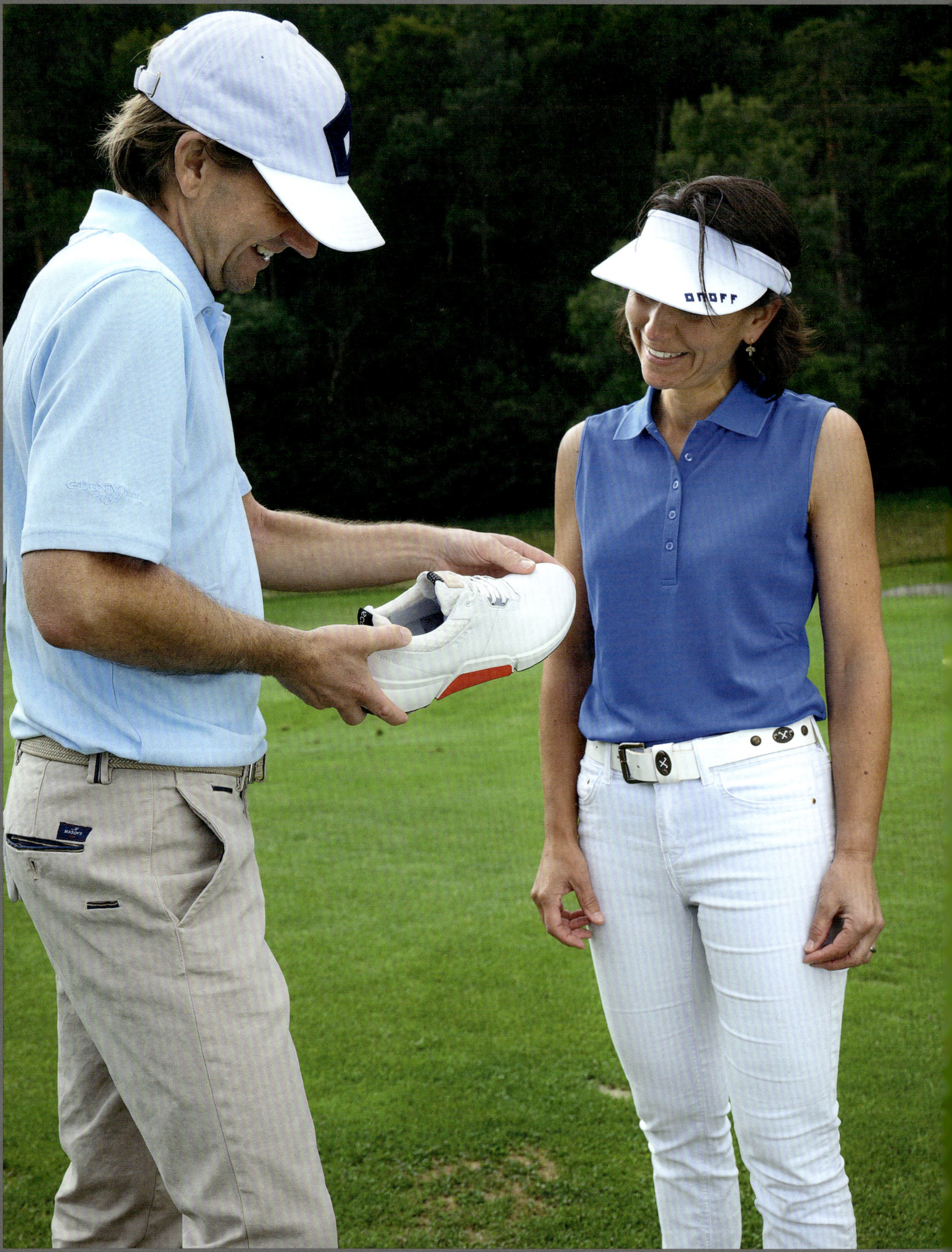
ONOFF

Schuhe: das Interface zwischen Körper und Boden

Die Füße leisten auf dem Golfplatz regelrechte Schwerarbeit. Beim Golfschwung werden die Bodenreaktionskräfte über die Füße in den Körper weitergeleitet. Dies erfordert eine Kombination von Mobilität und Stabilität, von Dynamik und Elastizität. Zudem müssen die Füße den Golfspieler sicher über lange Strecken tragen, auf ganz unterschiedlichen Böden und bei variierenden Bedingungen: im Sand, auf dem Gras, in unebenem Gelände, aufwärts, abwärts, bei sonnigem und regnerischem Wetter. Deshalb verdienen die Füße optimal passende Golfschuhe – zu ihrem Schutz und für ein besseres Spiel.

Passform

Der Schuh muss zuallererst bequem sein und dem Fuß guten Halt bieten. Länge, Breite und Höhe müssen genau zur Fußform passen, damit der Fuß im Schuh nicht rutscht. So wird die Stabilität beim Golfschwung verbessert. Gleichzeitig können sich die Füße wohlfühlen, das Risiko von Krallenzehen und Blasenbildung wird gemindert.

Material

Golfen ist ein Outdoorsport; daher sollte das Schuhmaterial atmungsaktiv und wasserdicht sein. So bleiben die Füße bei nassem Wetter trocken und es kommt nicht zu übermäßiger Schweißbildung. Auch die Haut ist besser geschützt und es entstehen weniger Blasen. Das Material sollte dem Fuß elastische Stabilität verleihen, was so viel wie »guter Halt ohne Starrheit« bedeutet. Heutzutage gibt es auf dem Markt eine große Auswahl an Schuhen, die genau diese Bedingungen erfüllen. Die früher getragenen klassischen, harten, vorn spitz zulaufenden Ganzledergolfschuhe nahmen dem Fuß zu viel Beweglichkeit und sind glücklicherweise von einer breiteren Palette moderner und funktioneller Schuhmodelle abgelöst worden.

Fußbett

Gute Schuhe haben ein weiches Innenfutter ohne Nähte, denn diese können Druckstellen verursachen. Das Fußbett entspricht den natürlichen Wölbungen der Fußsohle. Das gilt besonders für das Längsgewölbe, denn hier benötigt der Golfspieler gezielte Unterstützung. Besonders der rechte Fuß braucht während des Golfschwungs ein maßgeschneidertes Fußbett – und dies gleich zweimal: Beim Aufschwung, um das rechte Großzehengrundgelenk gut zu erden, beim Durchschwung, damit die rechte Ferse angehoben wird. Das entlastet die Achillessehne und verkleinert den Druck auf das Großzehengrundgelenk. Bei Fußproblemen und stark belasteten Füßen ist ein Fußbett oder eine Einlage nach Maß sinnvoll.

Schuhsohle

Die Sohle ist Geschmackssache: Einige Golfspieler bevorzugen eine weichere Schuhsohle, andere eine steifere. Hier geht es um die individuelle Präferenz. Sollten Sie, wie zirka 40% aller Menschen, an Fußschmerzen leiden, kommt der Steifigkeit der Sohle eine therapeutische Wirkung zu. In der Praxis haben sich zwei Erfahrungsregeln bewährt:

- Steifere Sohlen helfen bei Arthrose, Hallux rigidus und bei Unfallfolgen.
- Flexible Sohlen helfen bei Knickfüßen, Hallux valgus oder Unbeweglichkeit im Fuß.

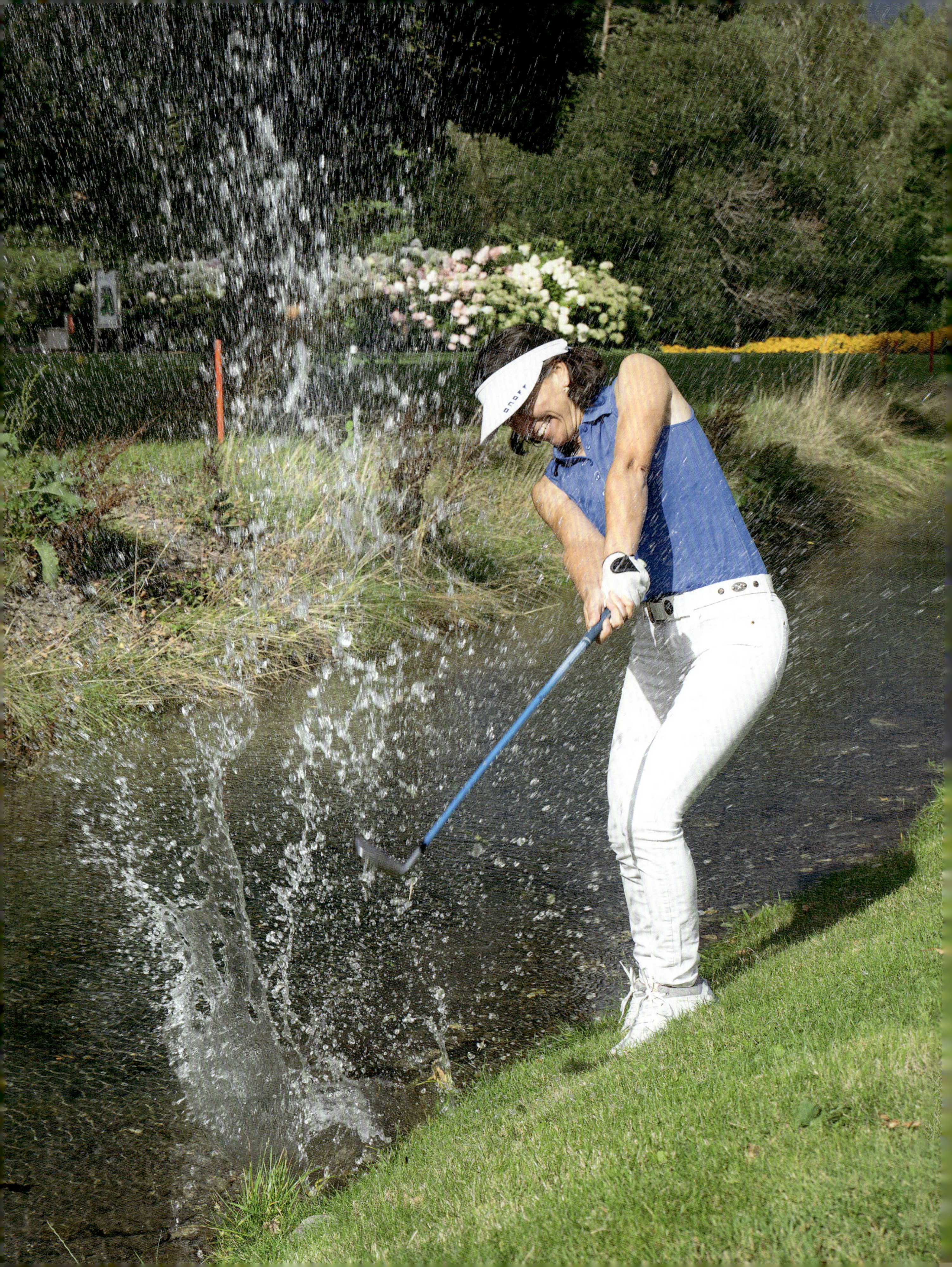

MEDICAL GOLFING

SCHMERZFREI UND BEWEGLICH

Unkoordinierter Krafteinsatz statt dynamischem Schwingen bedeutet Leistungsverlust und Schmerz. Umso wichtiger ist es für Golfspieler, sich von Anfang an mit dem eigenen Körper zu beschäftigen. Es gilt die persönlichen Stärken, Schwächen und Eigenheiten genau kennenzulernen. »Schmerzfrei und konstant gut Golfen« ist das erklärte Ziel.

DIE GELENKE SCHÜTZEN – VON KOPF BIS FUSS

Wer möchte nicht wie Tiger Wood Golf spielen? Menschen orientieren sich an Vorbildern. Der Golfschwung von Tiger Wood & Co ist so perfekt, ästhetisch und schlaggewaltig, dass kaum jemand sich seiner Magie entziehen kann. Jetzt kommt das »Aber»: Glauben Sie wirklich, dass ein Freizeitgolfer, der spät begonnen hat und mehr oder weniger regelmäßig trainiert, zur gleichen Technik kommt, wie ein athletischer Profispieler, der sich sein Leben lang mit Golf beschäftigt?

Golf ist ein technisch anspruchsvoller Sport, der bei falscher Ausübung zu Schmerzen und körperlichen Schäden führen kann. Tatsächlich sind davon mehr Spieler betroffen, als man annehmen würde: Selbst Profi-Spieler kämpfen immer wieder mit Schmerzen und körperlichen Problemen. Ein perfekter Treffmoment sagt wenig darüber aus, ob der Schwung körperfreundlich ausgeführt wurde. Analysiert man die Schwünge aus biomechanischer und anatomischer Sicht, wird offensichtlich, dass Rücken-, Ellbogen-, Hand-, Knie- und Nackenschmerzen nur eine Frage der Zeit sind.

Umso wichtiger ist es, sich als Freizeitgolfspieler von Anfang an mit dem eigenen Körper zu beschäftigen. Es gilt, die eigenen Stärken, Schwächen und Eigenheiten genau kennenzulernen. Den Körper im Golfschwung optimal einzusetzen ist zentral für eine lange und unproblematische Spielkarriere. Ein häufiger Fehler besteht darin, mit zu viel Kraft zu spielen. Dies bedeutet »Leistung auf Kosten der Gesundheit«. Krafteinsatz kann mangelhafte Technik nicht ersetzen und führt zu Fehlbelastungen und Schmerz. Deshalb geht es darum, die Weite und die Qualität eines Ballflugs mit den effektiven Möglichkeiten des eigenen Körpers zu erzielen. Üben, Reflektieren, Verstehen und Lernen greifen ineinander. So kommen Sie automatisch und mit Leichtigkeit zu einem ökonomischen und harmonischen Schwung, welcher die Gelenke schont, die Leistung optimiert und das Verletzungsrisiko minimiert.

Das Spektrum der möglichen Problemstellen ist groß. Die Hitliste der golfspezifischen Beschwerden wird angeführt von Kreuz und Handgelenk, gefolgt von Nacken, Schulter und Ellbogen. Probleme von Hüften, Knien und Füßen sind seltener. Für jedes Problem gibt es spezifische Abhilfe. Die Übungen in diesem Kapitel helfen Ihnen, typischen Golfer-Beschwerden vorzubeugen beziehungsweise sie zu lindern. Sanfte Aktivierungs- und Mobilisierungsübungen zeigen Ihnen Wege auf, wie Sie Ihre Schmerzen in den Griff bekommen. So begleiten Sie zuverlässige Treffmomente, überraschende Schlagweite und Freude am Spiel ein Leben lang.

Nochmals zu Tiger Wood & Co: Auch Profi-Golfspieler sind mit Schmerzen, Verspannungen und Verletzungen konfrontiert. Falls Sie wirklich einen Profi zum Vorbild und als Quelle der Inspiration für die eigene Schwungtechnik nehmen wollen, suchen Sie sich einen Spieler, welcher eine lange Kariere möglichst verletzungsfrei gespielt hat.

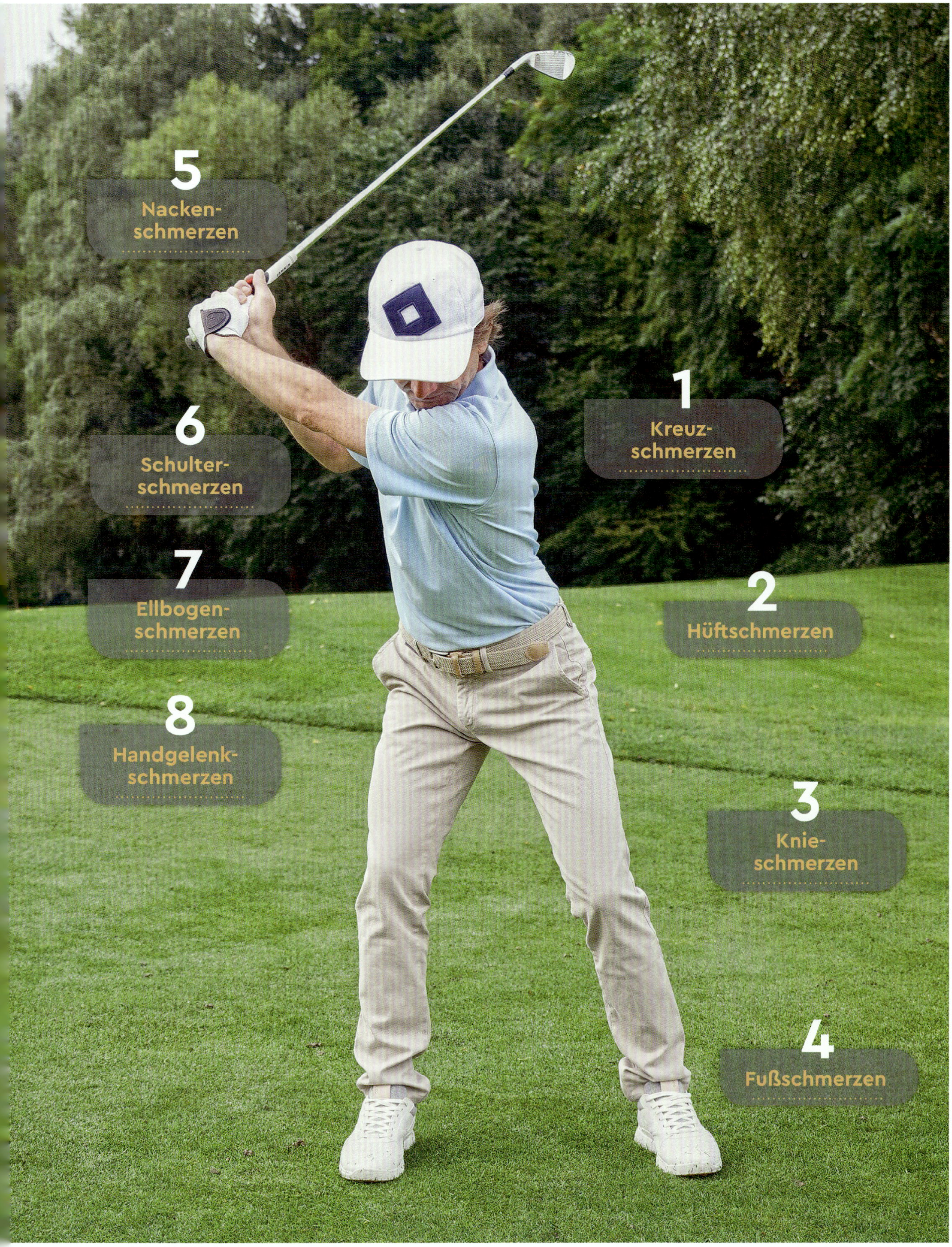
5
Nacken-
schmerzen
1
Kreuz-
schmerzen
6
Schulter-
schmerzen
7
Ellbogen-
schmerzen
2
Hüftschmerzen
8
Handgelenk-
schmerzen
3
Knie-
schmerzen
4
Fußschmerzen

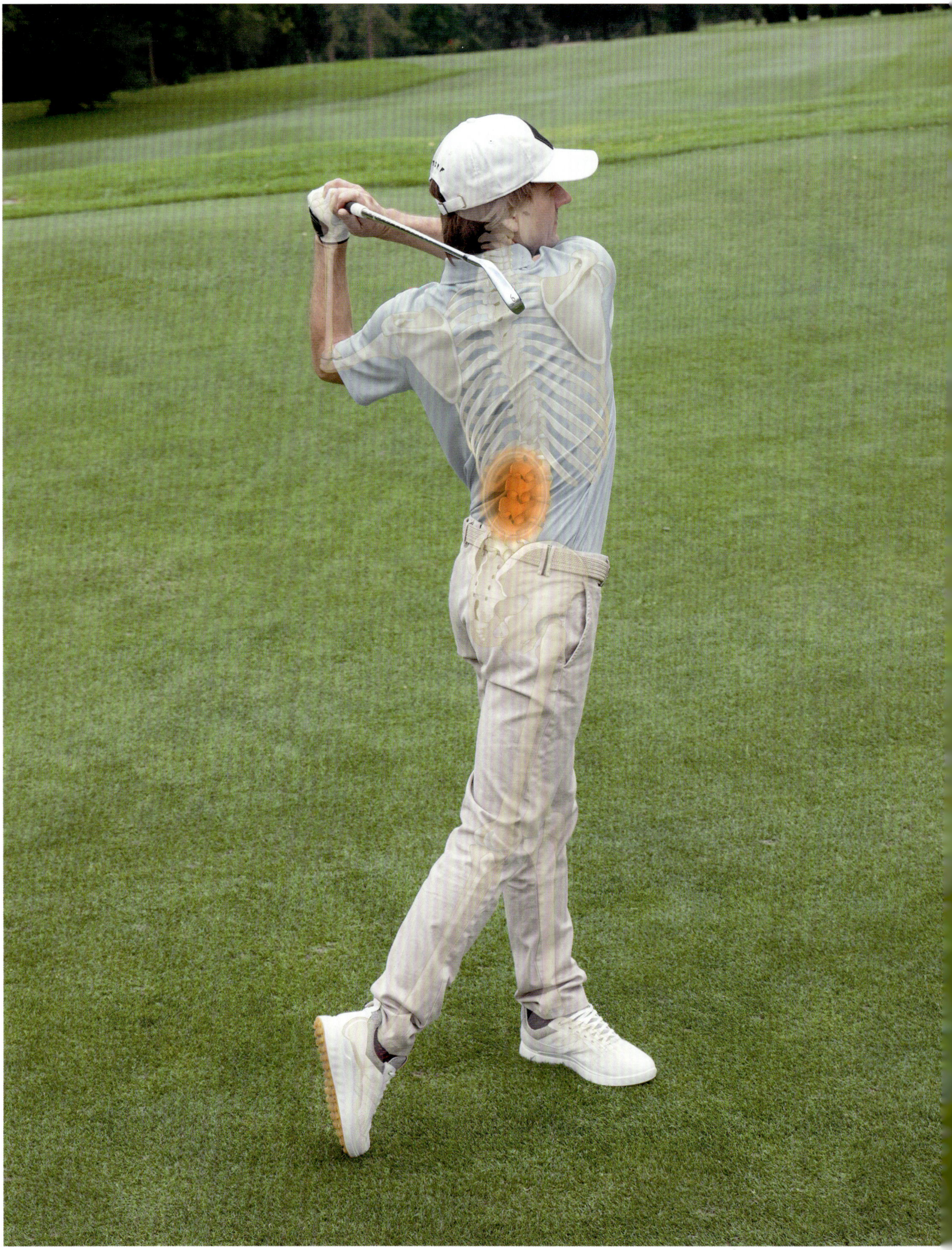

1

Kreuzschmerzen

GOLFSPEZIFISCH: Facettengelenk-Syndrom

BEISPIEL: Charlotte, 54, ambitioniert. Kreuzschmerzen nach dem Golfspiel. Nimmt seit drei Monaten Schmerzmittel. Beckenhochstand rechts.

DIAGNOSE: Facettengelenk-Syndrom, beginnende Facettengelenkarthrose rechts betont.

FUNKTIONELLE THERAPIE: Nach 6 Therapieeinheiten mit Fokus »axiale und knickfreie Rotation der Lendenwirbelsäule« plus »3-D-Mobilisierung der Brustwirbelsäule« beschwerdefrei.

LEITSYMPTOM: Tiefsitzende starke Kreuzschmerzen während oder nach dem Golfspiel.

STECKBRIEF: Der Kreuzschmerz steht zuoberst auf der Liste golfspezifischer Beschwerden. Es gibt zahlreiche Ursachen: Bandscheibenleiden, muskuläre Verspannungen, Skoliose, Beckenschiefstand, Wirbelgleiten und seltene Erkrankungen der Lendenwirbelsäule. Alle Ursachen haben etwas gemeinsam: Sie werden durch Achsenknick, Hohlkreuz, Rundrücken & Co verschlimmert.

ANATOMIE: Wirbelkörper sind auf ihrer Rückseite durch Wirbelfortsätze gelenkig miteinander verbunden. Bei den Lendenwirbeln stehen diese Gelenkflächen senkrecht.

BIOMECHANIK: Gelenkflächen in der Pfeilebene erlauben Beuge-Streck-Bewegungen sowie Seitneigebewegungen nach links und rechts. Drehbewegungen nach links und rechts sind nur minimal möglich.

PATHOMECHANIK: Es gibt zwei Möglichkeiten, wie Sie Ihre kleinen Wirbelgelenke – die Facettengelenke – kaputt machen können:

- Eine unbewegliche Brustwirbelsäule: Was diese an Rotation nicht hergibt, wird eine Etage tiefer in der Lendenwirbelsäule kompensatorisch erzwungen. Die Gelenkflächen klatschen wiederholt und mit voller Wucht aufeinander.
- »Knick« in der Wirbelsäule: Explosive Rotationsbewegungen um eine geknickte Achse … dass das nicht gut gehen kann, ist naheliegend.

GOLFTECHNIK: Zum Achsenknick tragen ganz unterschiedliche Faktoren bei. Einerseits sind da Fehlhaltungen wie Hohlkreuz, Rundrücken, unbewegliche Hüftgelenke oder unbewegliche Brustwirbelsäule. Andererseits ist da ein häufiger golftechnischer Fehler: die ungenügende Rotation des Oberkörpers zu Beginn der Drehbewegung. Es gilt:

- Aufschwung nach rechts bedeutet Rumpfrotation nach rechts mit Gewichtsverlagerung aufs rechte Bein.
- Durchschwung nach links bedeutet Rumpfrotation nach links mit Gewichtsverlagerung aufs linke Bein.

Fehlt die Gewichtsverlagerung oder kommt sie zu spät, kommt es unweigerlich zum Knick in der Lendenwirbelsäule und in der Folge zum repetitiven mechanischen Stress auf die Facettengelenke. Schmerz, Muskelverspannung und Verschleiß sind programmiert.

THERAPIE & PRÄVENTION: Die wiederholte Überlastung der Facettengelenke führt früher oder später zu einer Facettengelenkarthrose. Die knickfreie Rumpfrotation ist für Golfer mit Kreuzschmerzen Therapie, Prävention und Techniktraining zugleich.

- Axiale und knickfreie Rotation des Rumpfes
- Hohlkreuz ausgleichen; Rundrücken aufrichten
- Drehbeweglichkeit der Brustwirbelsäule verbessern
- Gewichtsverlagerung beim Schwung optimieren
- Zeitliche Abfolge der Rumpfrotation einhalten

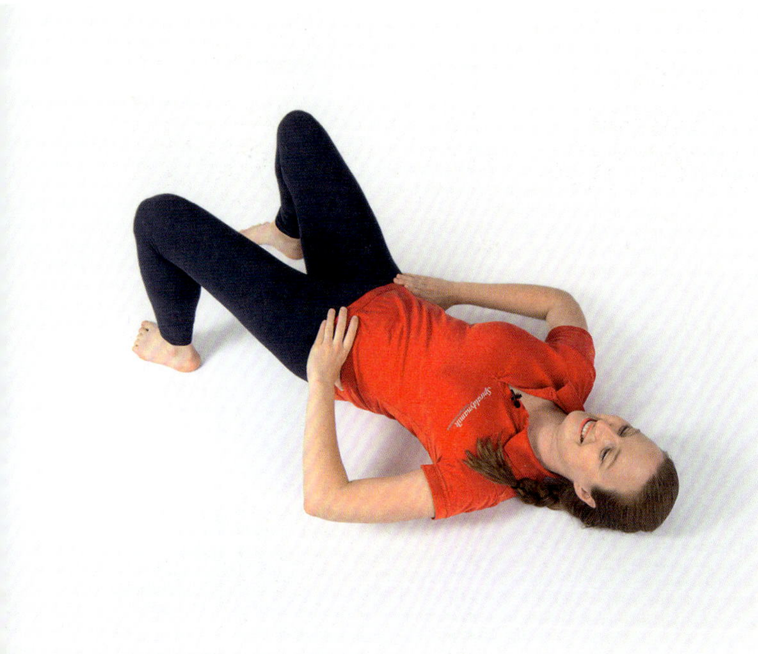

Becken-Achter in Rückenlage

ZIEL: Wahrnehmung der Dreidimensionalität der Beckenbewegung

AKTION: Sie liegen auf dem Rücken, die Knie gebeugt, die Füße aufgestellt. Legen Sie die Hände auf die Beckenknochen. Wir kombinieren zwei unterschiedliche Beckenbewegungen: 1. Eine Beckenseite bewegt sich zum Boden, die andere Richtung Decke. 2. Eine Beckenseite bewegt sich nach unten Richtung Fuß, die andere nach oben Richtung Kopf. Verbinden Sie die Bewegungen: Abwechselnd geht eine Beckenseite zum Boden und nach unten, die andere zur Decke und nach oben. Es ergibt sich eine rhythmische Achterbewegung.

AUFGEPASST: Achten Sie darauf, nicht ins Hohlkreuz zu fallen.

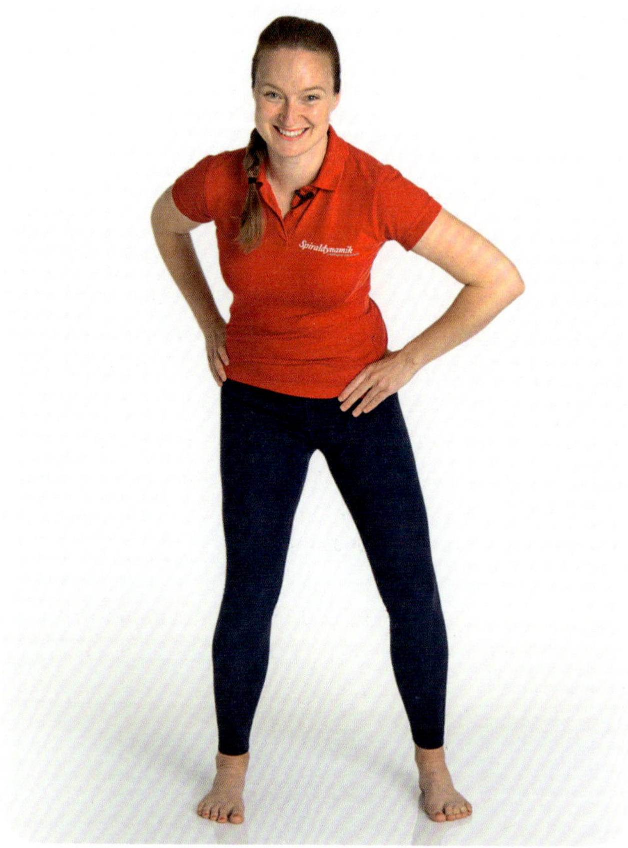

Becken-Achter in Set-up-Position

ZIEL: Dreidimensionale Beckenbewegung mit stabilem Kreuz

AKTION: Sie beginnen in Ansprechposition mit vorgeneigtem Oberkörper und gebeugten Knien, das Gewicht ist gleichmäßig verteilt. Legen Sie die Hände auf die Beckenknochen. Mobilisieren Sie Ihr Becken rhythmisch in einer kreisenden rückwärtslaufenden Achterbewegung: Eine Seite bewegt sich nach hinten und unten, die andere nach vorn und oben.

AUFGEPASST: Achten Sie darauf, nicht ins Hohlkreuz zu fallen; Stabilität in der Lendenwirbelsäule ist das A und O.

Anwendung: Kräfte am Werk

ZIEL: Wahrnehmung der Zentrifugalkraft im Durchschwung

AKTION: Folgen Sie im Durchschwung der Zentrifugalkraft des Golfschlägers. Sie wird durch das Gewicht und die Geschwindigkeit des Schlägerkopfes ausgelöst. Der Körper muss dazu das Gewicht verlagern und rotieren. Durch die Aktivität der rechten Hüfte nähert sich das rechte Knie dem linken, so kann die Kraft beherrscht mit dem ganzen Körper abgebremst werden.

AUFGEPASST: Kreuzschmerzen entstehen durch Abbremsen der Zentrifugalkraft im Kreuz anstatt durch Ganzkörper-Rotation. Deshalb ist die bewusste Wahrnehmung und Weiterleitung der Zentrifugalkraft elementar für einen gesunden Rücken.

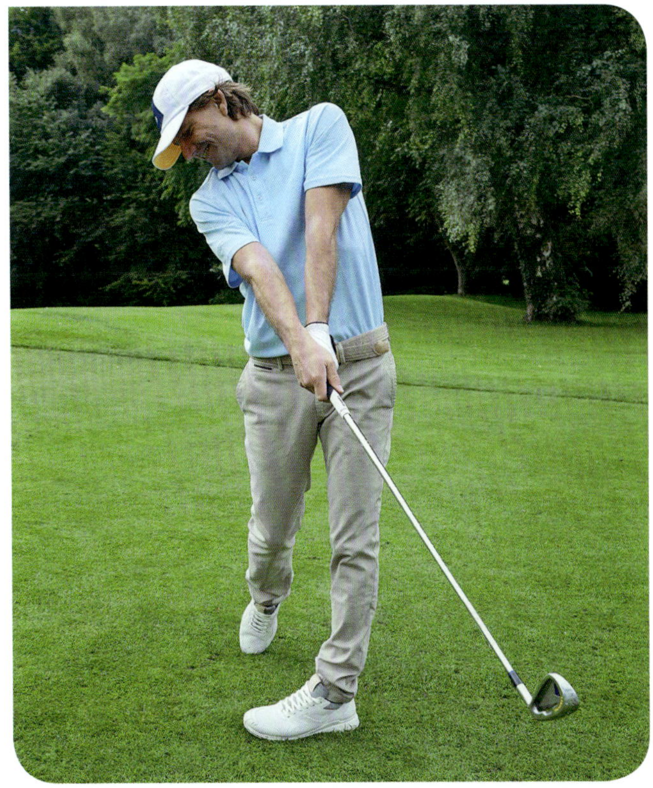

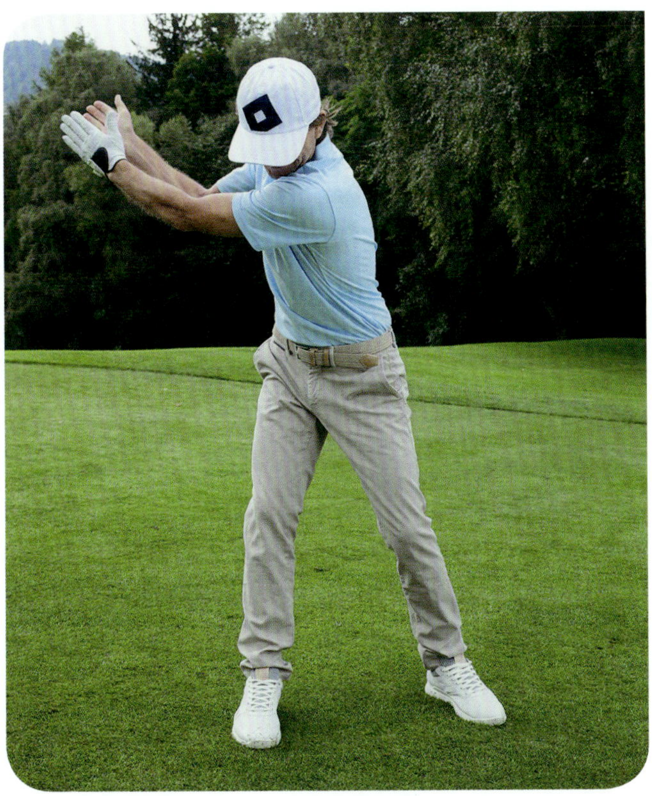

Anwendung: Applaus

ZIEL: Rückenschonendes Schwingen

AKTION: Sie stehen in der Ansprechposition ohne Schläger. Führen Sie mit schwingenden Armen Golfschwünge aus. Bei Erreichen von ca. drei Vierteln der maximalen Schwunghöhe klatschen Sie sowohl beim Aufschwung als auch beim Durchschwung jeweils zweimal kurz in die Hände. Der Körper rotiert entsprechend des Golfschwungs. Durch diese Übung trainieren Sie das Einhalten der Schwungebene und verhindern rückenschädliche hektische Bewegungen.

AUFGEPASST: Es wird weg vom Ziel und zum Ziel hin geklatscht, ohne nach hinten, vorne oder unten abzuweichen. Die Arme bleiben gestreckt.

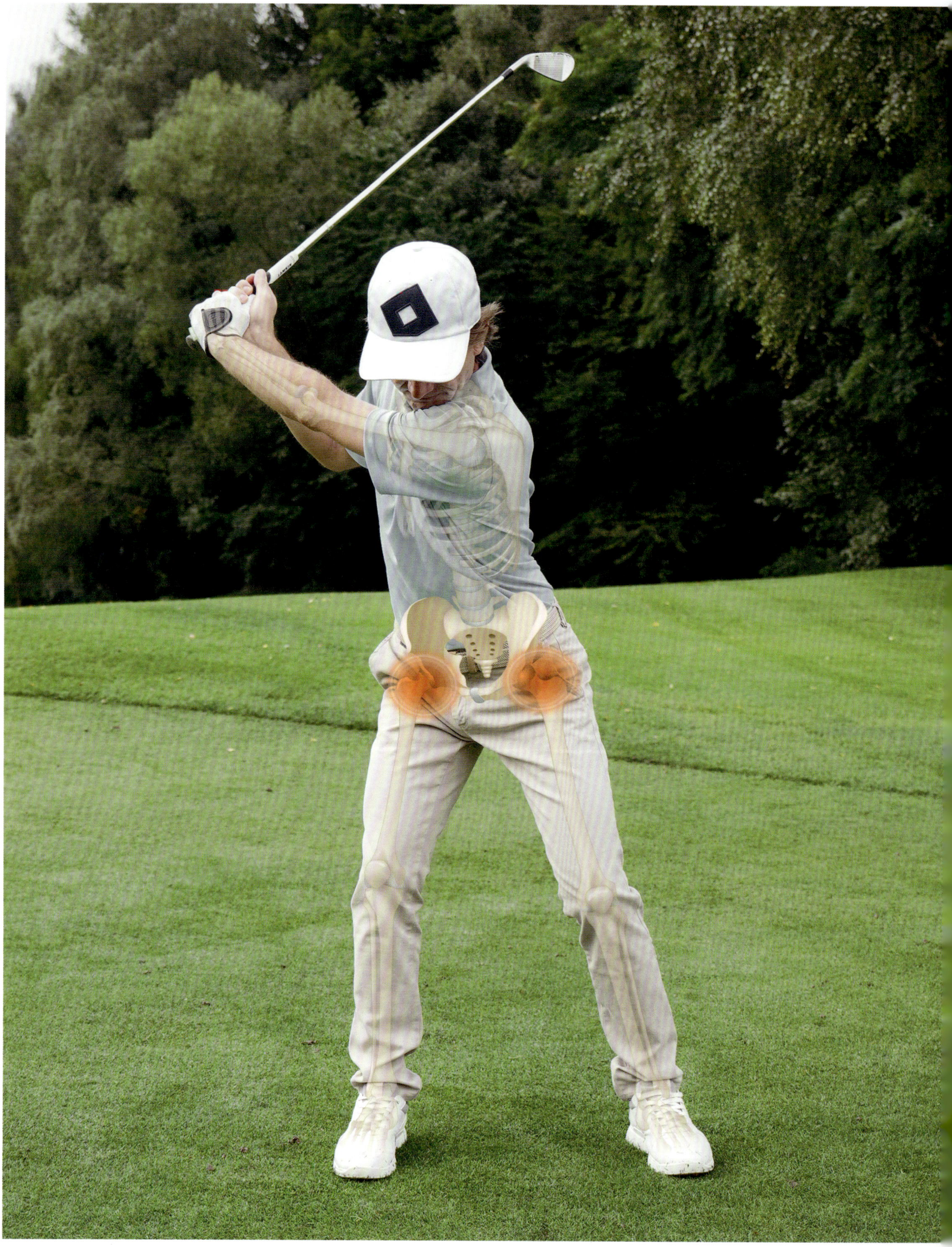

2 Hüftschmerzen

GOLFSPEZIFISCH: Koxarthrose, Hüftimpingement

BEISPIEL: Alexander, 45, vom Golf angefressen: Schmerzen im rechten Hüftgelenk bereits nach dem 13. Loch.

DIAGNOSE: Hüftimpingement rechts mit beginnender Hüftarthrose.

FUNKTIONELLE THERAPIE: Nach 7 Therapieeinheiten mit Fokus »Beinachse, Hüftgelenkbeweglichkeit und Timing der Rumpfrotation« sind 18-Loch wieder schmerzfrei möglich.

LEITSYMPTOM: Schmerzen in der rechten Leiste, vor allem beim Aufschwung.

STECKBRIEF: Hüftimpingement bedeutet »Hüftklemmen«. Die Schmerzen lokalisieren sich meist in der Leistengegend – vor allem bei der Innenrotation. Ursache sind biomechanisch ungünstige Varianten des Hüftgelenkkopfs und der Hüftgelenkpfanne.

Nicht jeder Leistenschmerz ist ein Hüftimpingement oder eine Hüftarthrose. Es gibt andere Ursachen wie Hüftdysplasie, Piriformis-Syndrom oder Tractus-Syndrom, Beschwerden des Iliosakralgelenks oder einfach Überlastung durch fehlende Beweglichkeit. Die Ursachen haben etwas gemeinsam: Sie werden durch mangelnde Stabilität des Standbeins verstärkt!

ANATOMIE: Passen Kugelkopf und Pfanne perfekt in- und zueinander, können sich Bein und Becken dreidimensional frei bewegen.

BIOMECHANIK: Es gibt unterschiedliche Typen des Hüftimpingements:

- Der Schenkelhals ist zu dick und schlägt am Pfannenrand an (Cam-Typ).
- Die Pfanne ist schlicht zu groß (Pincer-Typ).
- Der Kugelkopf ist entrundet.

PATHOMECHANIK: Durch die Inkongruenz im Hüftgelenk kommt es zu Verschleiß im Hüftgelenk.

GOLFTECHNIK: Beim Aufschwung wie beim Durchschwung kommt es durch die Rumpfrotation bei stabilem Standbein zu einer erheblichen Innenrotation im Hüftgelenk. Das Ausmaß kann durch korrekte Beckenrotation und richtiges Timing beeinflusst werden.

- Aufschwung nach rechts: Durch das aktive Einleiten der Rumpfrotation »von oben« mittels der Arme und Schultern folgt das Becken passiv, was den mechanischen Stress im rechten Hüftgelenk minimiert.
- Durchschwung nach links: Durch die korrekte Beckenrotation und das nachfolgende Drehen des rechten Fußes mit Anheben der Ferse lässt sich der mechanische Stress im linken Hüftgelenk reduzieren.

THERAPIE & PRÄVENTION: Hier das kleine Einmaleins zur Schonung des Hüftgelenks:

- Das Standbein bleibt stabil – rechts beim Aufschwung, links beim Durchschwung.
- Beim Aufschwung folgt die Beckenrotation nach rechts passiv, ein Zuviel gilt es zu vermeiden.
- Beim Durchschwung nach links dreht und führt das Becken; das rechte Bein entwickelt beim Abstoßen Explosivkraft was den mechanischen Stress im linken Hüftgelenk reduziert.
- Zu kurze Schläger stressen die Hüftgelenke
- Maximal 30 Grad Oberkörper-Vorbeuge einhalten, zu viel Vorneigung bedeuten Stress fürs Hüftgelenk
- Regelmäßiges Beweglichkeits- und Krafttraining der Hüftgelenke.
- Beim Warten mit Gewichtsverlagerung auf ein Bein bleibt das Standbein stabil

Luft-Achter

ZIEL: Dreidimensionale Hüftmobilisierung beim Spielbein

AKTION: Sie beginnen im aufrechten Stand. Stellen Sie einen Fuß auf die Fußspitze auf. Achten Sie auf Stabilität des Beckens auf dem Standbein. Heben Sie den Fuß des freien Beines vom Boden ab und machen Sie in der Luft eine fließende Achterbewegung, als wollten Sie die Zahl auf den Boden zeichnen. Vorne mit großer Schlaufe, hinten mit kleiner Schlaufe …

AUFGEPASST: Achten Sie darauf, bei der Achterbewegung nach hinten nicht ins Hohlkreuz zu kippen. Drehen Sie auch das Standbein nicht zu stark nach außen aus – Golf ist kein Ballett!

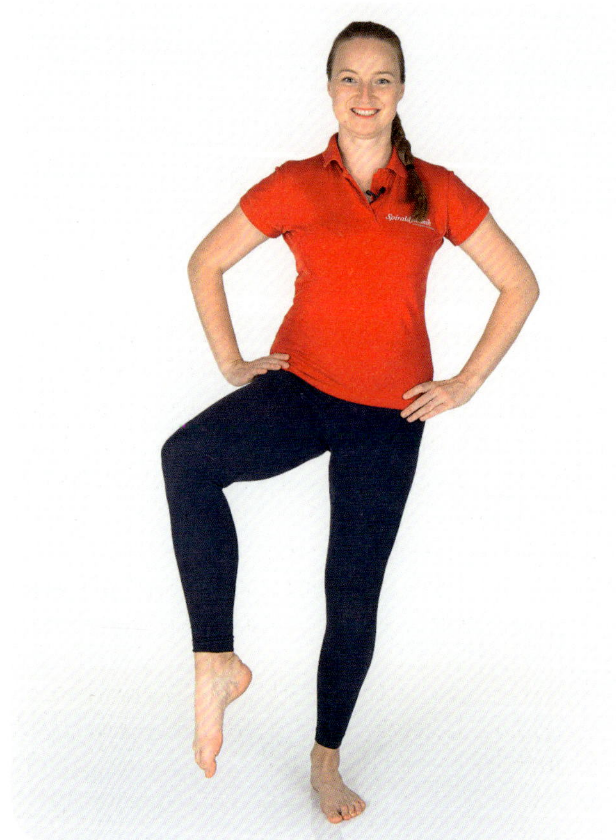

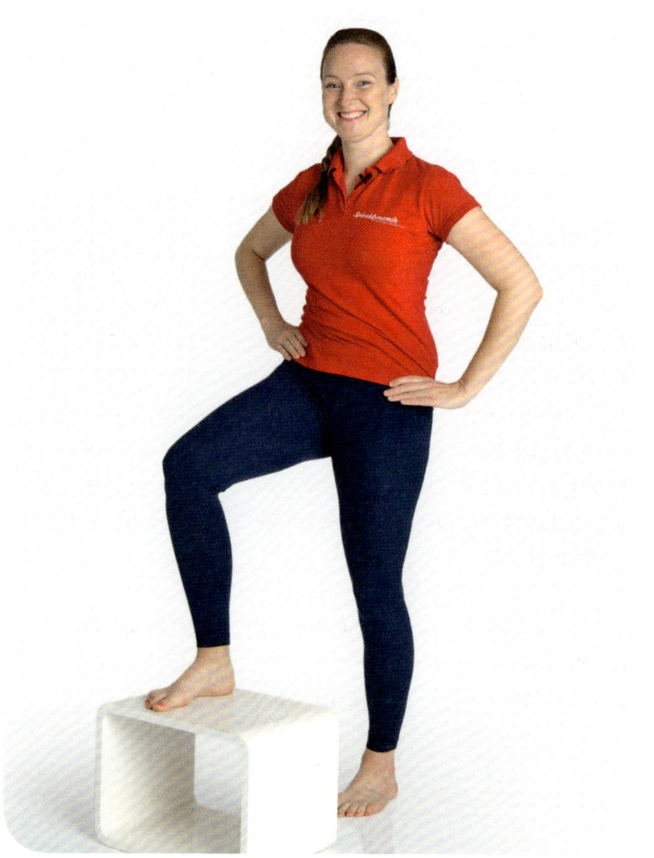

Standbein-Achter

ZIEL: Dynamische Stabilisierung des Beckens auf dem Standbein

AKTION: Sie stehen vor einem Hocker oder einer anderen Erhöhung. Ein Fuß steht auf der Erhöhung, der andere bleibt am Boden. Dies ist ihr Standbein. Mobilisieren Sie jetzt Ihr Becken rhythmisch in einer kreisenden Bewegung: Die Standbeinseite bewegt sich zunächst nach hinten und unten, die andere nach vorne und oben. Dann analog die andere Seite – Spielbeinhüfte nach hinten … Bewegung rhythmisch wiederholen.

AUFGEPASST: Mit zunehmender Übung können Sie den Hocker wegnehmen und die Übung im Einbeinstand machen.

Anwendung: Hüftschonender Aufschwung

ZIEL: Entlastung der Hüfte im Aufschwung

AKTION: Sie stehen in der Ansprechposition und halten den Schläger waagrecht vor dem Körper, die Schlägerenden ruhen in den Handflächen. Drücken Sie den Schläger aktiv zusammen. Die Augen sind auf den Ball fixiert. Führen Sie mit gestreckten Armen einen Aufschwung aus. Drücken Sie mit der linken Hand aktiv nach oben, rotieren Sie den Oberkörper, die Hüfte dreht passiv mit. Bleiben Sie einige Sekunden in der Position und wiederholen Sie die Übung dann mehrmals.

AUFGEPASST: Lassen Sie keine Ausweichbewegungen der Hüfte zu und den Oberkörper nicht nach vorne fallen.

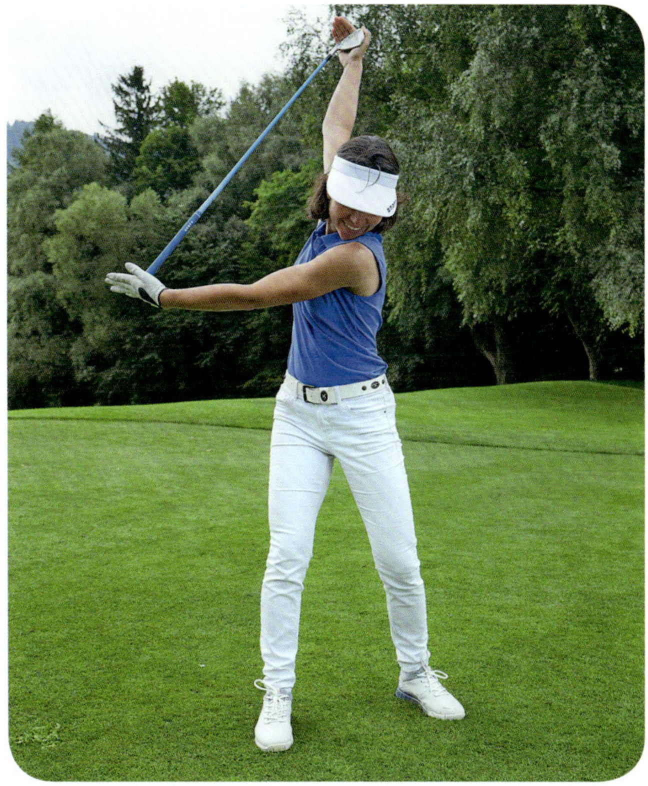

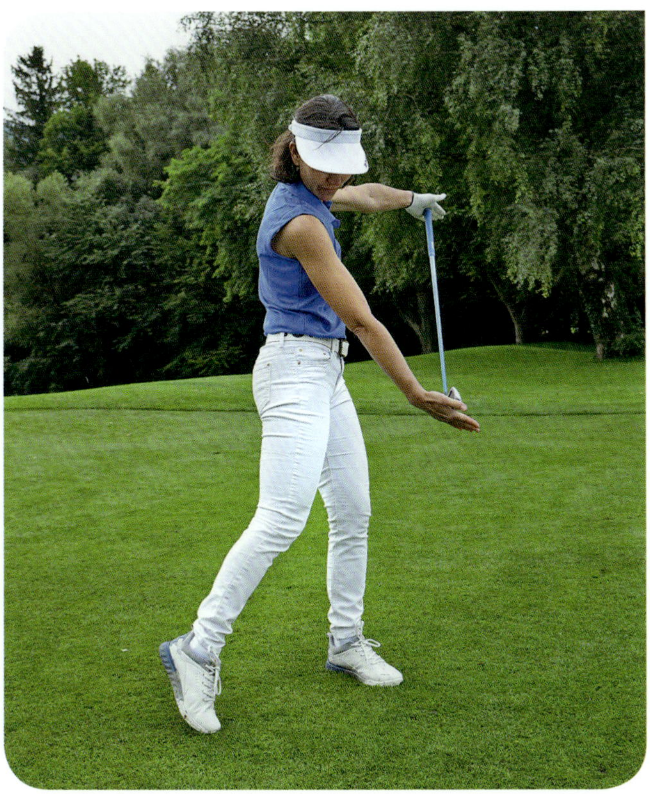

Anwendung: Hüftschonender Durchschwung

ZIEL: Entlastung des rechten Hüftgelenks im Durchschwung

AKTION: Sie beginnen in der Aufschwungsposition. Der Schläger wird mit gestreckten Armen zwischen den Handflächen gehalten. Drücken Sie mit dem rechten Arm nach unten und vorne. Der Druck sorgt für Gewichtsverlagerung nach links und die rechte Hüfte wird entlastet. Sie enden im Finish. Bleiben Sie einige Sekunden in der Position und wiederholen Sie die Übung dann mehrmals.

AUFGEPASST: Die Arme bleiben während der gesamten Übung gestreckt. Die Arme schwingen in der Schwungebene – nicht waagrecht vor dem Körper.

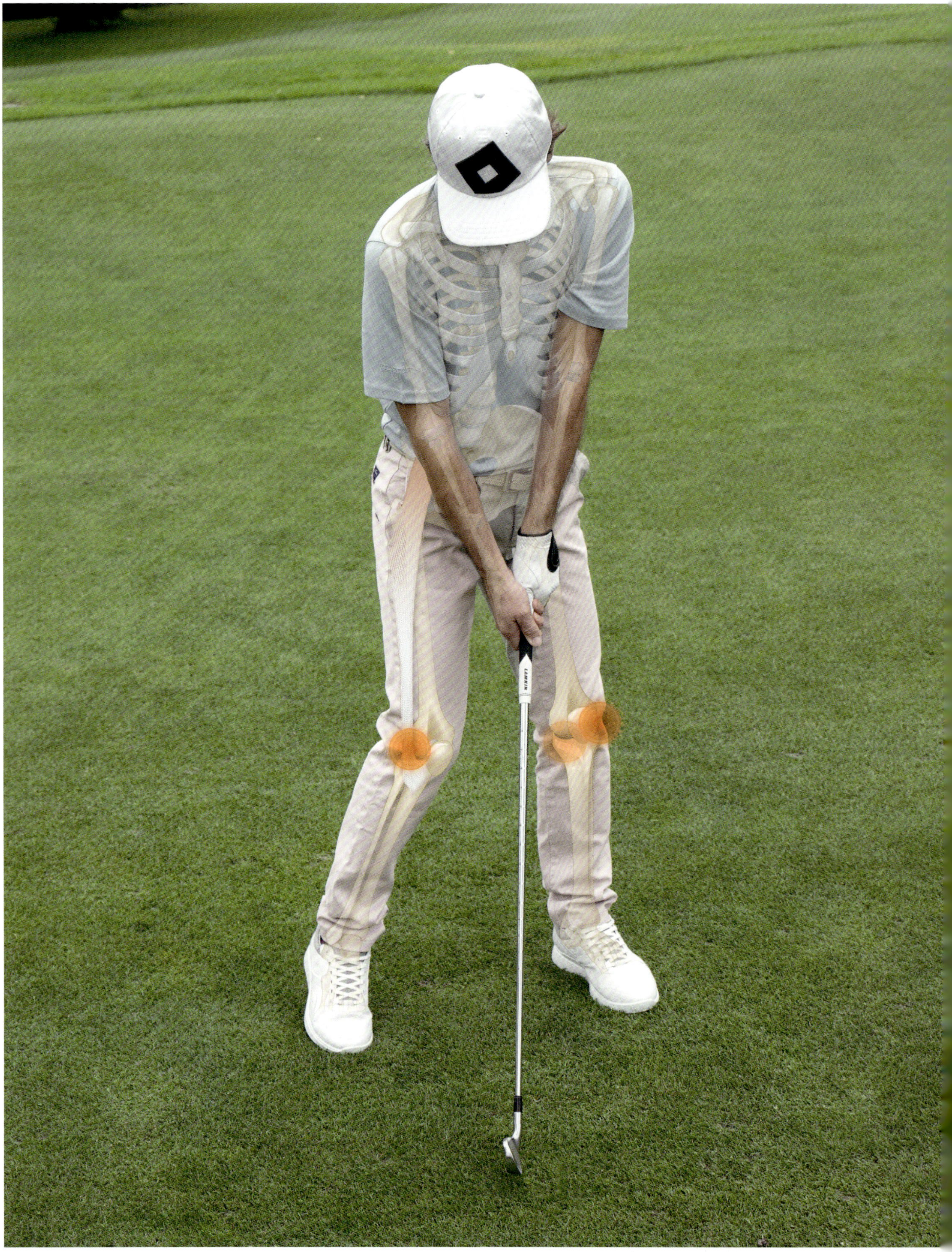
LAMKIN

3 Knieschmerzen

GOLFSPEZIFISCH: »Golferknie« und andere Muskel- und Sehnenansatzprobleme

BEISPIEL: Emma, 50, ist eine klassische Mit-Golferin – sie hat ihrem Mann zuliebe mit dem Golfen begonnen. Besonders die Kniegelenke machen ihr zu schaffen, meist auf der Außenseite.

DIAGNOSE: »Golferknie« auf der Knieaußenseite. Der Fachbegriff hierfür lautet iliotibiales Bandsyndrom.

FUNKTIONELLE THERAPIE: Nach 3 Therapieeinheiten mit Fokus »stabile Beinachse dank Beinspirale ist schmerzfreies Spiel möglich.

LEITSYMPTOM: Schmerzen meist an der Knie-Außenseite. Die Schmerzen treten mal beim Aufschwung und mal beim Durchschwung auf und sind jeweils sehr heftig.

STECKBRIEF: Überlastung der gelenksnahen Sehnen- und Bandstrukturen auf der Knie-Außenseite. Typisch ist das streng belastungsabhängige Auftreten starker Schmerzen und deren Verschwinden nach der Belastung. Andere häufige Ursachen sind Meniskusprobleme (Belastungsschmerz bei Drehbewegungen, Blockaden und oft auch Schwellungen) und Kniearthrose (typisch sind Anlaufschmerzen).

ANATOMIE: Das Kniegelenk ist ein Drehscharniergelenk – von straffem Bindegewebe umgeben: Gelenkkapsel, Verstärkungsbänder, Muskel- und Sehnenansätze. Auf der Außenseite verläuft der Tractus iliotibialis – eine schmale Bindegewebsplatte, die vom Beckenkamm bis kurz unterhalb des Knies reicht.

BIOMECHANIK: Der Tractus iliotibialis stabilisiert Kniegelenk und Becken im Einbeinstand.

PATHOMECHANIK: Beim Golfen kann es leicht zum übermäßigen mechanischen Stress auf diese lange Sehnenplatte kommen. Bei jedem kräftigen Schwung besteht die Gefahr, dass das Kniegelenk ungewollt in Richtung O-Beine forciert wird. So kommt es zur mechanischen Überlastung des Stabilisators auf der Außenseite und so zum Golferknie.

GOLFTECHNIK: Stabilität im Standbein bedeutet vertikale Belastung möglichst ohne seitliche Schubkräfte. O-Bein-Stress oder X-Bein-Stress gilt es zu vermeiden. Guter Bodenkontakt des Großzehengrundgelenks hilft, ein übermäßiges Wegdriften im Kniegelenk zu vermeiden.

- Aufschwung nach rechts bedeutet O-Bein-Stress im rechten Kniegelenk; deshalb feste Verankerung des Großzehengrundgelenks am Boden.
- Durchschwung nach links: Das freie Ableiten der Schwungenergie durch den ganzen Körper schützt das linke Knie vor Überstreckung.

THERAPIE & PRÄVENTION: Keine Kompromisse in Sachen Beinachsen-Stabilität!

- Korrekte Gewichtsverlagerung auf das Standbein.
- Das Standbein bleibt immer elastisch stabil – rechts beim Aufschwung, links beim Durchschwung.
- Um die Drehkräfte der Rumpfrotation im Boden zu verankern, ist ein satter Bodenkontakt des Großzehengrundgelenks essenziell.
- Bei O-Beinen den Bodenkontakt des Großzehengrundgelenks betonen, bei X-Beinen die Aktivierung der tiefen Hüftaußenroller.
- Beweglichkeit der Hüftgelenke verbessern, insbesondere die Innenrotation bei getrecktem Hüftgelenk.
- Bei Schnappen oder Instabilitätsgefühl im Bereich der Kniescheibe bitte golfkundigen Arzt oder Therapeuten aufsuchen.
- Die Mehrheit der Ärzte sieht dem Golfspiel mit totaler Knieprothese positiv entgegen; die Belastungs- und Verhaltensregeln bleiben die gleichen.

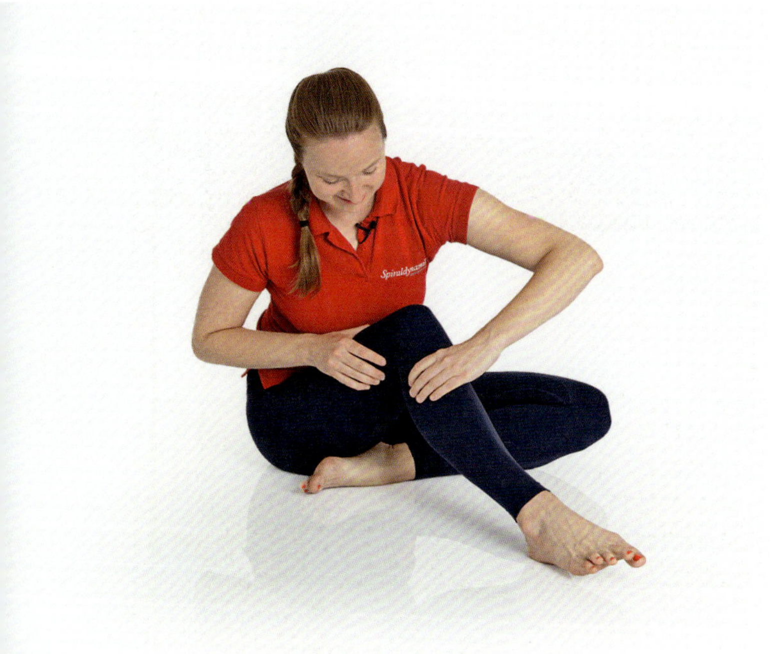

Knie-Mobilisierung

ZIEL: Mobilisierung der Muskeln an der Außenseite des Knies

AKTION: Sie sitzen auf dem Boden, ein Bein vor sich aufgestellt. Greifen Sie mit den Händen an die Außenseite des Knies. Massieren und mobilisieren Sie den großen Muskel an der Oberschenkelaußenseite – er reicht von der Kniekehle bis zur Hüfte. Dann kommen die Wadenbeinmuskeln auf der Außenseite des Unterschenkels in den Genuss einer kleinen Massage. Jetzt kommt der Trick mit der Spirale: Der Oberschenkel dreht nach außen, der Unterschenkel nach innen! Genau diese Drehbewegungen führen Sie mit Ihren Händen aus, rhythmisch wiederholend. Die Innenrotation des Unterschenkels hilft Ihnen, das Großzehengrundgelenk gut zu erden und so schmerzhaften Verspannungen im Kniebereich vorzubeugen.

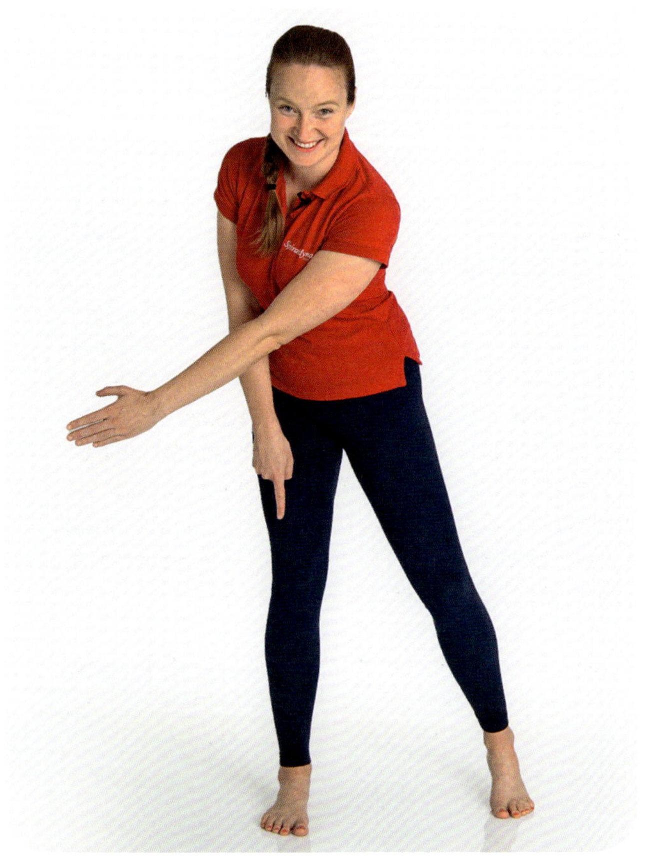

Knie-Stabilisierung

ZIEL: Dynamische Stabilisierung des Kniegelenks

AKTION: Sie stehen im breiten Stand und verlagern Ihr Gewicht auf ein Bein. Beugen Sie auf dieser Seite leicht das Knie und neigen Sie den Rumpf leicht nach vorne. Pendeln Sie mit den Armen vor dem Körper hin und her und unterstützen Sie diese Bewegung mit einer Rotation des Oberkörpers. Achten Sie darauf, dass das Knie weder nach innen noch nach außen wegdreht: Die spiralige Drehung des Beines muss erhalten bleiben, Oberschenkel nach außen, der Unterschenkel nach innen, das Großzehengrundgelenk ist geerdet. So hat die dynamische Bewegung des Oberkörpers ein stabiles Fundament.

Anwendung: Ballheben

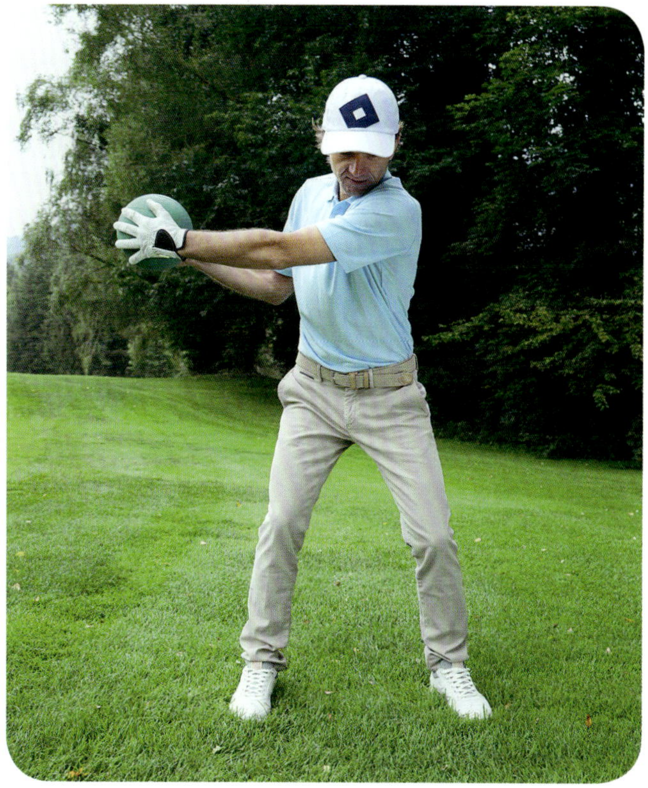

ZIEL: Stabilität des rechten Kniegelenks im Aufschwung

AKTION: Für diese Übung brauchen Sie einen Ball von ca. 2 kg Gewicht. Sie stehen in der Ansprechposition und halten den Ball in beiden Händen. Rotieren Sie mit dem Rumpf nach rechts und halten Sie währenddessen den Ball mit gestreckten Armen so weit wie möglich vom Körper entfernt. Das zusätzliche Gewicht erhöht die Belastung auf das Bein und trainiert die Stabilität im Knie.

AUFGEPASST: Üben Sie langsam und kontrolliert und lassen Sie das Knie nicht nach innen oder außen kippen.

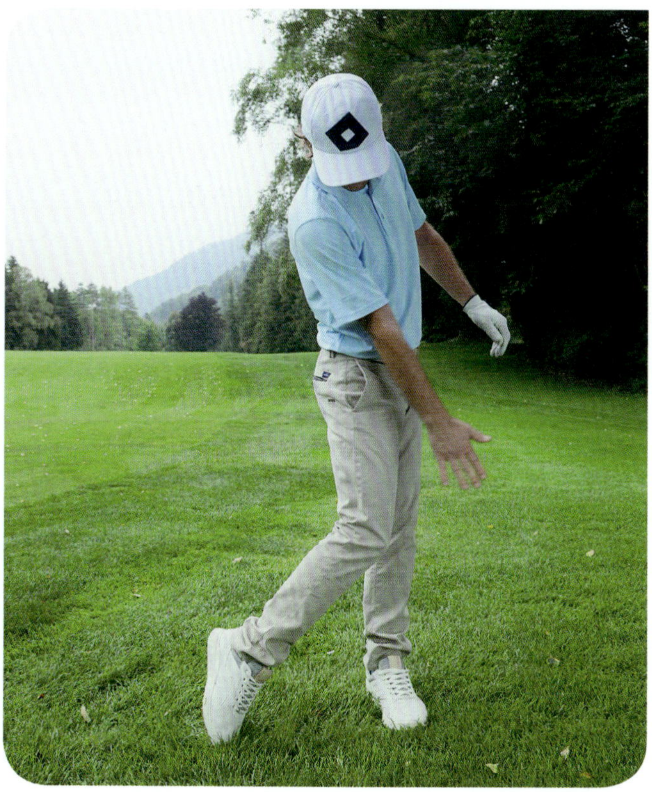

Anwendung: Durchschwung-Peitsche

ZIEL: Stabilität des linken Kniegelenks im Durchschwung

AKTION: Begeben Sie sich in die Aufschwungsposition. Verlagern Sie Ihr Körpergewicht von rechts nach links, rotieren Sie in den Durchschwung und bringen Sie durch Rotation der rechten Hüfte schnell das rechte Knie zum linken Knie. Berühren Sie mit der rechten Hand peitschenartig Ihren rechten Oberschenkel, um diese Bewegung zu akzentuieren. Treiben Sie sich selbst an! Das linke Knie bleibt stabil und knickt weder nach innen noch nach außen weg.

AUFGEPASST: Überstrecken Sie das linke Knie nicht und gehen Sie auch nicht zu tief ins Knie.

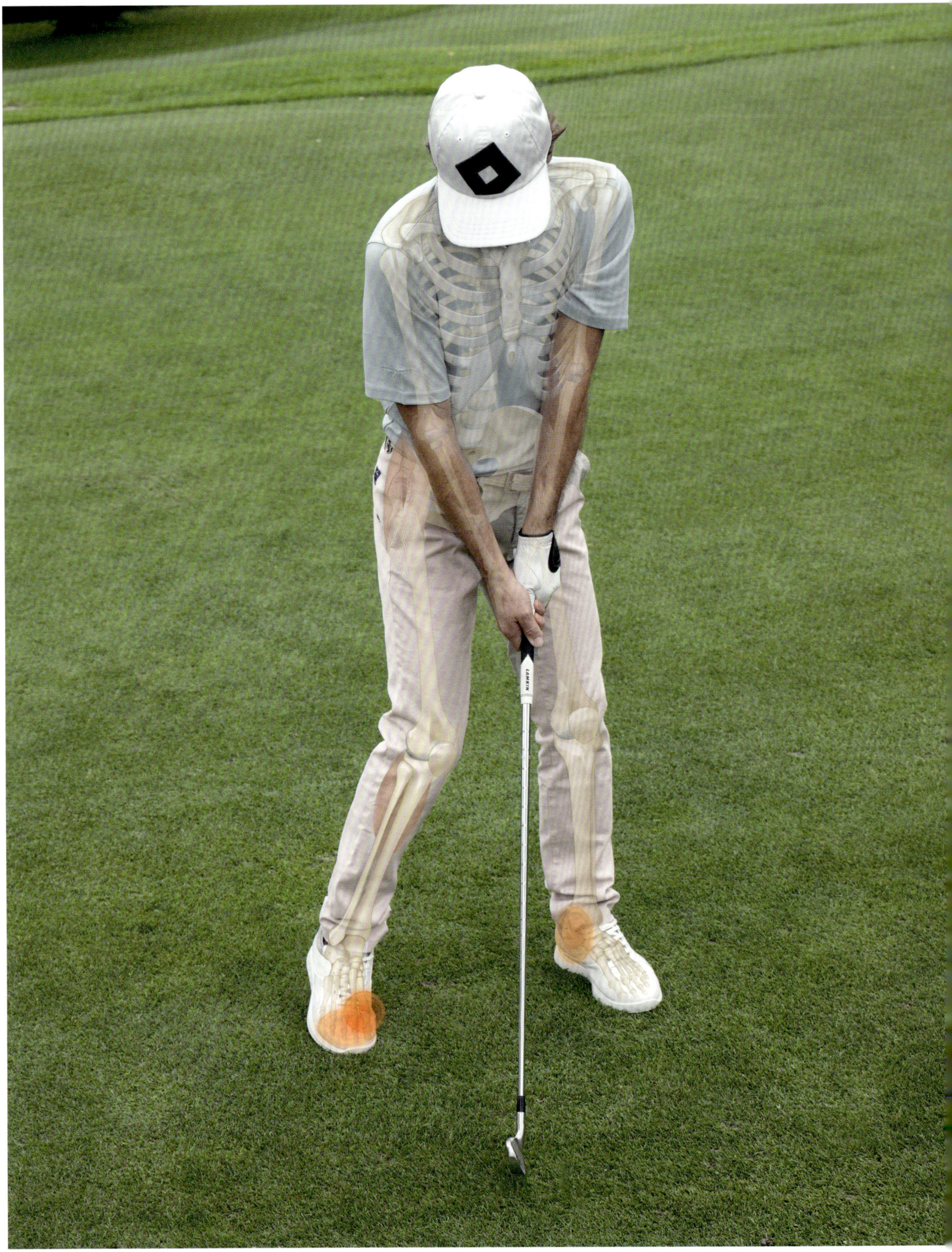

Fußschmerzen

GOLFSPEZIFISCH: Vorfußschmerzen und Hallux-Problem

BEISPIEL: Sophie, 67, ambitioniert, sportlich. Golf dreimal die Woche. Lästige Schmerzen in beiden Vorfüßen und im Großzehengrundgelenk.

DIAGNOSE: Metatarsalgie, was so viel bedeutet wie Vorfußschmerz, bedingt durch Spreizfüßigkeit und mechanische Überlastung beim Gehen.

FUNKTIONELLE THERAPIE: Bereits nach 4 Therapieeinheiten mit Fokus gezielte Aktivierung der Vorfußmuskulatur keine Schmerzen mehr. Am leichten Schmerz im rechten Großzehengrundgelenk kurz nach dem Treffmoment arbeitet Sophie weiter.

LEITSYMPTOM: Belastungsabhängige Schmerzen in der Vorfußmitte (Metatarsalgie) und im Großzehengrundgelenk selbst (Hallux rigidus).

STECKBRIEF: Vorfußschmerzen sind erstaunlich häufig; die 4 häufigsten Vorfußprobleme treten einzeln oder kombiniert auf:

1. Metatarsalgie: Hinter dem lateinischen Wort für Vorfußschmerzen steckt meistens eine mechanische Überlastung in Kombination mit Spreizfüßigkeit. Seltener ein eingeklemmter Nerv – das sogenannte Morton-Neurom. Noch seltener rheumatisch entzündliche Gelenksveränderungen.
2. Hallux valgus: X-Schiefstand der Großzehe mit Ballenbildung – meist in Kombination mit Spreizfuß
3. Hallux rigidus: Hallux ist das lateinische Wort für Großzehe, rigid bezieht sich auf die abnehmende Beweglichkeit im Großzehengrundgelenk. Ursache ist meist eine beginnende Arthrose.

ANATOMIE: Hinten der stabile Fersenknochen, in der Mitte liegen Beweglichkeit (Kugelgelenk) und Stabilität (Keilbeine) eng beieinander, im Vorfuß sorgt eine kräftige Muskulatur für Standfestigkeit und leichtfüßigen Gang.

BIOMECHANIK: Die richtige Belastung des Fußes besteht aus drei Elementen: Ferse im Lot, Beweglichkeit im Mittelfuß und Kraft im Vorfuß.

PATHOMECHANIK: Durch das Einknicken der Ferse beim Gehen und beim Stehen kommt es zur chronischen Fehlbelastung des gesamten Fußes. Das Auseinanderdriften der Zehen im Vorfußbereich führt zu Hallux valgus mit oder ohne Krallenzehen.

GOLFTECHNIK: Die Optimierung der Fußbelastung beim Golfschwung beginnt im Alltag: Wer mit X-Beinen und Knickfüßen zum Golfschwung ansetzt, hat bereits verloren. Der kritische Moment beim Golfschwung ist das Eindrehen des Fußes vor dem Treffmoment.

- Die rechte Ferse hebt sich vom Boden ab, um so die Explosivkraft aus dem Sprunggelenk zu erhöhen.
- Das gleichzeitige Einwärtsrollen des rechten Fußes erfolgt über einen stabil verankerten Vorfuß – nicht über eine geknickte Großzehe.

THERAPIE & PRÄVENTION: chronische Fehlbelastung der Füße führt automatisch zu Schmerz und Deformität der Füße wie auch der Zehen.

- Das Fuß-Credo lautet: Ferse im Lot, Mittelfuß elastisch-mobil, Vorfuß elastisch-stabil.
- Stehen und Gehen auf dem Golfplatz sind perfekte Übungsmöglichkeiten.
- Zweckmäßige Schuhe und situativ Einlagen sind hilfreich.
- Minimal- und Barfußschuhe bieten Trainingsmöglichkeiten für gesunde Füße außerhalb des Golfplatzes. Bei Arthrose oder Schmerzen im Großzehengrundgelenk können Schuhe mit steifer Sohle helfen.

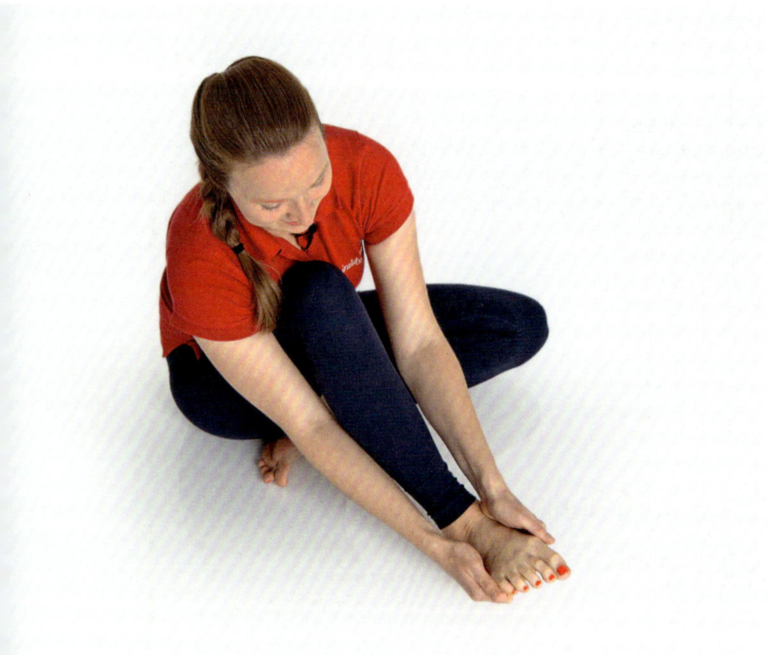

Vorfuß-Mobilisierung

ZIEL: Mobilisierung der Zehengrundgelenke

AKTION: Sie sitzen auf dem Boden, ein Bein vor sich aufgestellt. Greifen Sie mit beiden Händen unter die Fußsohle. Umfassen Sie den Fuß mit beiden Händen von der Groß- und der Kleinzehenseite. Mobilisieren Sie den Vorfuß, indem Sie mit den beiden Händen einen C-Bogen formen. So bringen Sie den Vorfuß in eine harmonische Wölbung, die Zehengrundgelenke reihen sich zu einer »Perlenkette«, Groß- und Kleinzehengrundgelenk streben zum Boden.

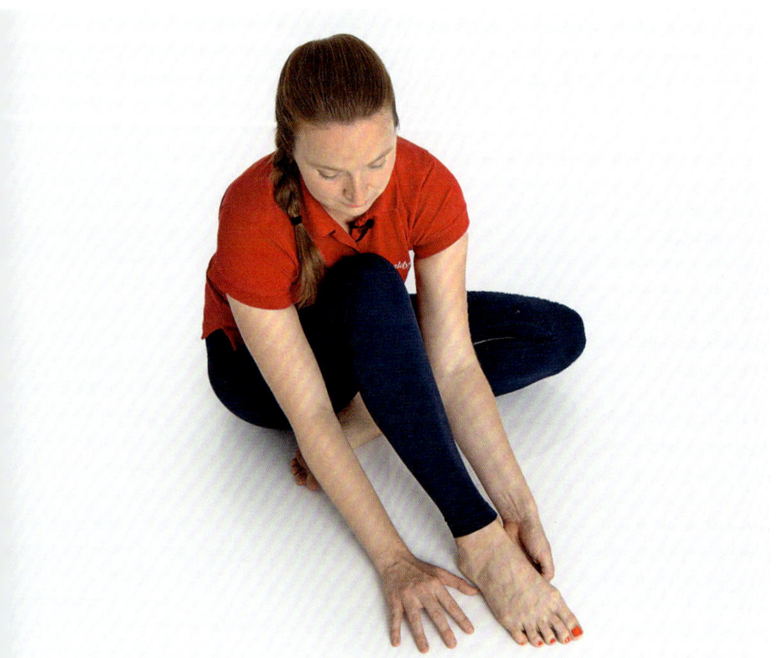

Vorfuß-Aktivierung

ZIEL: Aktivierung, Mobilisierung und Kräftigung der Vorfußmuskeln

AKTION: Sie sitzen auf dem Boden, ein Bein vor sich aufgestellt. Die Ferse steht aufrecht und die Grundgelenke der Zehen haben guten Bodenkontakt. Die Zehen sind locker und lang. Rollen Sie die große und kleine Zehe gegeneinander ein, dadurch heben die Zehengrundgelenke leicht vom Boden ab: Der Vorfuß baut ein kleines Dach. Dies kräftigt die Vorfußmuskulatur.

AUFGEPASST: Krallen Sie die Zehen nicht ein, sie bleiben locker und lang.

Anwendung: Fest geerdet

ZIEL: Stabilität der Füße beim Schwung

AKTION: Konzentrieren Sie sich vor jedem Golfschwung auf einen sicheren Stand in der Ansprechposition. Führen Sie zwischendurch immer wieder den Schwung ohne Schläger durch, um die Bewegung zu verinnerlichen. Die Aufschwungsbewegung bringt das Körpergewicht auf die rechte Fußinnenseite, ohne dass das Knie nach außen aus der Lotlinie zwischen Hüfte und Sprunggelenk wandert. In der Durchschwungphase verlagert sich das Gewicht auf die Außenseite des linken Fußes.

AUFGEPASST: Das Großzehengrundgelenk des belastenden Fußes behält einen satten Bodenkontakt, was mehr Stabilität bringt und Fußschmerzen vorbeugt.

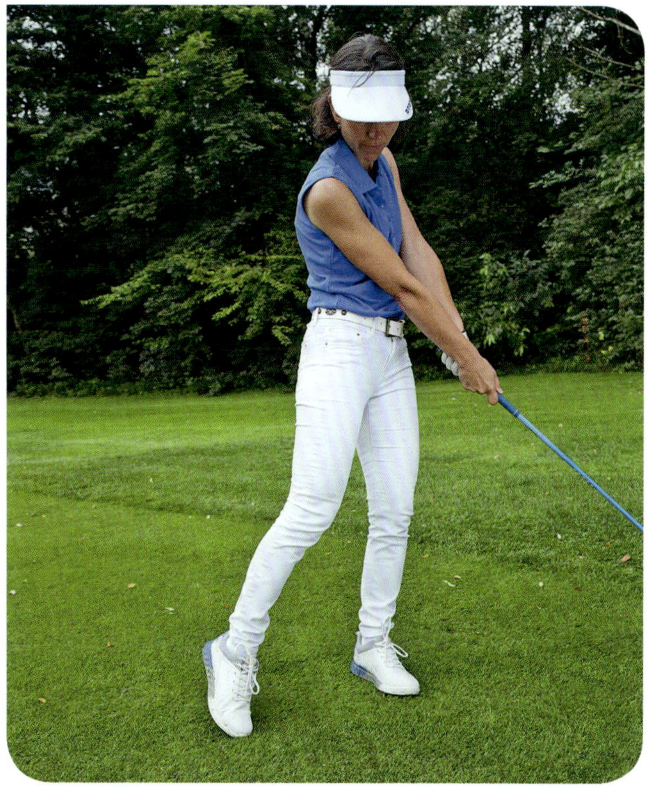

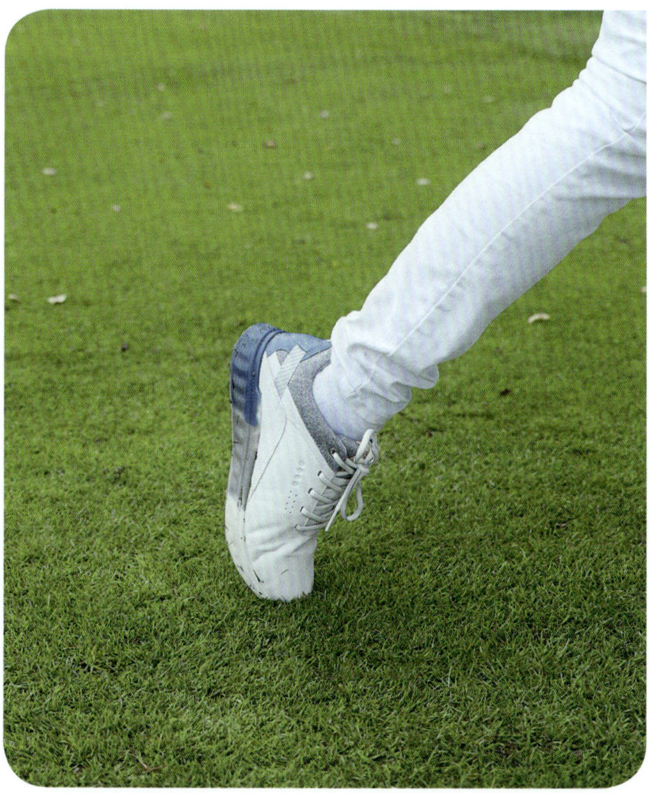

Anwendung: Weg mit dem Gewicht

ZIEL: Entlastung des Großzehengrundgelenk bei Hallux valgus

AKTION: Sollten Sie an Hallux Valgus leiden, ist es hilfreich, wenn das Großzehengrundgelenk beim Durchschwung möglichst zügig entlastet wird. Gleichzeitig soll die Schwungtechnik erhalten bleiben. Zentral ist die Körpergewichtsverlagerung von rechts nach links im richtigen Moment, kombiniert mit der Hüftrotation und einer zügigen Bewegung des rechten Knies zum linken Knie. So gelingt es Ihnen, den mechanischen Stress auf Ihre rechte Großzehe zu minimieren.

AUFGEPASST: Denken Sie an die Vorwärtsbewegung des ganzen Körpers zum Ziel hin, um den Druck auf das Gelenk zu reduzieren.

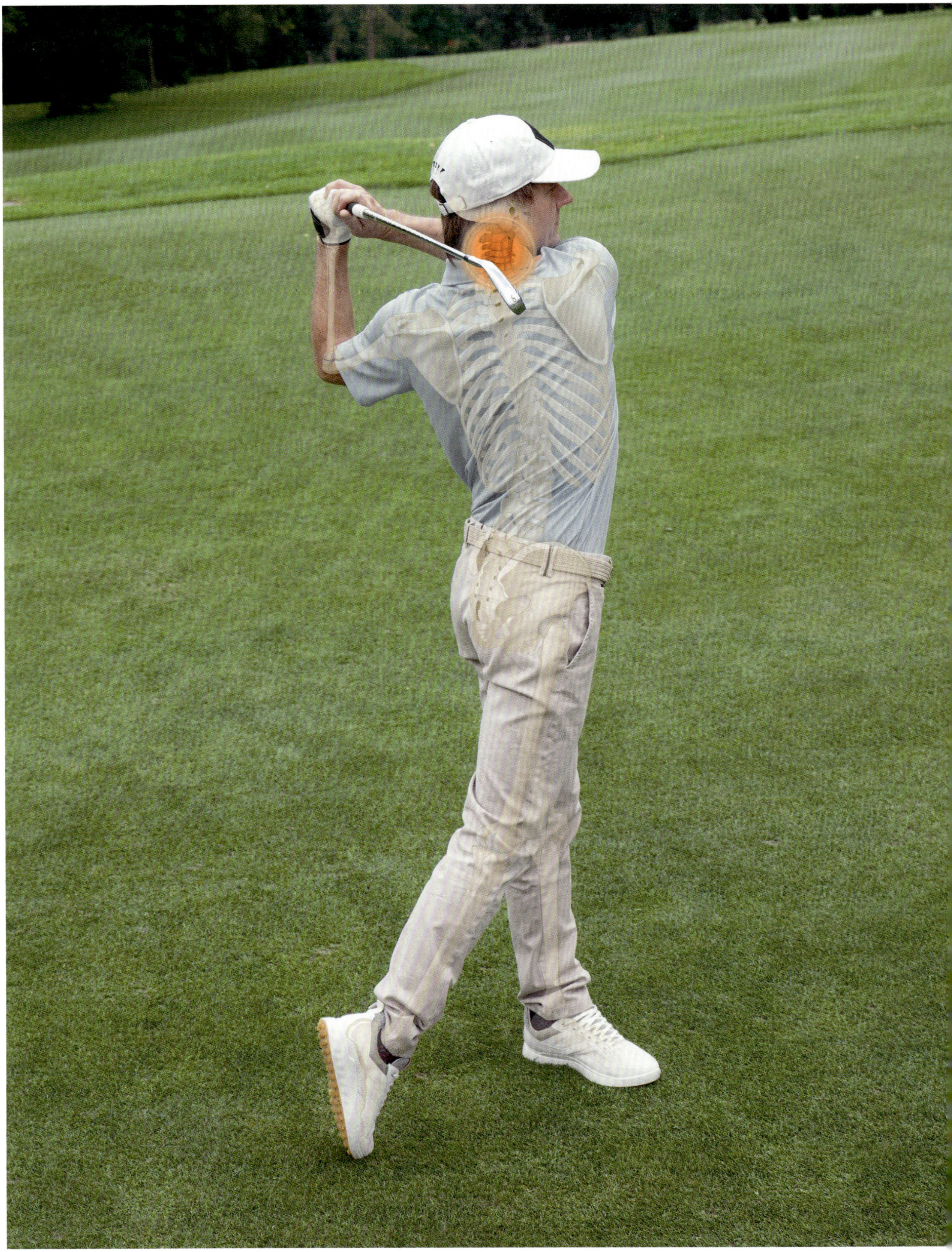

5

Nackenschmerzen

GOLFSPEZIFISCH: Verschleiß und Arthrose

BEISPIEL: Leon, 66, ambitioniert. Zunehmend Nackenschmerzen nach jedem Golfspiel, seit Monaten Schmerzmittel.

DIAGNOSE: Zervikalsyndrom – Abnutzung und Verschleiß der Bandscheiben und beginnende Arthrose der kleinen Halswirbelgelenke. Zum Glück kein Bandscheibenvorfall.

FUNKTIONELLE THERAPIE: Nach 18 Therapieeinheiten mit Fokus »Mobilisierung der Brustwirbelsäule und axialer Stabilisierung der Halswirbelsäule« ist das Golfspiel wieder schmerzfrei möglich.

LEITSYMPTOM: Tiefsitzende Nackenschmerzen vor allem am Morgen oder nach intensiven Drehbewegungen, wie sie das Golfspiel mit sich bringt.

STECKBRIEF: Hals und Nacken stellen auf engstem Raum die Verbindung zwischen Kopf und Körper her: Wirbelsäule, Rückenmark, Halsschlagadern, Luft- und Speiseröhre … alles muss hier durch. Hinter chronischen Nackenschmerzen stecken meist degenerative Veränderungen der Bandscheiben, Verschleiß der kleinen Wirbelgelenke oder massive Verspannungen der Nackenmuskulatur. Da diese mit extrem viel Nerven versorgt ist, kann es durch die mechanische Überlastung des Nackens zu Tinnitus, Schwindel oder Sehstörungen kommen.

ANATOMIE: Die beiden obersten Wirbelkörper ermöglichen dreidimensionale Kopfbewegungen. Vermehrter Verschleiß und Abnutzung betreffen meist die unteren fünf Halswirbel.

BIOMECHANIK: In der unteren Halswirbelsäule sind Beuge- und Streckbewegungen, Seitneigung sowie Rotation nach links und nach rechts möglich.

PATHOMECHANIK: Insbesondere die Kombination von Drehbewegungen mit Hohlnacken ist anfällig für chronische Überlastung und akute Verletzungen. Zwei weitere Faktoren verstärken den mechanischen Stress auf die Halswirbelsäule: Die Vorverlagerung des Kopfes sowie eine unbewegliche Brustwirbelsäule.

GOLFTECHNIK: Die Kopfdrehung beim Golfschwung ist anspruchsvoll. Voraussetzung ist eine Position des Kopfes in Verlängerung der Wirbelsäule. Befindet sich der Kopf fünf oder gar zehn Zentimeter vor dem Rumpf, sinken Ihre Chancen für einen nackenschonenden Golfschwung dramatisch. Die Belastung der Halswirbelsäule beim Aufschwung wird durch die relative Gegenbewegung von Kopf und Brustkorb kompliziert:

- Beim Aufschwung dreht die Brustwirbelsäule maximal nach rechts, der Kopf bewegt sich nur wenig mit, der Blick bleibt auf den Ball gerichtet.
- Nach dem Treffmoment folgen die Augen dem fliegenden Ball, der Kopf dreht zusammen mit dem Rumpf frei mit. Den Treffpunkt nach dem Treffmoment mit den Augen fixieren zu wollen, ist eine häufige Ursache von Nackenschmerzen.

THERAPIE & PRÄVENTION: Angesagt ist eine knickfreie Schwungtechnik:

- Kopf in Verlängerung des Rumpfes
- Hohlnacken ausgleichen; Rundrücken aufrichten.
- Axiale, knickfreie Rotation der Halswirbelsäule
- Drehbeweglichkeit der Brustwirbelsäule verbessern.
- Kopf nach dem Treffmoment locker mitbewegen lassen.
- Kopfdrehung im Alltag üben, z. B. beim Blick nach links im Auto.

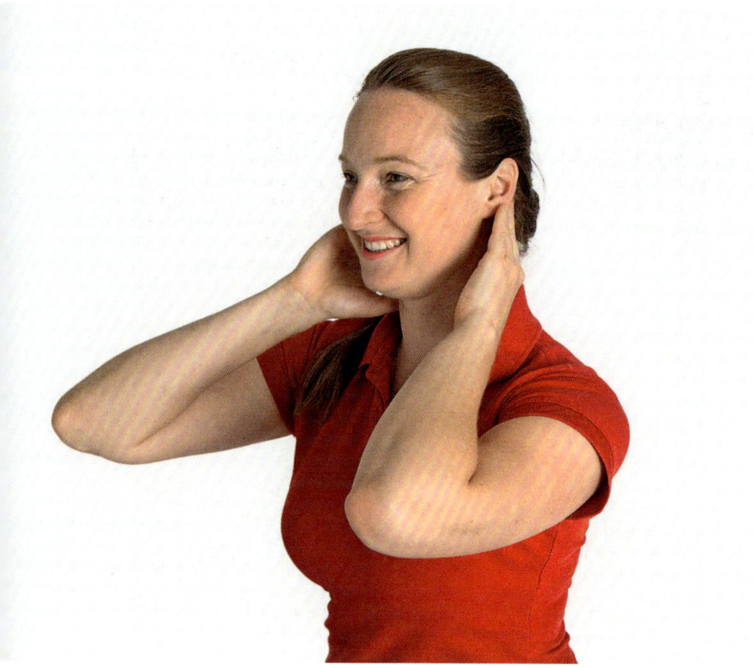

Nasen-Achter

ZIEL: Beweglichkeit der Kopfgelenke

AKTION: Platzieren Sie im Sitzen Ihre Finger hinten-seitlich am Nacken auf den Kopfgelenken, dort wo der Nacken in den Schädel übergeht. Legen Sie den Kopf leicht in den Nacken, um die Kopfgelenke hinten zu schließen. Unterstützen Sie jetzt mit den Händen die Öffnung der Kopfgelenke – der Nacken wird dabei lang. Durch Wiederholung entsteht eine rhythmische Nickbewegung, welche Sie in eine fließende Achterbewegung überführen können. Die Nase zeichnet dabei eine Acht in den Raum.

AUFGEPASST: Lassen Sie den Kopf nicht nach vorn rutschen (Geierhals). Und umgekehrt: Kein Doppelkinn

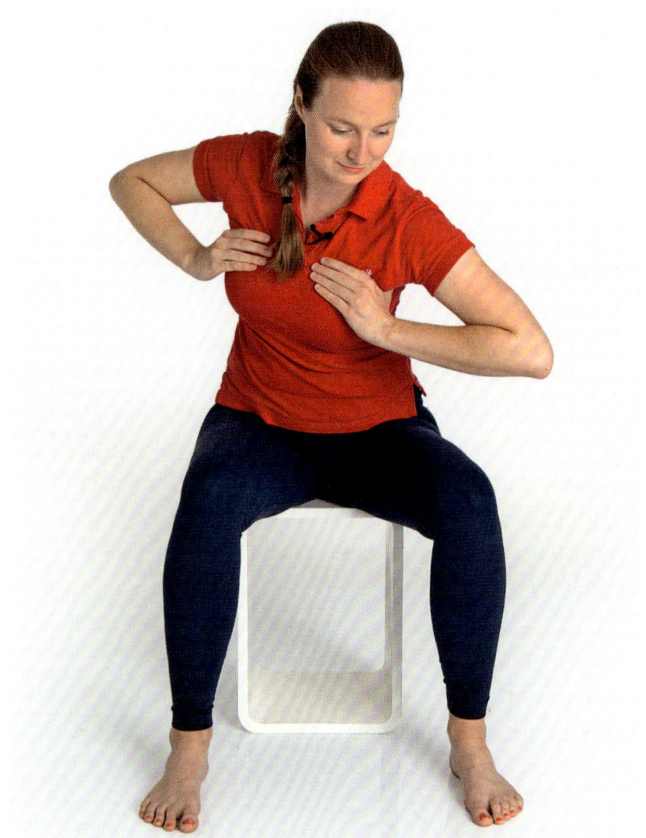

Brust-Achter

ZIEL: Beweglichkeit der Brustwirbelsäule bei Gegenrotation der Halswirbelsäule

AKTION: Neigen Sie sich auf einem Stuhl sitzend nach vorne. Bauen Sie Längsspannung in der Wirbelsäule auf, der Nacken befindet sich in Verlängerung der Wirbelsäule. Legen Sie Ihre Hände auf die oberen Rippen. Bewegen Sie Ihre Brustwirbelsäule in einer Achterbewegung nach hinten. Stellen Sie sich vor, Sie paddelten mit den Ellbogen nach hinten. Fixieren Sie einen Punkt vor sich auf dem Boden, als blickten Sie einen Ball an. So entsteht die Gegenrotation der Halswirbelsäule. Verlagern Sie den Blick auch einmal nach rechts oder links vom Körper.

AUFGEPASST: Lassen Sie den Nacken nicht steif werden.

Anwendung: Doppelpendel

ZIEL: Mobilisierung der Halswirbelsäule

AKTION: Sie haben Nackenschmerzen auf dem Platz? Begeben Sie sich in die Ansprechposition. Lassen Sie die Schultern und Arme locker fallen. Nehmen Sie dann zwei Schläger in beide Hände, die Sie etwas kürzer fassen. Pendeln Sie mit diesen in einer Armbewegung auf der Schwungebene. Der Bewegungsimpuls kommt aus dem Oberkörper, die Arme schwingen locker mit. Diese Bewegung befreit die Halswirbelsäule und entspannt die Schultern.

AUFGEPASST: Machen Sie die Schwungpendelbewegung nicht zu groß und seien Sie bei der Übung locker, ansonsten können die Verspannungen zunehmen.

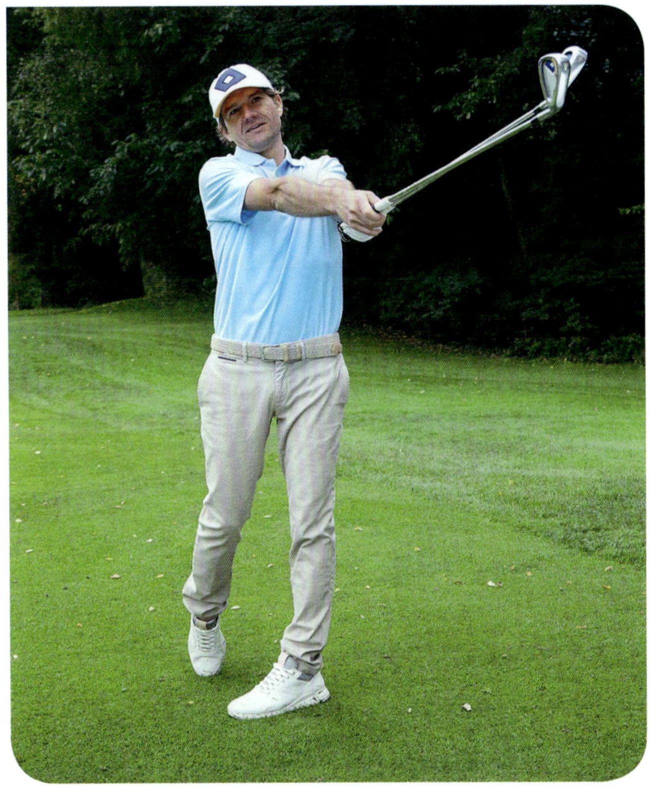

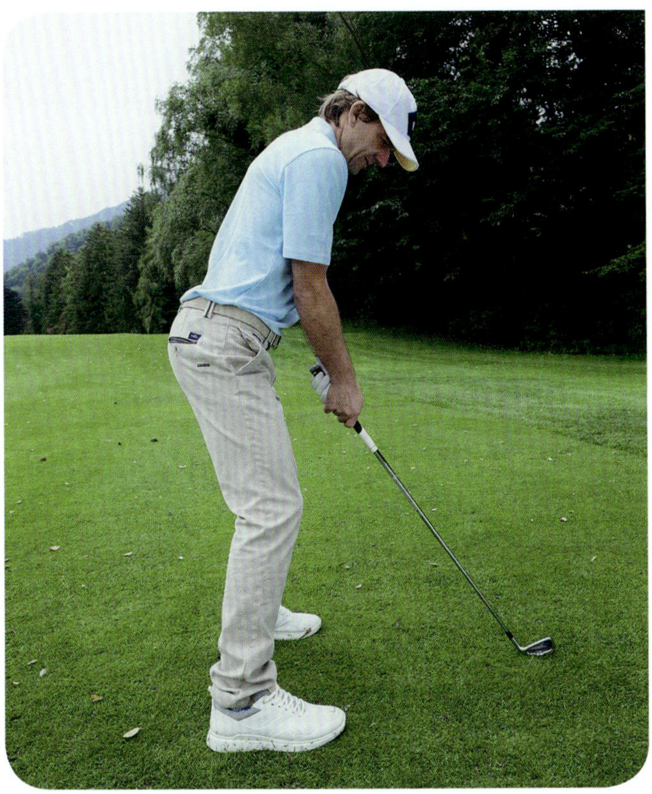

Anwendung: Schlägerlänge und Nackenschmerzen

ZIEL: Anpassung der Schlägerlänge zur Entlastung der Halswirbelsäule

AKTION: Sollten Sie dauerhaft an Nackenschmerzen leiden, überprüfen Sie das Fitting Ihres Schlägers. Ein zu kurzer Schläger führt zu Verspannungen im Nackenbereich und Belastungen der Halswirbelsäule, da der Oberkörper zur Kompensation weiter nach vorn geneigt werden muss. Ein zu langer Schläger beeinträchtigt die Rotation und Sie verlieren beim Schwung an Geschwindigkeit.

AUFGEPASST: Am Hang müssen Sie den Schläger künstlich verkürzen, indem Sie ihn tiefer greifen, zudem wird der Neigungswinkel des Oberkörpers verringert.

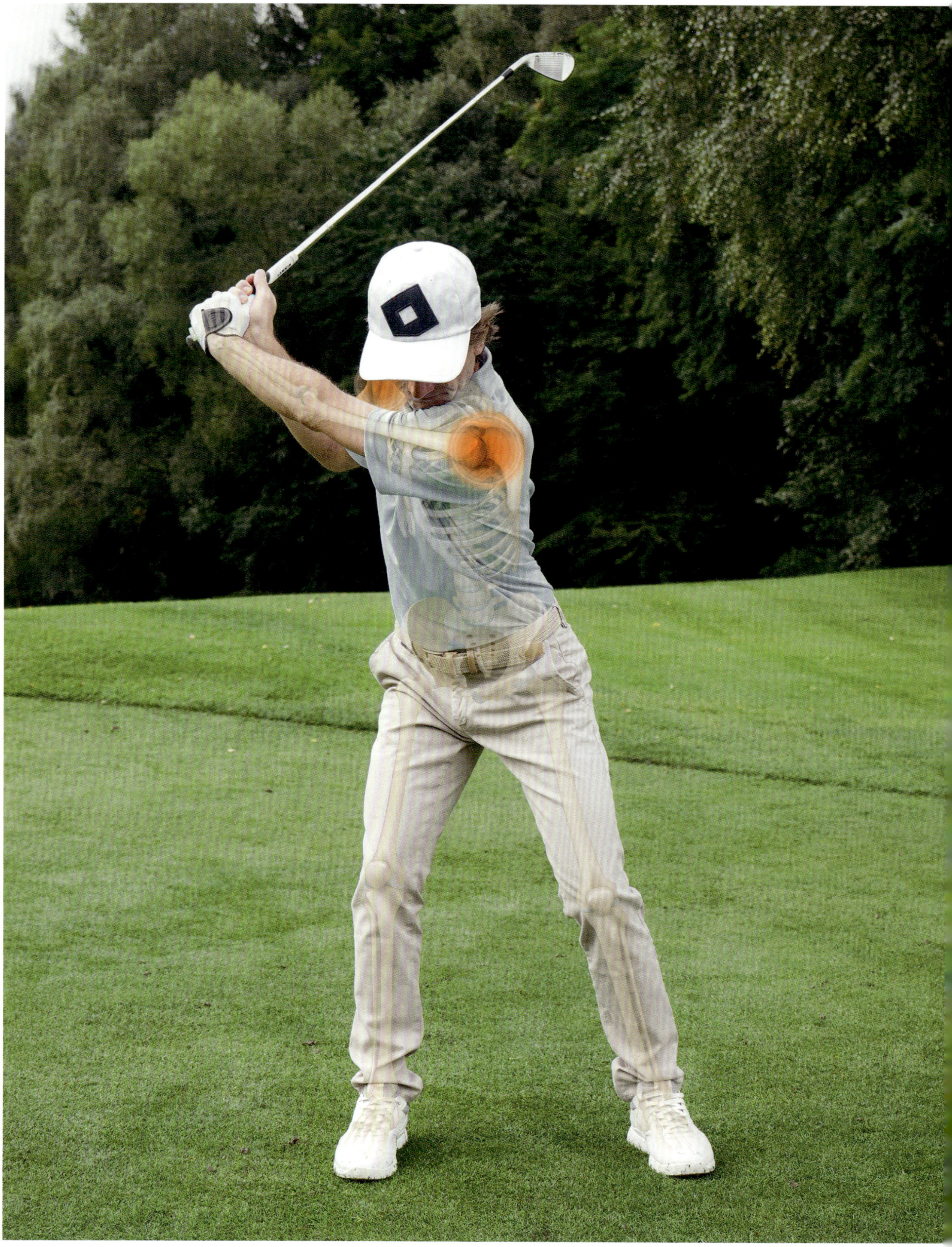

6 Schulterschmerzen

GOLFSPEZIFISCH: Schulterimpingement

BEISPIEL: Laura, 18, Nachwuchstalent. Seit eineinhalb Jahren Schulterschmerzen links vor allem am Ende des Aufschwungs. Auch im Alltag bei Überkopf-Bewegungen vordere Schulterschmerzen links betont. Bisherige Therapieversuche ohne Erfolg.

DIAGNOSE: Funktionelles Impingement beider Schultern plus Überlastung des Gelenks zwischen Schultereck und Schlüsselbein – dem so genannten AC-Gelenk.

FUNKTIONELLE THERAPIE: nach 6 Therapieeinheiten schmerzfrei, nach 12 Therapieeinheiten wieder voll einsatzfähig. Der Fokus lag auf Rumpfstabilität, Rotationsbeweglichkeit der Brustwirbelsäule sowie Zentrierung des Schultergelenks in der Dynamik.

LEITSYMPTOM: Schmerzen vorne oder hinten im Schultergelenk, betroffen ist häufiger das linke Schultergelenk.

STECKBRIEF: Das Schulterimpingement ist charakterisiert durch ein mechanisch ausgelöstes schmerzhaftes Einklemmen im Schultergelenk. Im Gegensatz zum knöchernen Hüftimpingement sind beim Schulterimpingement meistens Muskeln und Sehnen betroffen.

ANATOMIE: Das Schultergelenk ist ein muskelgesichertes Kugelgelenk mit kleiner Pfanne. Viele Muskeln müssen zusammenspielen, um das Gelenk während des Golfschwungs zentriert zu halten.

BIOMECHANIK: Das Schultergelenk ist beim Golfschwung doppelt gefordert: Der linke Arm muss beim Aufschwung horizontal weit nach rechts geführt werden, dabei wird es eng im Schultergelenk. Zweitens wird der rechte Arm im Schultergelenk stark außenrotiert.

PATHOMECHANIK der golftypischen Schulterprobleme:

1. Auf dem Höhepunkt des Aufschwungs kommt es zum mechanischen Konflikt im vorderen Bereich der linken Schulter; Sehnen, Bänder oder Gelenklippe können mechanisch eingeklemmt werden, mit oder ohne mechanische Überlastung des AC-Gelenks.
2. Umgekehrt kommt es am Ende des Finish zu Problemen im hinteren Bereich der rechten Schulter mit Schmerz, Verspannung oder gar Instabilität.

GOLFTECHNIK: Im Golfsport lassen sich viele Schulterprobleme durch richtige Technik vermeiden:

- Ausreichende Drehbeweglichkeit der Brustwirbelsäule
- Genügend Außenrotation in den Schultergelenken
- Regelmäßiges Dehnen der Schultergelenk-Rückseite
- Beibehaltung der Gelenkzentrierung während Auf- und Durchschwung

THERAPIE & PRÄVENTION: Fehlen Beweglichkeit und Zentrierung im Schultergelenk, rutscht der Kugelkopf während der Bewegung im Schultergelenk nach oben. Es kommt unweigerlich zur mechanischen Irritation von Schleimbeutel und Sehnen. So lässt sich der Bewegungsablauf im Schultergelenk optimieren:

- Aufrichtung des Rundrückens
- Drehbeweglichkeit der Brustwirbelsäule verbessern
- Nach vorne eingerollte Schultern sind mechanisch gesehen Gift fürs Schultergelenk
- 3-D Mobilisierung und Kräftigung des Schultergelenks – insbesondere der Rotation
- Differenzierte Wahrnehmung von Bewegungen im Schultergelenk versus Bewegungen des Schultergürtels
- Vermeiden des Hochziehens der Schultern im Alltag

Schulter-Mobilisierung

ZIEL: Mobilisierung des Schultergürtels

AKTION: Sie sitzen auf einem Stuhl oder Hocker. Legen Sie die linke Hand auf das rechte Schlüsselbein. Die rechte Hand liegt auf dem Oberschenkel. Richten Sie den Blick nach vorne. Heben Sie die rechte Schulter leicht nach oben und »schließen« Sie so das Schlüsselbein, das Schulterdach bewegt sich Richtung Mundwinkel. Entspannen Sie sich dann zurück in die Ausgangsposition und – wichtig – vertiefen Sie die Entspannung und lassen die Schulter darüber hinaus weiter nach unten sinken.

AUFGEPASST: Schulter nicht aktiv nach unten ziehen, Schulterblätter nicht hinten zusammenziehen.

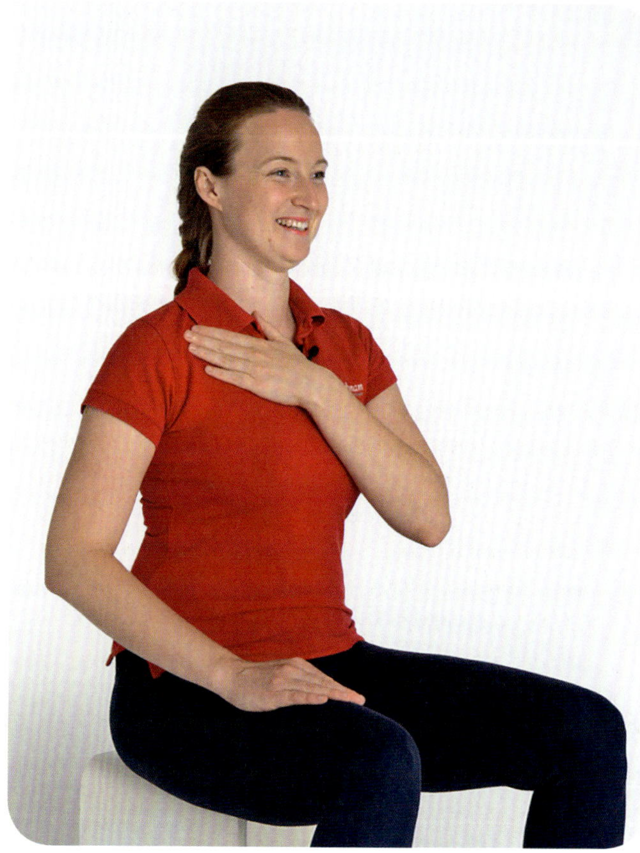

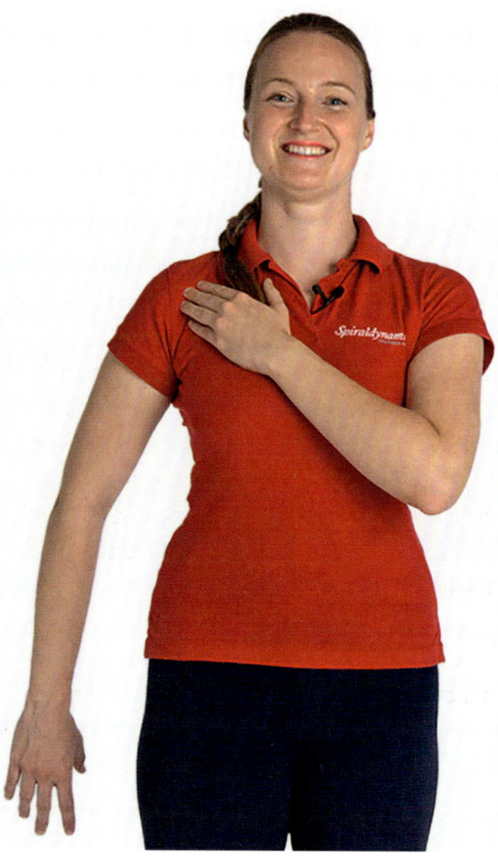

Schulter-Achter

ZIEL: Dreidimensionale Mobilisierung und Zentrierung des Schultergelenks

AKTION: Sie legen im aufrechten Stand Ihre linke Hand auf Ihr rechtes Schlüsselbein, außen auf dessen Ende. Das Schlüsselbein »streckt sich in die Breite«, das Schulterblatt liegt auf den Rippen auf, die Schulter bleibt entspannt und in der Bewegung stabil. Malen Sie jetzt mit der rechten Hand eine Achterfigur in die Luft, der Arm pendelt dabei locker nach vorne und hinten – kombiniert mit Außen- und Innenrotation. Gelenke, Muskeln und Bänder rund ums Schultergelenk werden so dreidimensional mobilisiert.

Anwendung: Abklatschen

ZIEL: Öffnung und Zentrierung der Schultergelenke zur Vermeidung von Blockaden und Schulterimpingement

AKTION: Sie stehen in der Ansprechposition. Die Hände befinden sich etwa auf Schulterhöhe seitlich vom Körper, die Arme sind locker, die Ellbogen leicht gebeugt, die Handflächen sind offen nach vorne gerichtet. Schwingen Sie den linken Arm gestreckt zur rechten Hand hinüber – klatschen Sie ab! Lassen Sie dabei den Oberkörper mitrotieren. Die linke Schulter wird dabei geöffnet und gedehnt. Üben Sie zu beiden Seiten.

AUFGEPASST: Heben Sie die Arme und Schultern nicht an. Ellbogen wie Schultern bleiben unten.

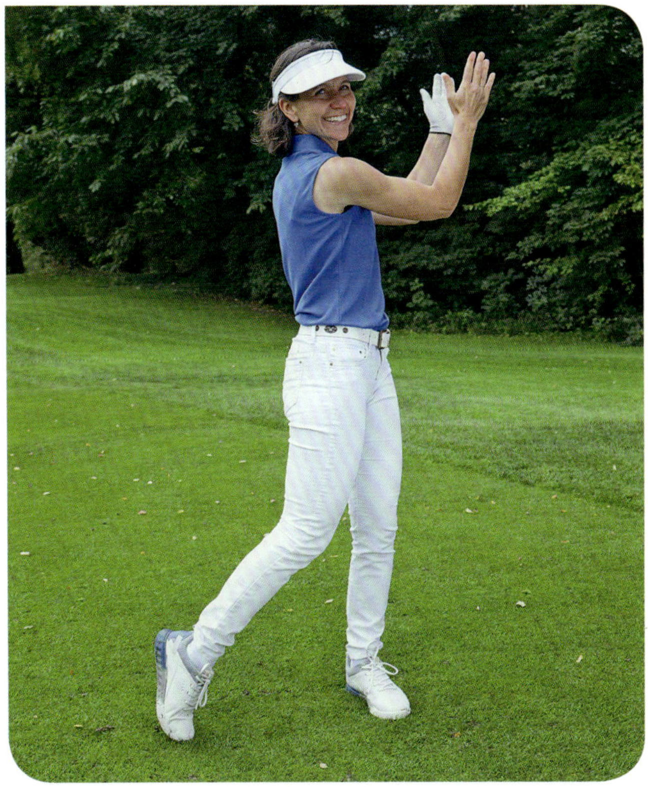

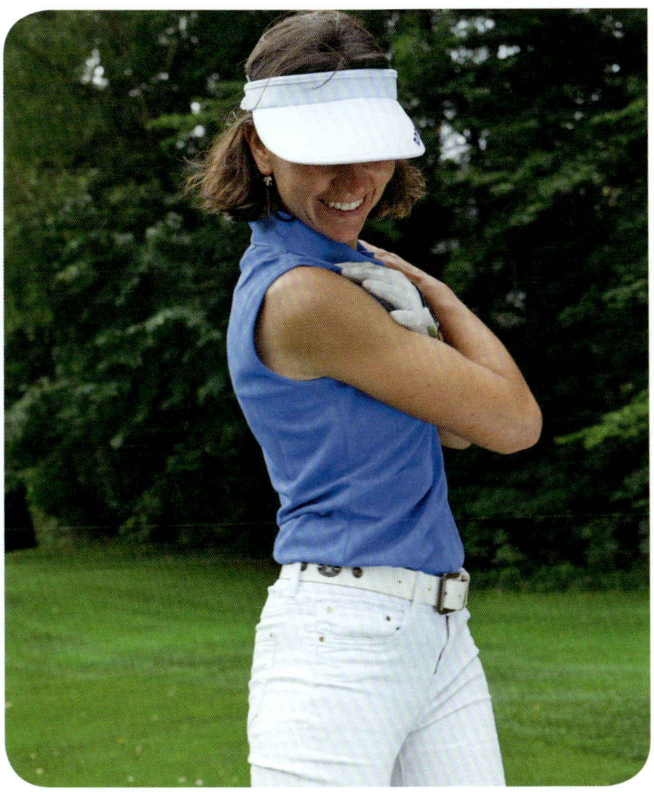

Anwendung: Rumpfdrehung

ZIEL: Schulterentlastung und Abbau von Blockaden dank verbesserter Rumpfrotation

AKTION: Schulterüberlastungen im Golf finden häufig statt, weil die Rumpfrotation nicht ausreichend ist und die Schultern diesen Mangel kompensieren müssen. Mit dieser Übung schaffen Sie Abhilfe. Stehen Sie in der Ansprechposition und kreuzen Sie die Hände vor der Brust. Gehen Sie in die Aufschwungsrotation mit der entsprechenden Gewichtsverlagerung auf das rechte Bein. Vollführen Sie die Durchschwungrotation mit der Gewichtsverlagerung nach links.

AUFGEPASST: Heben Sie Arme, Ellbogen und Schultern nicht an, dies blockiert die Schultergelenke.

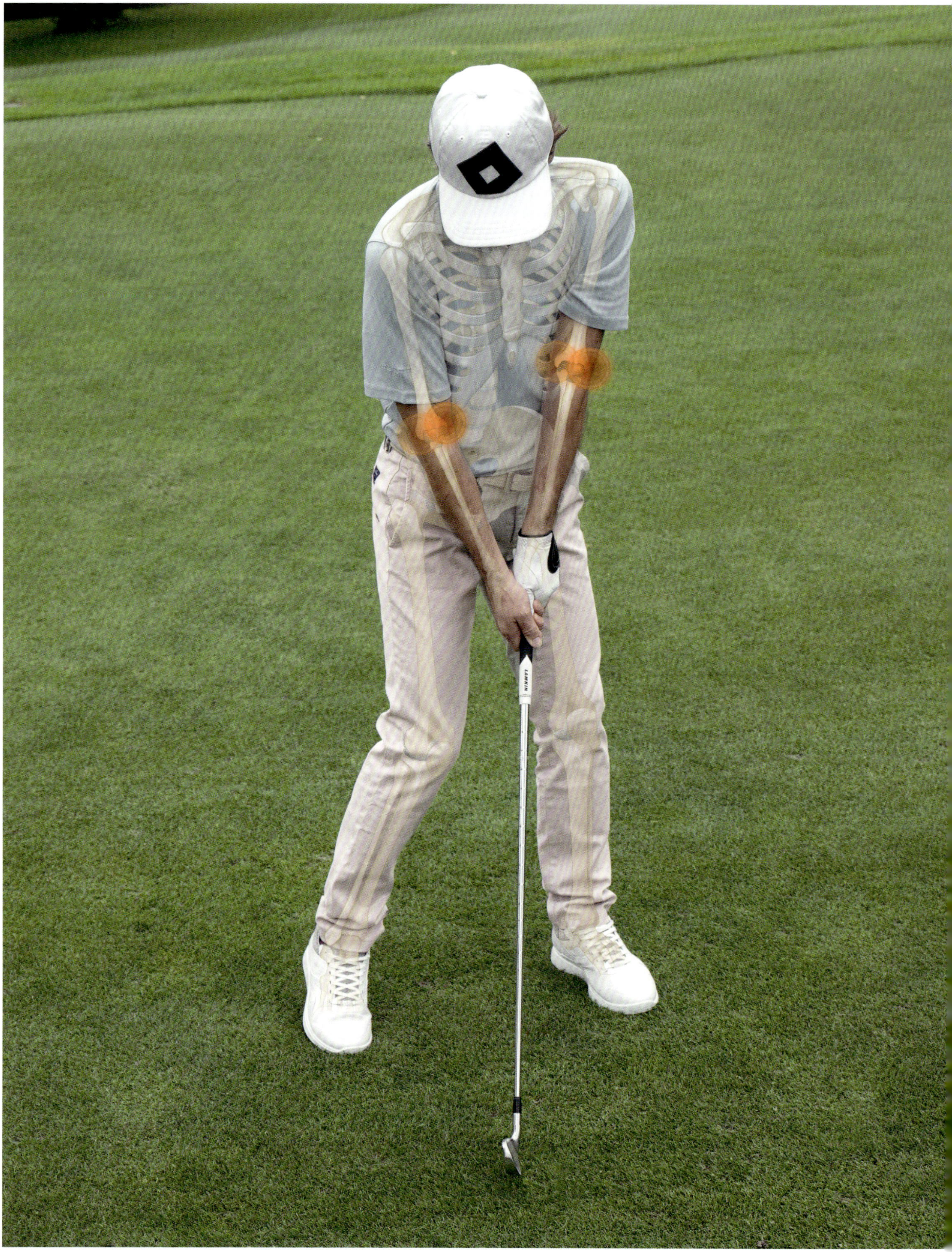
LAMKIN

7 Ellbogenschmerzen

GOLFSPEZIFISCH: Golfer-Ellbogen auf der Innen- und Außenseite

BEISPIEL: Johanna, 52, begeisterte Anfängerin. Hat einmalig heftig den Boden statt den Ball getroffen, seither Schmerzen im rechten Ellbogen.

DIAGNOSE: Typischer Golfer-Ellbogen – akute Verletzung auf der Innenseite und chronische Überlastung auf der Außenseite.

FUNKTIONELLE THERAPIE: Nach 10 Therapieeinheiten nur noch leichte Beschwerden im rechten Ellbogen. Der Fokus der Therapie lag – neben der lokalen Behandlung – auf einer sauberen Schwungtechnik.

LEITSYMPTOM: Schmerzen auf der Innen- beziehungsweise auf der Außenseite des Ellbogens.

STECKBRIEF: Bei Überlastung durch zu intensives Spielen treten Schmerzen vor allem auf der Außenseite des Ellbogens auf: Durch repetitive Fehlbelastung kommt es zu einer chronischen Sehnenansatz-Entzündung. Verletzungen durch Schläge in den Boden hingegen betreffen meist die Innenseite des Ellbogens.

ANATOMIE: Das Ellbogengelenk ist ein Dreh-Scharniergelenk. Auf der Außen- wie auf der Innenseite gibt es eine Knochenvorwölbung, an welcher die Unterarmmuskeln ihren Ursprung haben. Die Streckmuskulatur entspringt auf der Außenseite, die Beugemuskulatur auf der Innenseite.

BIOMECHANIK: Beim Aufschwung wie beim Durchschwung findet im Ellbogen eine Kombination von Beuge-Streckbewegung plus Rotation statt. Am Höhepunkt des Aufschwungs leistet die Streckmuskulatur aktiv Haltearbeit, kurz vor dem Treffpunkt ist die Beugemuskulatur aktiv und bringt das Handgelenk kraftvoll in Richtung Nullstellung.

PATHOMECHANIK: Zu Verletzungen im Ellbogen kommt es, wenn statt des Balles der Boden getroffen wird. Das abrupte Abbremsen des Golfschlägers führt zu Verletzungen des Handgelenks und des Ellbogens – bevorzugt auf der Innenseite. Chronische Überlastungen manifestieren sich hingegen vor allem auf der Außenseite des Ellbogens. Ursachen hierfür sind zu intensive Spielpraxis, eine zu feste oder falsche Grifftechnik, manchmal ist ein rutschiger Griff die Ursache.

GOLFTECHNIK: Fehlende Mobilität der Hüftgelenke, der Brustwirbelsäule oder der Schultergelenke beziehungsweise fehlende Stabilität im Kreuz, Nacken oder in den Handgelenken führen zu Korrekturbewegungen am Ende der Bewegungskette. Betroffen sind meist der Ellbogen und die Handgelenke:

- Ein gut getimtes und beherztes »Release« schont die Ellbogengelenke.
- Stimmt die Schwungtechnik – Beinarbeit, Rumpfrotation und Arme in der Schwungebene –, erübrigen sich Korrekturbewegungen von Ellbogen und Handgelenk.
- Der Schlag in den Boden statt auf den Ball birgt ein erhebliches Verletzungspotenzial für Handgelenk und Ellbogen.

THERAPIE & PRÄVENTION: Der Fokus liegt auf einer optimalen Schwungtechnik:

- Korrekte Armstellung am Ende des Aufschwungs: Der linke Arm ist gestreckt, der rechte Ellbogen zeigt nach unten.
- Beim Durchschwung Einhalten der Schwungebene, insbesondere keine Veränderung des Neigungswinkels des Oberkörpers
- Ausreichend Rotationsbeweglichkeit in beiden Schultergelenken
- Das »Release« üben, den Golfschläger vor dem Treffmoment »loslassen« können.

Armtwister

ZIEL: Quermobilisierung der Weichteile des Unterarms

AKTION: Sie sitzen aufrecht auf einem Stuhl oder Hocker, der rechte Arm befindet sich im Ellbogen gebeugt vor dem Körper. Die andere Hand greift den Unterarm knapp unterhalb des Ellbogens. Drehen Sie die rechte Handfläche von oben nach unten. Mit der linken Hand vollführen Sie die Gegenbewegung und drehen den Arm quer in die Gegenrichtung. Mobilisieren Sie so rhythmisch die Weichteile des Unterarms von Ellbogen bis Handgelenk. Gönnen Sie sich zwischendurch kurze Pausen. Dann wechseln Sie die Drehrichtung: Handfläche von unten nach oben und mobilisieren Sie wieder quer in die Gegenrichtung.

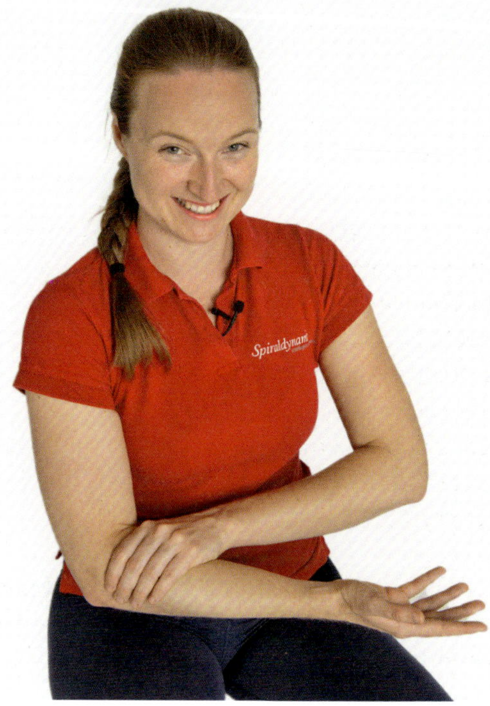

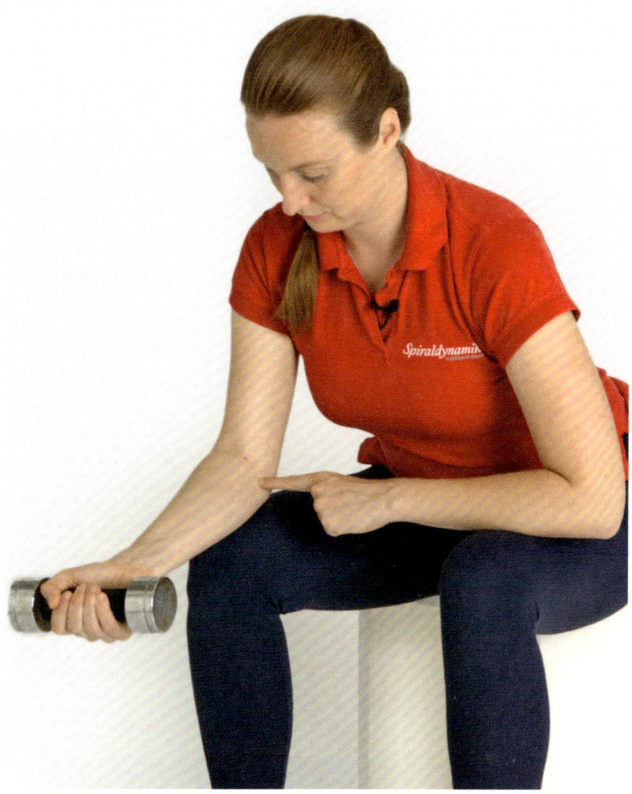

Golfer-Ellbogen-Booster

ZIEL: Exzentrische Belastung der Unterarmmuskulatur

AKTION: Sitzend, ein Ellbogen ruht auf dem Knie, die Hand hält eine Hantel. Die freie Hand platzieren Sie unter die Hantelhand. Drücken Sie das Gewicht der Hantel nach oben, die Hand mit der Hantel bleibt dabei passiv. Lassen Sie jetzt die Hantel langsam absinken. Hierbei spannt und dehnt sich die Unterarmmuskulatur vom Handgelenk bis zur Innenseite des Ellbogens (wie im Bild gezeigt). Es sind genau diese Muskeln, die bei Golfern häufig Ellbogenschmerz auslösen. Machen Sie die Übung auch analog umgekehrt mit nach oben weisendem Handrücken.

AUFGEPASST: Lassen Sie beim Absinken das Handgelenk nicht nach unten fallen.

Anwendung: Ellbogen-Flattern verboten

ZIEL: Koordination der Ellbogenbewegung beim Auf- und Durchschwung

AKTION: Viele Golfspieler heben den rechten Ellbogen beim Aufschwung zu stark und überlasten so Schulter und Ellbogen. Diese Übung kann helfen: Legen Sie eine kleine Elastikband-Schlaufe um Ihre Arme oberhalb der Ellbogen. Führen Sie vor dem Körper die Aufschwungsbewegung aus. Das Band hält die Ellbogen zusammen und vermittelt Ihnen das Gefühl, wie es sein sollte. Ihre Wahrnehmung für die richtige Ellbogenhaltung verbessert sich so.

AUFGEPASST: Gehen Sie bei dieser Übung beim Aufschwung nicht über die Brusthöhe hinauf, denn ab dieser Höhe müssen sich die Ellbogen trennen können.

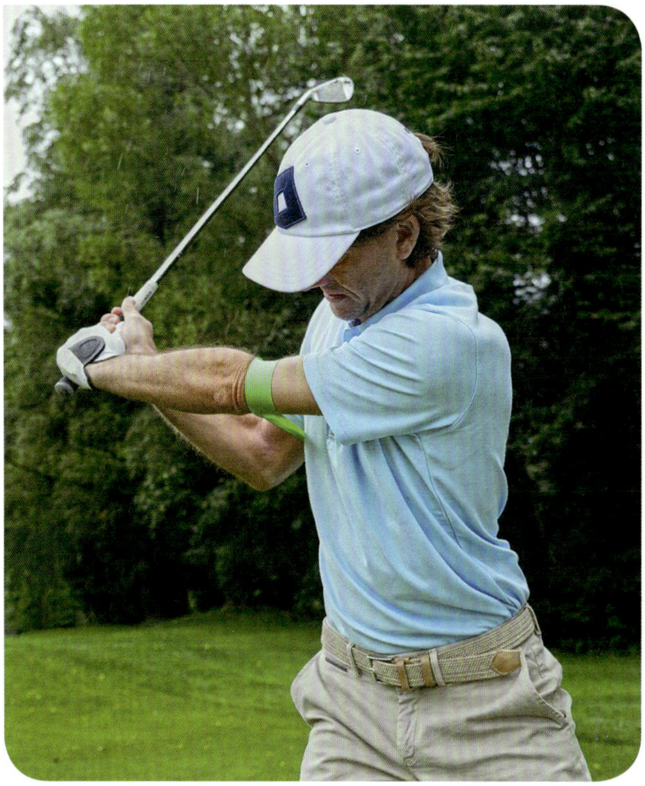

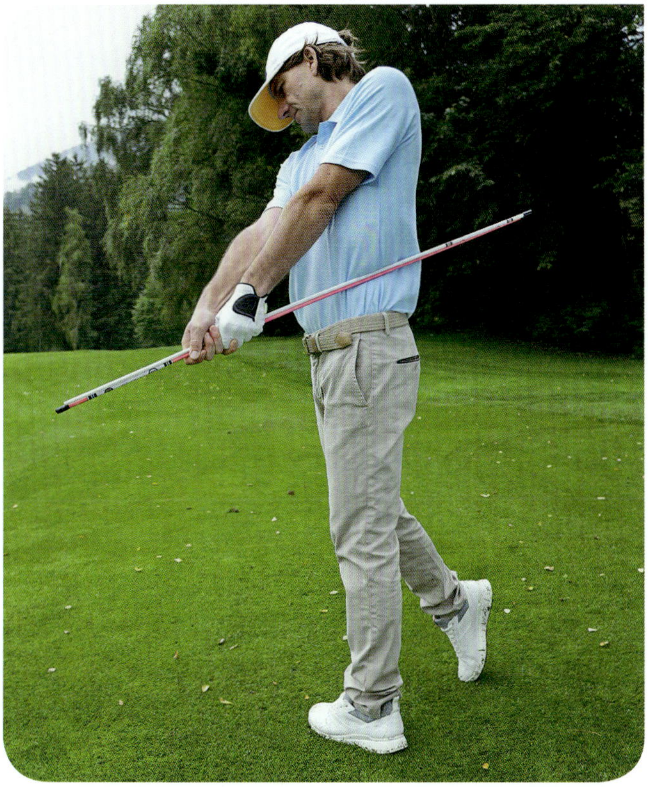

Anwendung: Ellbogen schmerzfrei!

ZIEL: Korrektur der Handgelenks- und Ellbogenaktivität

AKTION: Zu aktive und zu lockere Handgelenke können dazu führen, dass diese in der Schwungbewegung abknicken und der Ball »gelöffelt« wird, was Ellbogenschmerzen verursacht. Dagegen hilft diese Übung. Nutzen Sie dazu einen längeren dünnen Stab (Alignment Stick). Greifen Sie ihn in der Mitte und positionieren Sie ihn an Ihre linke Hüfte. Führen Sie Ihre Golfschwungbewegung aus. Beim Durchschwung wird das obere Ende des Stabes an Ihrer Flanke arretieren und bremst so eine übermäßige Handgelenkbewegung aus.

AUFGEPASST: Widerstehen Sie beim Golfschwung konsequent der Versuchung, »Löffeln« zu wollen. Hand- und Ellbogengelenke werden es Ihnen danken.

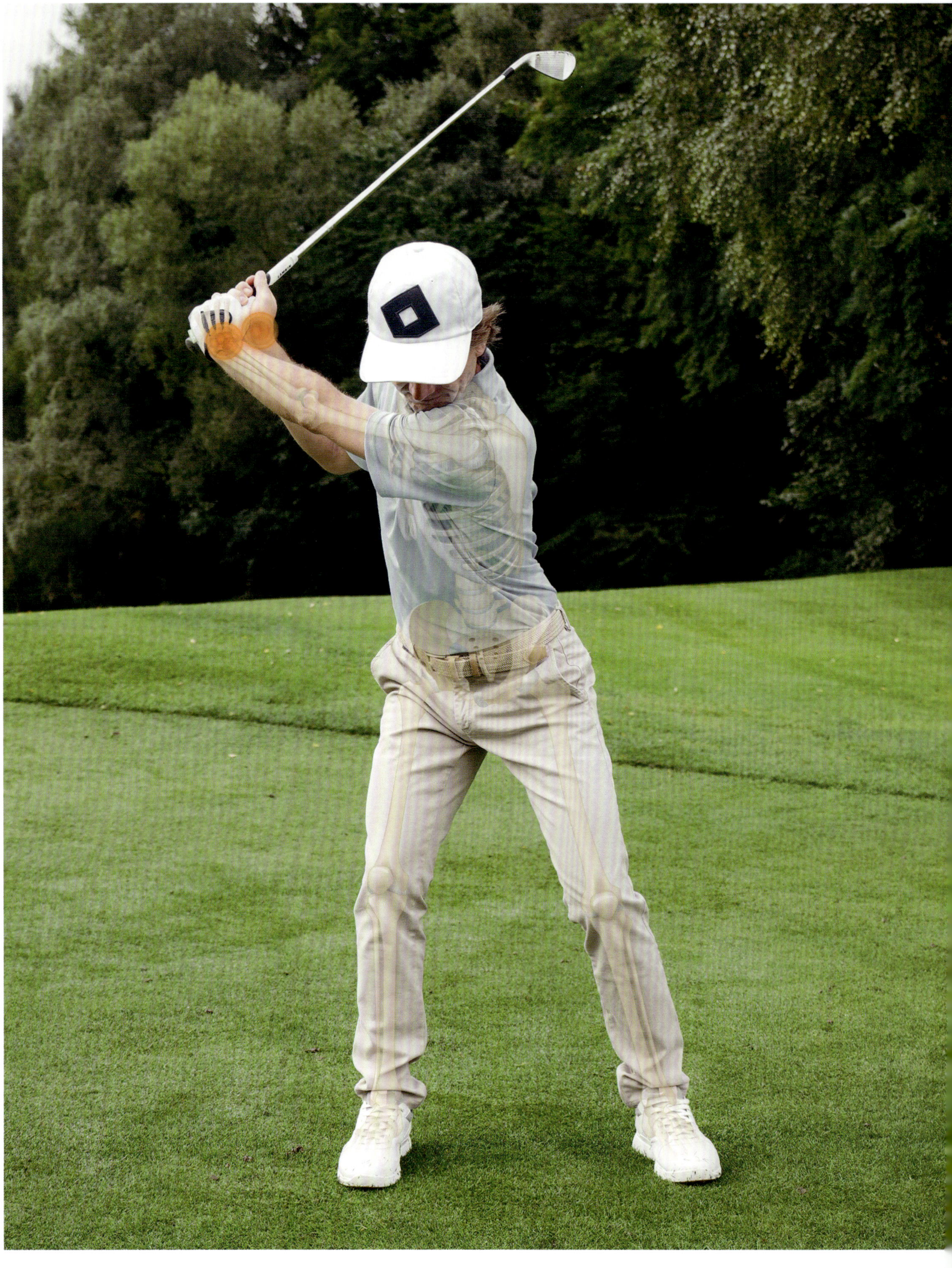

8

Handgelenkschmerzen

GOLFSPEZIFISCH: Arthrose im Handgelenk und im Daumen-Sattelgelenk

BEISPIEL: Karl, 82, Golf-Veteran. Beschwerden an beiden Handgelenken sowie rechts im Bereich des Daumens.

DIAGNOSE: Arthrose beider Handgelenke und beider Daumen-Sattelgelenke (Rhizarthrose).

FUNKTIONELLE THERAPIE: Nach einem Dutzend Therapieeinheiten funktioneller Ergotherapie freut sich Karl, dass er die 9-Loch-Runde mit minimalen Beschwerden bewältigen kann.

LEITSYMPTOM: Belastungsabhängige Schmerzen im Bereich der Handgelenke und der Daumen-Sattelgelenke

STECKBRIEF: Arthrose ist eine normale Alterserscheinung. Meist ist es die Entzündung im arthrotisch veränderten Gelenk, welche zu Schmerzen führt – es kommt zur aktivierten Arthrose. Diese Aktivierung hat eine mechanische Komponente (Fehlbelastung) und eine metabolische Komponente (Ernährung, Stoffwechsel). Neben der Arthrose können auch Überlastungen der Sehnen, Bänder und Knochen zu Handgelenkbeschwerden führen.

ANATOMIE: Das Handgelenk ist ein zweireihiges Gelenk. Speiche und Ellen bilden eine eiförmige Gelenksmulde, in welcher sich die Handwurzel dreidimensional bewegen kann. Eine zweite Gelenksreihe ermöglicht dem Handgewölbe seine plastische Beweglichkeit. Das Daumenwurzelgelenk ist ein Sattelgelenk, chronische Rotationsfehlstellungen des Daumens schädigen den empfindlichen Gelenkknorpel.

BIOMECHANIK: Während des Golfschwungs finden relativ große Bewegungen im Handgelenk statt. Diese umfassen Beugung und Streckung, Seitneigung zur Speiche und zur Elle hin sowie Rotation um die Unterarmlängsachse. Im Treffmoment muss die Handgelenksstellung stimmen, ansonsten sind Überlastungen und Verletzungen vorprogrammiert.

PATHOMECHANIK: Wichtigste Verletzungsursache für die Handgelenke ist das abrupte Abbremsen beim Treffmoment – wenn beispielsweise der Boden statt des Balls getroffen wird. Durch repetitive Überlastung und Mikroverletzungen kommt es zu Sehnenbeschwerden mit Entzündungen oder Schädigungen der Sehne. Selten kommt es zu schnappenden Sehnen oder Stressfrakturen.

GOLFTECHNIK: Der Griff muss stimmen! Ein instabiler oder verdrehter Griff ruiniert die Leistung und die Gesundheit. Genau wie beim Ellbogen geht es darum, im Treffmoment alle Körperteile zu synchronisieren:

- Während des Aufschwungs führen die Handgelenke den Golfschläger aktiv in seine Endstellung und positionieren die Schlagfläche.
- Gleiches gilt nach dem Treffmoment: Die Handgelenke führen den Golfschläger aktiv ins Finish.
- Was für den Ellbogen stimmt, stimmt auch fürs Handgelenk: Beinarbeit, Rumpfrotation und Arme in der Schwungebene sind entscheidend.

THERAPIE & PRÄVENTION:

- Optimierung der Schwungtechnik
- Stabiler Griff mit Daumen und Kleinfinger
- »Release« kurz vor dem Treffmoment üben
- Alltag als Übung: Mittelfinger in Verlängerung des Unterarms, Handrücken leicht nach oben gewinkelt; Ergreifen von Gegenständen mit Opposition zwischen Daumen und Kleinfinger
- Unterarmmuskulatur gezielt kräftigen

Handgelenkstwister

ZIEL: Mobilisierung des Handgelenks um die Unterarm-Längsachse

AKTION: Sie halten den rechten Arm mit leicht angewinkeltem Ellbogen vor dem Körper. Drehen Sie die Handfläche und damit den Unterarm rhythmisch abwechselnd nach oben und unten. Die linke Hand führt die Drehbewegung: Sie umgreift die rechte Hand bei nach oben schauender Handfläche von unten, Fingerspitzen auf der Daumenseite. So kann sie kräftig zugreifen und das Handgelenk in die Drehung mobilisieren. Dann umgekehrt: Rechte Handfläche nach unten, mit festem Griff wird die die Drehung in die andere Richtung unterstützt.

AUFGEPASST: Knicken Sie das Handgelenk nicht ab.

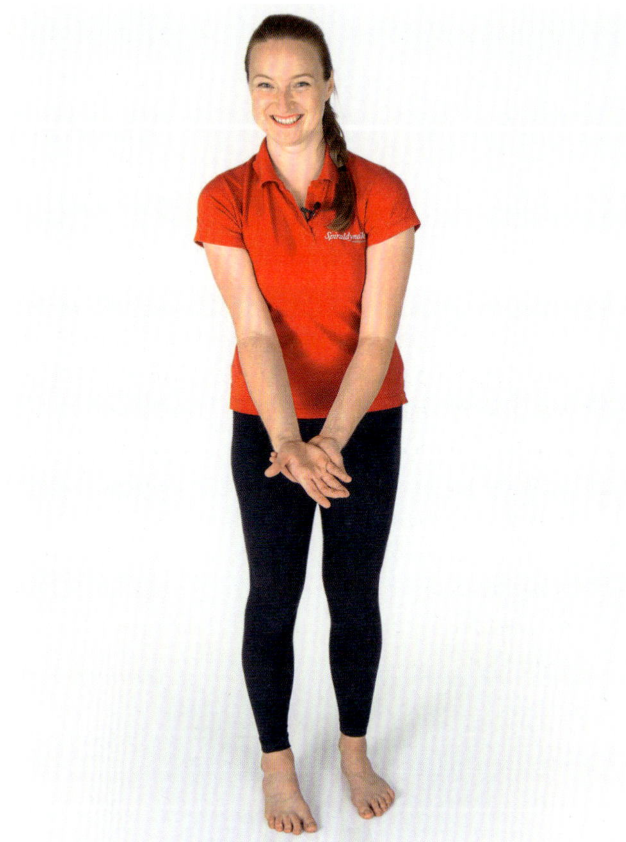

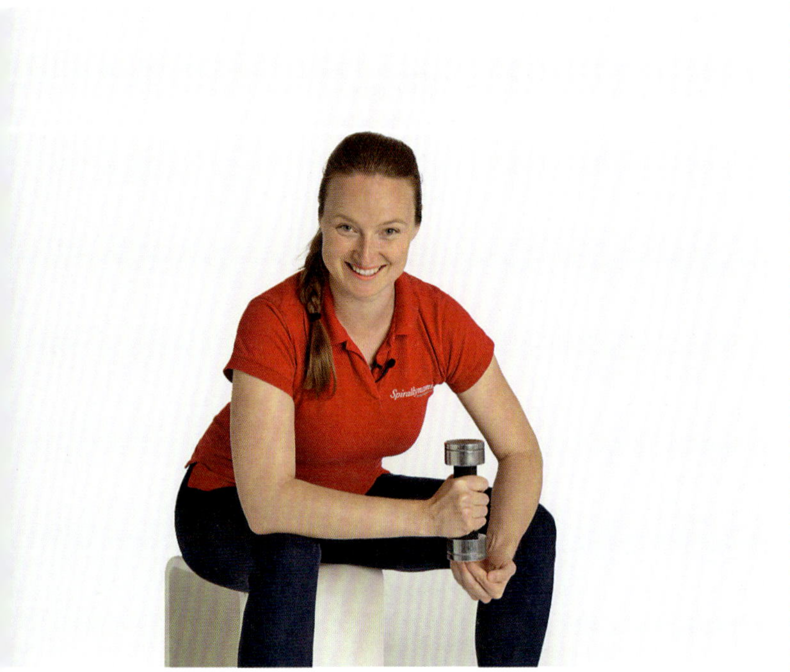

Handgelenks-Hantel-Heben

ZIEL: Kräftigung der Handgelenksmuskulatur

AKTION: Sie halten sitzend eine Hantel senkrecht in der Hand, der Ellbogen ruht auf dem Knie. Greifen Sie mit der anderen Hand die Unterkante der Hantel. Der Unterarm steht diagonal vor dem Körper. Das Handgelenk befindet sich in neutraler Stellung. Heben Sie die Hantel mit der linken Hand an. Nehmen Sie sie dann weg, die rechte Hand hält die Hantel. Jetzt die Hantel langsam und kontrolliert absenken, die Muskulatur bremst und kontrolliert den Abwärtsweg.

AUFGEPASST: Lassen Sie die Hantelhand nicht einfach nach unten fallen. Der Abwärtsweg muss kontrolliert erfolgen.

Anwendung: Greifen Sie zu

ZIEL: Korrekter Griff mit beiden Händen

AKTION: Halten Sie den Schläger in der linken Hand neben dem Körper. Umfassen Sie den Griff am Ende mit Mittel-, Ring- und Kleinfinger, der Daumen liegt oben auf dem Griff. Heben Sie nun den Schläger an und greifen Sie mit der rechten Hand beherzt zu. Der kleine Finger kommt zwischen linkem Zeige- und Mittelfinger zu liegen, der rechte Ring- und Mittelfinger greifen zu. Der rechte Daumen liegt seitlich auf dem Griff. Das von Daumen und Zeigefinger geformte V beider Hände zeigt zur rechten Schulter.

AUFGEPASST: Verdrehen Sie nicht das Handgelenk, mit den Daumen kein »Faustgriff«.

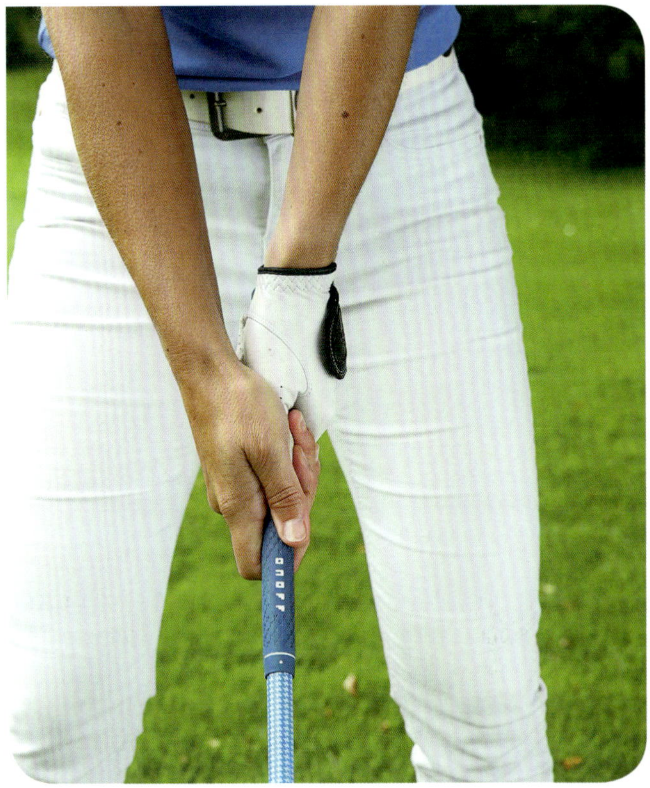

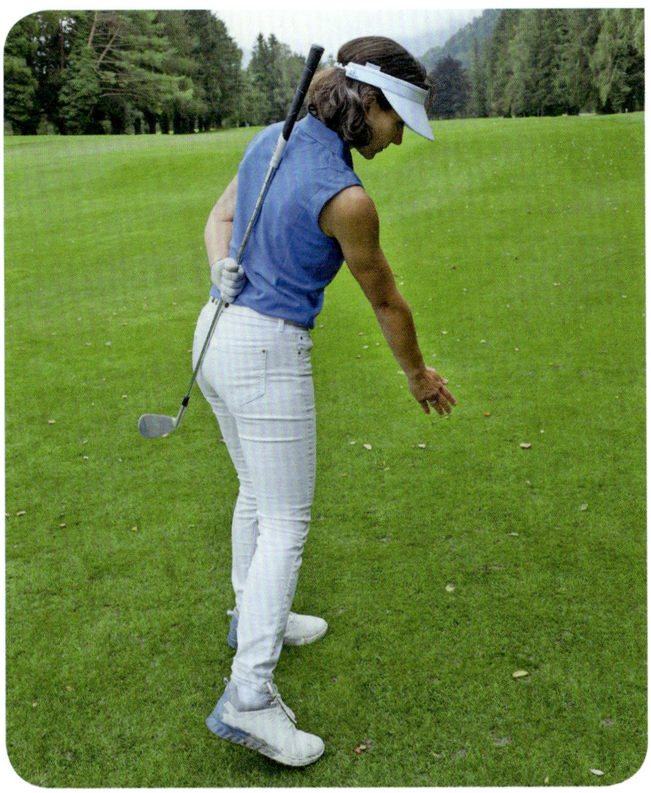

Anwendung: Heile Handgelenke

ZIEL: Vermeidung von Verletzungen im Handgelenk

AKTION: Verletzungen im Handgelenk werden oft durch Schläge in den Boden ausgelöst. Die Ursache liegt in der Instabilität des Oberkörpers während des Golfschwungs. Der Oberkörper verliert seinen Neigungswinkel und der Schlägerkopf kommt zu früh auf den Boden anstatt durch den Ball. Um dieses zu vermeiden, muss der Oberköper vom Aufschwung bis nach dem Treffmoment seinen Neigungswinkel konstant beibehalten. Auch die Knie müssen die Höhe der Bewegung stabil halten. So kommt der Golfschlägerkopf auf den Ball anstatt in den Boden.

AUFGEPASST: Auch hier spielen die richtige Schaftlänge und Schaftstärke eine wichtige Rolle.

Service

Glossar

Ansprechposition (Set-up): Position, welche der Golfer vor dem Aufschwung zum Ball einnimmt: schulterbreiter Stand, Oberkörper leicht nach vorne geneigt, Beine gebeugt, Ball vor sich liegend.

Aufschwung: Ausholbewegung, mit welcher der Golfer zum Golfschwung ausholt, um Rotationsenergie aufzubauen. Folgt auf die Ansprechposition. Körperliche Merkmale sind Gewichtsverlagerung, Rumpfrotation; technische Merkmale sind z. B. Bewegung des Schlägers an der Schwungebene und Ausrichtung der Schlagfläche.

Axiale Stabilität: Stabilisierung der (Lenden-)Wirbelsäule in Längsrichtung, um unnötige Biegespannungen zu vermeiden – möglichst ohne Hohlkreuz und ohne Rundrücken

Beinspirale: Das Kniegelenk ist ein Drehscharniergelenk, es ermöglicht Beuge-Streckbewegungen kombiniert mit Drehbewegungen. Knochen, Muskeln, Nerven und Kreuzbänder sind spiralig angeordnet, weshalb vereinfacht, aber korrekt von einer »Beinspirale« gesprochen wird.

Dorsalflexion: Bewegung im oberen Sprunggelenk mit Annäherung von Fußrücken und Unterschenkel zueinander. Beispiel: tiefe Hocke

Durchschwung: Hauptbewegung des Golfschwungs, welche in der Endposition des Aufschwungs beginnt, durch den Treffpunkt geht und im Finish endet. Körperliche Merkmale: Gewichtsverlagerung und Rumpfrotation; technische Merkmale sind z. B. Schwungebene und Position der Schlagfläche zum Ball im Treffmoment.

Finish: Teilbewegung des Golfschwungs, folgt auf den Durchschwung und stellt das Ende des Golfschwungs dar. Körperliche Merkmale sind z. B. axiale Stabilität der Wirbelsäule; technische Merkmale sind z. B. die Position des Schlägers.

Längsspannung: aktive Verlängerung der Wirbelsäule – möglichst ohne Hohlkreuz und ohne Rundrücken. Beispiel: sich im Sitzen maximal zum Sitzriesen aufrichten.

Leitmuskeln: Muskeln der Arme und Beine, deren Hauptaufgabe die Koordination der Drehrichtungen im Ellbogen- bzw. Kniegelenk ist. Beispiel: Der Schneidermuskel (Musculus sartorius) beugt Hüft- und Kniegelenk, gleichzeitig rotiert er den Oberschenkel im Hüftgelenk nach außen und den Unterschenkel im Kniegelenk nach innen.

Plantarflexion: Bewegung im oberen Sprunggelenk mit Entfernung von Fußrücken und Unterschenkel. Beispiel: Zehenstand

Pronation: Drehbewegung des Unterarms mit Handfläche nach unten (Gegenstück zu Supination)

Schwungebene: bezeichnet eine imaginäre Ebene, auf welcher sich der Schläger während des Schwungs (Aufschwung und Durchschwung) idealerweise abweichungsfrei befindet

Spiraldynamik: wissenschaftliches Bewegungs- und Therapiekonzept, basierend auf den evolutionsbiologischen, anatomisch-biomechanischen Grundlagen des menschlichen Körpers. Eine Art »Gebrauchsanweisung« für den eigenen Körper

Supination: Drehbewegung des Unterarms mit Handfläche nach oben (Gegenstück zu Pronation)

Treffpunkt (impact): Der Treffpunkt/Treffmoment bezeichnet räumlich den Ort bzw. zeitlich den Moment, in welchem der Schlägerkopf auf den Ball trifft. Treffpunkt/Treffmoment entscheiden darüber, wie der Ball fliegt oder rollt. Technische Merkmale sind z. B. die Geschwindigkeit des Schlägerkopfes, die Stellung der Schlagfläche zum Ball oder der Eintreffwinkel

Triple Extension: gleichzeitige Streckbewegung in Hüft-, Knie- und Sprunggelenken. Beispiel: von der Ansprechposition/Hocke ins Stehen mit gestreckten Beinen

Triple Flexion: gleichzeitige Beugebewegung in Hüft-, Knie- und Sprunggelenken. Beispiel: vom Stehen in die Ansprechposition/Hocke

Stichwortverzeichnis

Empfehlungen von Dr. Christian Larsen, Petra Zbuzkova und Mario Caligari

Literatur

Hochmuth D (Hrsg.). Golf-Physiotherapie. 2015; Thieme

Larsen C. Die Zwölf Grade der Freiheit: Spiraldynamik. Kunst und Wissenschaft menschlicher Bewegungskoordination. 3. Aufl.; 2007; Via Nova

Larsen C, Larsen C, Hartelt O. Körperhaltungen analysieren und verbessern: look@yourself – work@yourself. 2008; TRIAS

Larsen C, Miescher B. Spiraldynamik® – schmerzfrei und beweglich: Die besten Übungen für den ganzen Körper. 2. Aufl.; 2020; TRIAS

Martino R, Wade D. The PGA Manual of Golf: The Professional's Way to Learn and Play Better Golf. 2002; Grand Central Publishing

PGA of America. PGA Teaching Manual. The Art and Science of Golf Instruction. 1990; Greenstone Rabasca Roberts/Weston Ganoff Marini

Weblinks Spiraldynamik

2-Minuten-Erklärvideo:
https://www.youtube.com/watch?v=9ZRANUe7ckM
(Zugriff: 22.07.2021)

Therapeuten-Netzwerk:
https://www.spiraldynamik.com/de/kontakt/therapie/index.html
(Zugriff: 22.07.2021)

Akademie:
https://www.spiraldynamik.com/de/kurse/weiterbildung/basic.html
(Zugriff: 22.07.2021)

Med Center Zürich:
https://www.spiraldynamik.com/de/medcenter/standorte/zuerich.html
(Zugriff: 22.07.2021)

Weblinks Bad Ragaz

Golfclub Bad Ragaz:
www.golfclubbadragaz.ch

Grand Resort Bad Ragaz:
www.grandresortbadragaz.ch

Kontakt zu den Autoren

Christian Larsen:
christian.larsen@spiraldynamik.com

Petra Zbuzkova:
petra.zbuzkova@spiraldynamik.com

Mario Caligari:
mario.caligari@gmail.com

Bibliografische Information der Deutschen Nationalbibliothek
Die Deutsche Nationalbibliothek verzeichnet diese Publikation in der Deutschen Nationalbibliografie; detaillierte bibliografische Daten sind im Internet über http://dnb.d-nb.de abrufbar.

Programmplanung: Celestina Filbrandt
Projektmanagement: Kathrin Hage
Redaktion: Julia Jochim
Bildredaktion: Christoph Frick

Umschlaggestaltung: © Thieme
Layout: CYCLUS · Visuelle Kommunikation, Stuttgart

Bildnachweis:
Umschlagmotiv und Bild S. 3: Claudia Larsen, Zürich (Fotografie); Karl Wesker (Zeichnung)
Fotos: Claudia Larsen, Zürich
Zeichnungen: Martin Hoffmann, Neu-Ulm

1. Auflage 2022

TRIAS Verlag in Georg Thieme Verlag KG
Rüdigerstraße 14, 70469 Stuttgart, Germany
www.trias-verlag.de

Printed in Germany

Satz: Fotosatz Buck, Kumhausen
Repro: LUDWIG:media gmbh, Zell am See (Österreich)
Druck: Westermann Druck Zwickau GmbH, Zwickau

Gedruckt auf chlorfrei gebleichtem Papier

ISBN 978-3-432-11440-8 1 2 3 4 5 6

Auch erhältlich als E-Book:
eISBN (ePub) 978-3-432-11441-5

TRIAS, einer der führenden Ratgeberverlage im Bereich Gesundheit, gehört zur Thieme Gruppe, marktführender Anbieter medizinischer Fachinformationen und Services. Anspruch der Thieme Gruppe ist es, den im Gesundheitswesen tätigen Berufsgruppen sowie allen an Gesundheit Interessierten genau die Informationen und Angebote bereitzustellen, die sie in einer bestimmten Arbeitssituation oder Lebensphase benötigen. Durch die hohe Qualität und zielgruppenspezifische Relevanz der angebotenen Leistungen bereitet Thieme den Weg für eine bessere Medizin und mehr Gesundheit im Leben.

Thieme

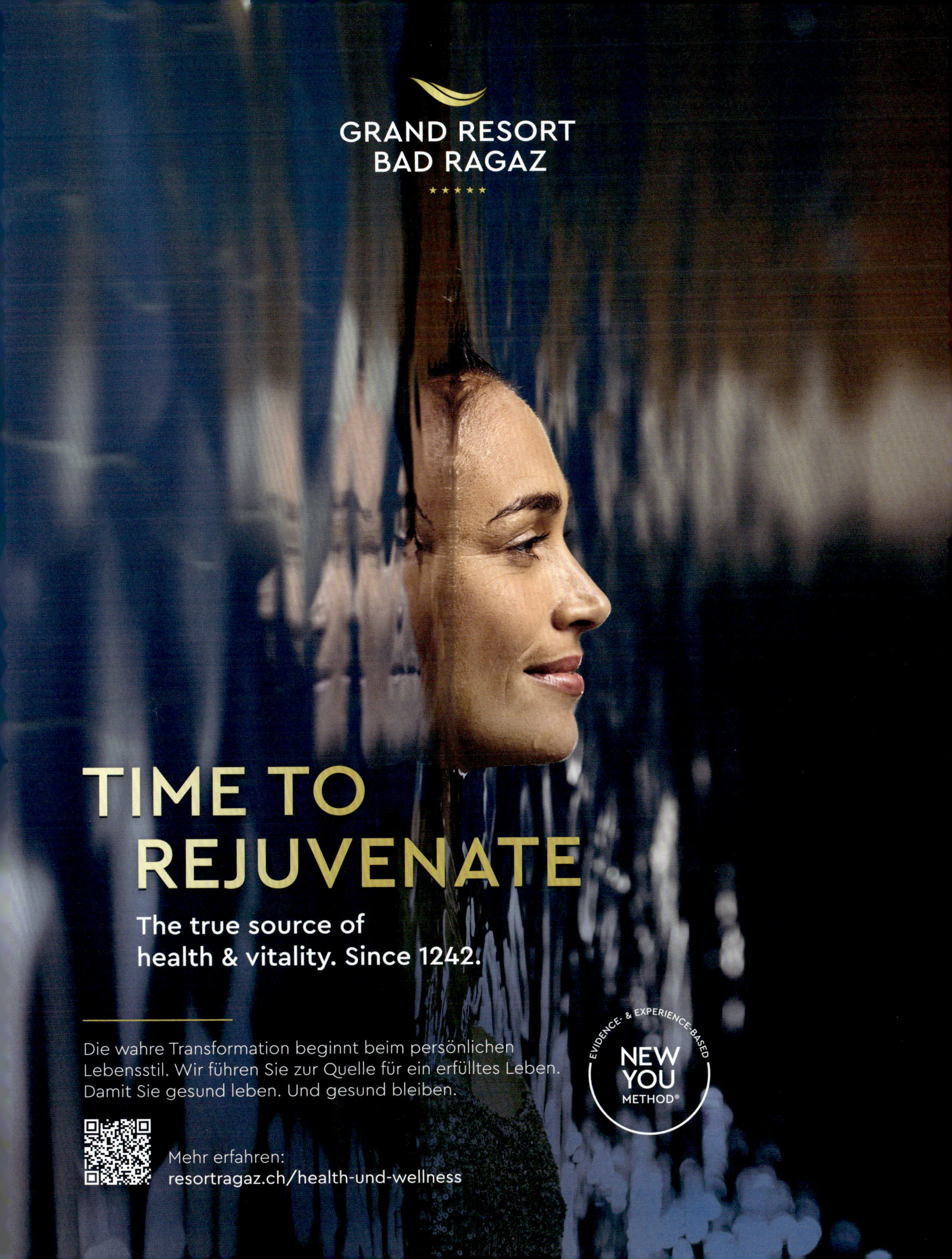
GRAND RESORT
BAD RAGAZ
TIME TO
REJUVENATE
The true source of
health & vitality. Since 1242.
Die wahre Transformation beginnt beim persönlichen
Lebensstil. Wir führen Sie zur Quelle für ein erfülltes Leben.
Damit Sie gesund leben. Und gesund bleiben.
EVIDENCE- & EXPERIENCE-BASED
NEW
YOU
METHOD®
Mehr erfahren:
resortragaz.ch/health-und-wellness

... mehr Spiraldynamik®

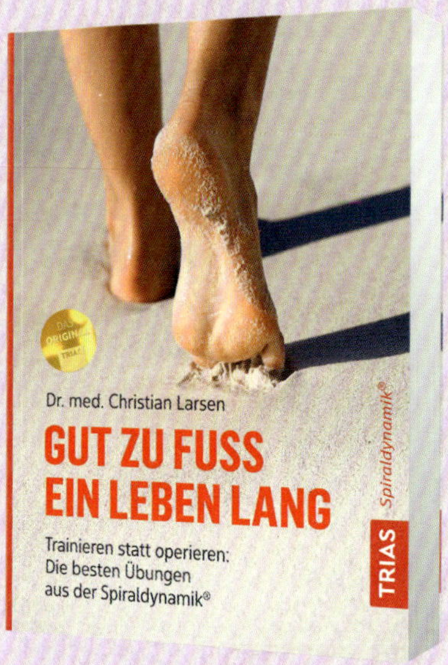

Christian Larsen
Gut zu Fuß ein Leben lang
€ 19,99 [D] / € 20,60 [A]
ISBN 978-3-432-10910-7

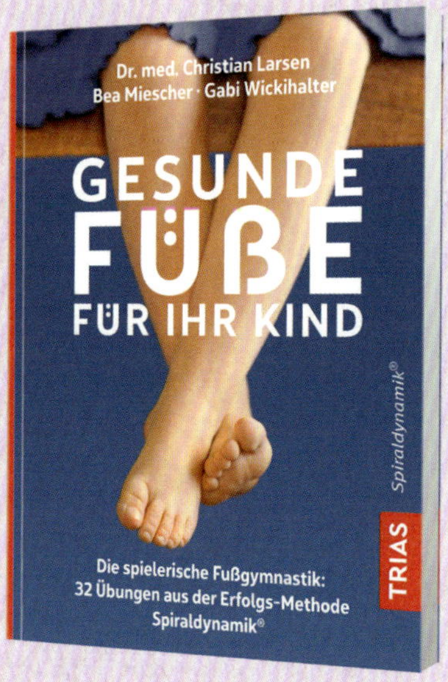

Christian Larsen
Gesunde Füße für Ihr Kind
€ 16,99 [D] / € 17,50 [A]
ISBN 978-3-432-11250-3

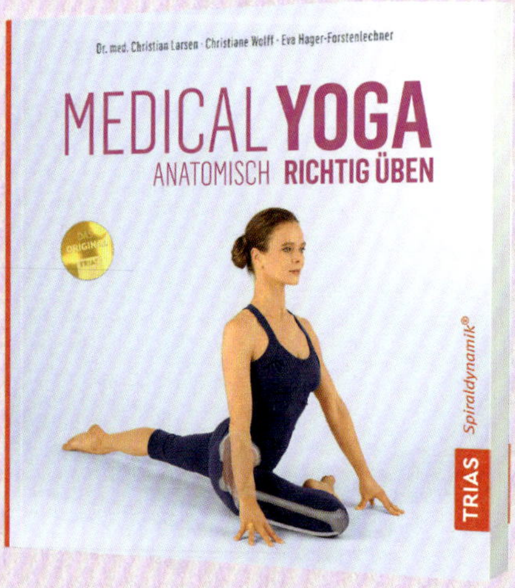

Christian Larsen
Medical Yoga
€ 24,99 [D] / € 25,70 [A]
ISBN 978-3-432-10767-7

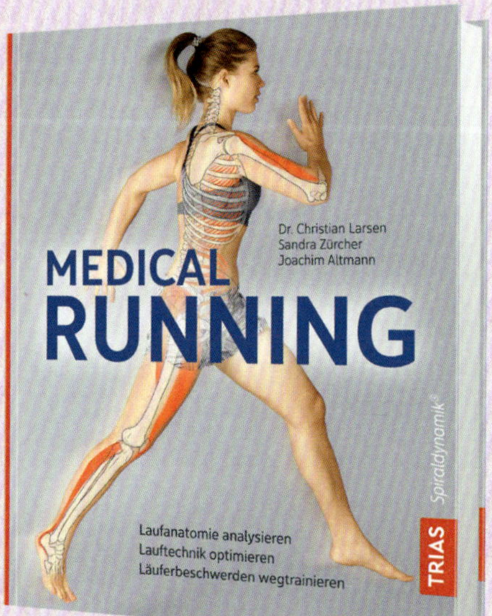

Larsen/Zürcher/Altmann
Medical Running
€ 29,99 [D] / € 30,90 [A]
ISBN 978-3-432-10584-0

Stand 2/2021: Preisänderungen und Irrtum vorbehalten.

Alle Bücher auch als E-Book

Bequem bestellen über
www.trias-verlag.de
versandkostenfrei innerhalb Deutschlands